实用中枢神经
解剖与影像学图谱 （第4版）

编著 [美]托马斯·艾伦·伍尔西（Thomas Allen Woolsey）
　　[美]约瑟夫·哈纳韦（Joseph Hanaway）
　　[美]莫赫塔尔·西斯迈特·加多（Mokhtar Hishmat Gado）

译 徐杰 余菁 罗利

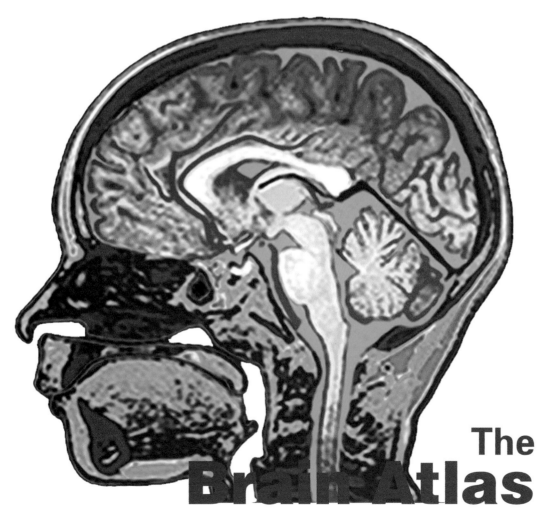

The
BrainAtlas
A VISUAL GUIDE TO THE
HUMAN CENTRAL NERVOUS SYSTEM
（fourth edition）

SPM 南方出版传媒
广东科技出版社｜全国优秀出版社
· 广 州 ·

本书译自 Thomas A. Woolsey, Joseph Hanaway, Mokhtar H. Gado 主编的 *The Brain Atlas: A Visual Guide to the Human Central Nervous System, 4th Edition*（ISBN 978-1-1184-3877-0）

广东省版权局著作权合同登记
图字：19-2018-012

图书在版编目（CIP）数据

实用中枢神经解剖与影像学图谱：第4版 /（美）托马斯·艾伦·伍尔西（Thomas Allen Woolsey），（美）约瑟夫·哈纳韦（Joseph Hanaway），（美）莫赫塔尔·西斯迈特·加多（Mokhtar Hishmat Gado）编著；徐杰，余菁，罗利译 . —广州：广东科技出版社，2021.5
书名原文：The Brain Atlas：A Visual Guide to the Human Central Nervous System（4th Edition）
ISBN 978-7-5359-7630-7

Ⅰ . ①实… Ⅱ . ①托… ②约… ③莫… ④徐… ⑤余… ⑥罗… Ⅲ . ①中枢神经系统—人体解剖—图谱②中枢神经系统疾病—影像诊断—图谱 Ⅳ . ① R322.81-64 ② R816.1-64

中国版本图书馆 CIP 数据核字（2021）第 063535 号

出 版 人：朱文清
责任编辑：黎青青　潘羽生
封面设计：林少娟
责任校对：廖婷婷
责任印制：彭海波
出版发行：广东科技出版社
　　　　　（广州市环市东路水荫路11号　邮政编码：510075）
销售热线：020-37592148 / 37607413
http://www.gdstp.com.cn
E-mail：gdkjcbszhb@nfcb.com.cn
经　　销：广东新华发行集团股份有限公司
排　　版：创溢文化
印　　刷：广州市东盛彩印有限公司
　　　　　（广州市增城区新塘镇太平洋十路2号　邮政编码：510700）
规　　格：889mm×1 194mm　1/16　印张17.25　字数420千
版　　次：2021年5月第1版
　　　　　2021年5月第1次印刷
定　　价：198.00元

如发现因印装质量问题影响阅读，请与广东科技出版社印制室联系调换（电话：020-37607272）。

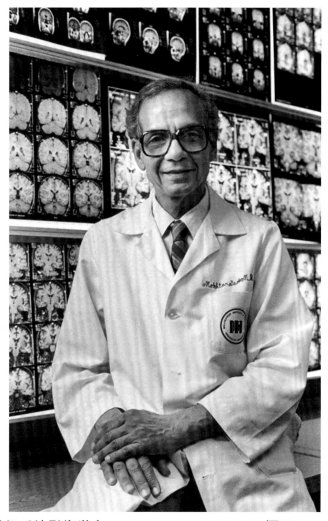

神经系统影像学家Mokhtar Hishmat Gado，摄于1992年

莫赫塔尔·西斯迈特·加多（Mokhtar Hishmat Gado 1933—2016）教授主要研究方向是神经病学，也对神经系统磁共振成像有着广泛的研究。其中对阿尔茨海默病的影像学表现、老年人的脑部变化，以及磁共振的物理原理与中枢神经系统疾病过程中病理变化的相关性进行了深入的研究。

加多博士出生于埃及莫诺菲亚，早年曾在埃及的开罗大学接受教育，1949年获得学士学位，1953年获得医学学位。他在开罗大学医学院、阿登布鲁克医院、剑桥大学、英国国立神经病医院完成学习和实习，于1970年11月加入华盛顿大学医学院放射学研究所，任高级研究员。1971—1991年任神经放射科主任。此后的时间，他专心致力于神经系统磁共振成像的研究和教学，2013年任名誉教授。

*谨此纪念已故的莫赫塔尔·H加多

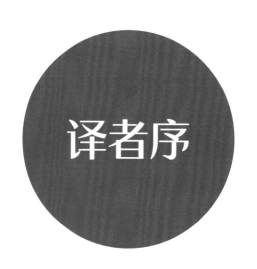

译者序

  《实用中枢神经解剖与影像学图谱》经过一年的翻译和校对工作，终于可以奉献给读者朋友了。

  《实用中枢神经解剖与影像学图谱》全面介绍了中枢神经系统的形态学知识，全书共分5章，分别是简介、中枢神经系统及其血管、各部脑组织连续切面、各部脑组织组织学染色连续切面和传导通路。图谱内将各类解剖模式图、实物图、影像图等有机结合展现，是目前为止较为详尽的中枢神经解剖与影像学图谱。

  图谱编排科学、有序。双数页码在左手侧，内容大都是去掉血管的解剖学图片，而单数页码在右手侧，内容是左侧同一平面结构的血管分布图或者影像图，便于读者比较和学习。

  在翻译的过程中译者保留了原书的英文图注，使之具有中英文对照功能，方便读者进行中英文对照。英汉索引为读者寻找相关解剖学结构提供了便利条件。例如：寻找大脑前动脉，我们可以在英汉索引中检索"Anterior cerebral artery"（P243），索引首先给出了"Anterior cerebral artery"内容的所有页码，然后按照其"分支"和"血管分布区"一一给出了"Anterior cerebral artery"的所有分支和所有分布区页码。这种方法检索不仅可以方便地检索到所需查找的结构，同时也学习了"Anterior cerebral artery"的分支情况。

我们非常高兴地看到，本书将为图书市场上数量极少的类似书籍增添新的一员，也为关心这一领域的临床医生和科研工作者、准备和正在开设这方面课程的教师、学习这方面课程的学生，增加一种新的选择。本书在翻译风格上力求忠实原著，在能说明清楚的情况下尽量传达作者的原意。译稿的每个章节都经过至少两人多遍阅读和修订，但难免有错误和疏漏，欢迎读者批评指正。

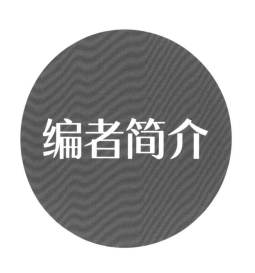

编者简介

托马斯·艾伦·伍尔西
（Thomas Allen Woolsey）

美国华盛顿大学医学院生物学讲师，实验神经外科学、解剖学、神经生物学、细胞生物学、生理学、生物医学工程名誉教授。

约瑟夫·哈纳韦
（Joseph Hanaway）

美国华盛顿大学医学院临床神经科学助理教授。

莫赫塔尔·西斯迈特·加多
（Mokhtar Hishmat Gado）

美国华盛顿大学医学院、马林克罗特放射影像学研究所影像学教授。

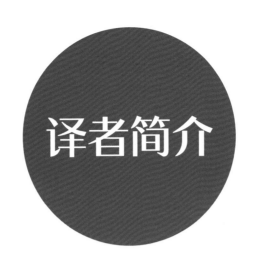

译者简介

徐 杰

中山大学中山医学院解剖学和神经生物学教授，医学和理学学位博士生导师。《中山大学学报（医学版）》杂志主编，中国解剖学会《解剖学研究》杂志副主编、编辑部主任。英国皇家生物学会院士（FRSB，2010）。主要研究方向为脑衰老的分子机制。

余 菁

中山大学《中山大学学报（医学版）》杂志副编审，医学博士。研究方向为脑衰老的分子机制及期刊的媒体融合发展策略。

罗 利

广东药科大学人体解剖学教研室副教授，理学博士。研究方向为新生儿缺氧缺血性脑病的分子机制。

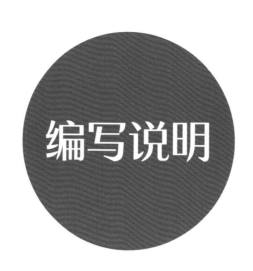

编写说明

《实用中枢神经解剖与影像学图谱》（第4版）在以下几方面有所改进：

1. 使用彩色线条标明传导通路的组成部分。注释中增加了高亮模块和彩色标注。

2. 第一章的图1-6中增加了脑发生阶段图（见P8）。

3. 更准确地描述哺乳动物解剖学定位和术语，如将前-后侧、吻-尾侧、腹-背侧等标注在二足和四足动物的头部（见P11）。

4. 睡眠觉醒系统平面移动至下丘脑部分（见P222）。

5. 下丘脑增加了两个平面：一是下丘脑的摄食中枢（见P228），另一个是围绕着第三、第四脑室的室周器平面。室周器具丰富血管，但缺乏完整血脑屏障。中枢神经系统通过室周器与外周血液联系，同时室周器也是参与神经内分泌功能的重要组成部分。有些室周器有自己独特的功能，如松果体分泌的与睡眠、觉醒有关的褪黑素（见P230）。

6. 本图谱与其他脑图谱不同之处在于有丰富的脑切片和影像学图片相互参照对比，可供学生、研究人员、高校教师、实习医生和临床医师使用。

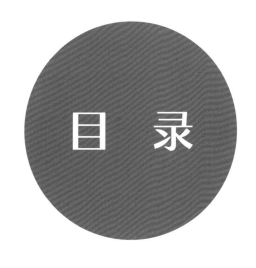

目　录

第四章　组织学切片 ………………………………………… 135

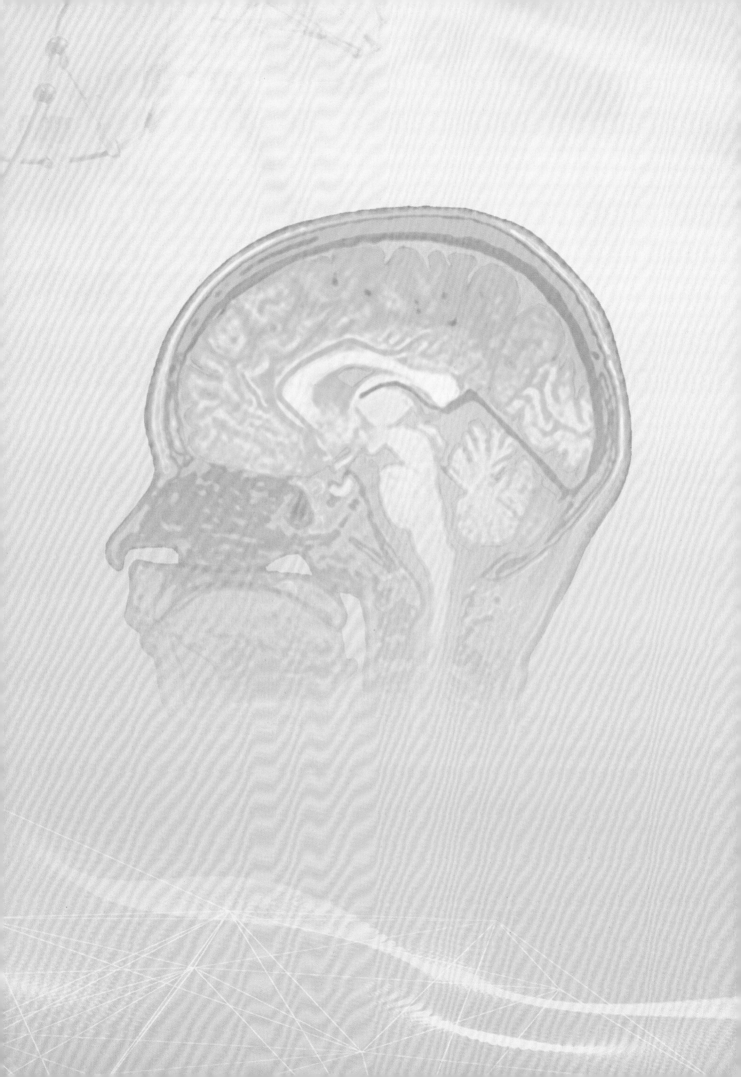

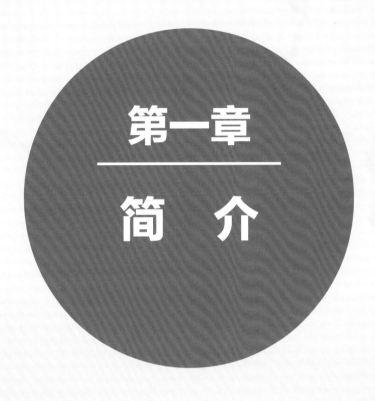

第一章
简　介

介绍中枢神经系统的主要特征及本书各部分的内容，并简述标本的来源、处理、摄片方式等。

一、概述

人类神经系统结构虽然复杂，但很精细，是生物学中最引人注目的系统。深入探讨和掌握神经系统是神经科学、心理学和医学所面临的巨大挑战。21世纪初，遗传密码被发现的50年后，便研究出了完整的人类基因组。今后，随着更多有关脑和疾病的知识扩充到神经系统知识体系中，人类大脑的研究将达到基因水平。

中枢神经系统（central nervous system, CNS）组织和结构的知识是学习神经系统的关键因素。本图谱将帮助医学生和医务人员掌握正常人类大脑的解剖学知识，指导其进行临床工作。

本图谱以清晰的图片向读者展示脑的生物结构。主要参考了比利时著名解剖学家、医学家安德雷亚斯·维萨里（1514—1564）在1543年撰写的《人体的结构》一书。该书被认为是现代科学的开端，内容流传广泛，影响至今，是人类解剖学的划时代巨著。

19世纪中叶至末叶，医学院的课程设置中会要求学生们对尸体标本进行详细观察，通过这样的实习工作让学生构建出复杂的人体三维立体结构概念，至少也能通过观察标本表面结构了解解剖学概念。通过这类教学可以让学生借助文字、图谱学习大体解剖学、胚胎学、组织学和神经科学。图谱被广泛使用于病理学、放射学和手术学领域，这让学生可以迅速获取知识信息。本图谱能给学生在不同场合下学习人类中枢神经系统提供参考、快速查询信息并指导自学。

近年来影像学技术迅猛发展，本图谱也随之调整，增加了临床医学、人体、动物和心理学分支的内容。如中风后中枢神经系统供血不足是导致美国人瘫痪的首要原因，同时也是导致美国人死亡的第三大原因。很多研究用于降低此类疾病的发病风险和改进其治疗手段。本图谱为学习脑和脑血管解剖学基础提供了快速通道。只有详细学习人类脑组织结构后，才能解决与脑相关的疾病，如精神类疾病、阿尔茨海默病、滥用药物和遗传综合征等。大脑功能的改变，无论是学习障碍还是语言问题，都与大脑形态结构的改变相关。学习有关脑结构的基础知识后，可以明确判断出患者是否罹患某种特殊疾病，甚至可以监控疾病发展，有助于疾病的治疗。

随着技术的革新和影像学的发展，对脑的研究可以采用不同的方式。不同年龄正常人体的功能性影像学为我们提供了完整而详尽的资料，为我们揭示脑如何执行不同的任务，如讲不同的语言、对疼痛的反应等。从此，大脑不再是"黑匣子"，大脑内部哪些部位完成什么样的活动被精准定位。因此，解剖学的基础研究为认知心理学家和从事相关研究的科学家提供关键性证据。

由于中枢神经系统组织和结构涉及面广，为了系统地介绍中枢神经系统的知识，本图谱分为5章，使读者能更加易于掌握、学习和理解。第一章介绍中枢神经系统的基本特征，使初学者易于掌握，让研究生和科研工作者能更新知识。这部分内容重点介绍了有关术语和特殊结构，以便后续的学习和研究。经过充分搜集和整理各类资源、资料，将各类解剖学、影像学图片、标本展现在本书中。本书的主要部分，即第二章至第四章，按照逻辑性逐层展开，由浅入深。第二章介绍了中枢神经系统表面形态解剖学。第三章介绍了中枢神经系统的横断面大体解剖学。第四章选择性地介绍了部分区域的组织学内容。第五章采用图表的方式总结了中枢神经系统主要结构，以及脑各类功能的结构基础。

二、中枢神经系统

细胞

　　神经系统的细胞主要有两种类型：神经元（神经细胞）和胶质细胞。神经元直接传送和处理信息并予以反馈。胶质细胞支撑神经元，并为其高效工作提供支持。神经元展现出各种不同的形状、大小、功能特征和化学属性。大部分神经元不经过放大是肉眼不可见的。神经元与其他所有细胞不同的特点在于其具有大量的微观传导方式，可以从大脑神经元胞体（图1-1）传递到全身。此类传导方式分两种，短距离传导和长距离传导。短距离传导通常是在1mm及以下的长度，由树突完成。树突外形类似树杈，接受和整合传入信息。长距离传导通常由轴突完成，每个神经元只有一个轴突。轴突直径均匀，多分枝化，可以传导较长距离信号，在高个子人身上可以长达2m多。轴突传递信号到其他神经元、肌肉细胞和分泌细胞的过程中，信号不会衰减。神经元到神经元，神经元到其他组织（如肌肉）的信号传递主要通过突触。突触很小，需要在显微镜下观察才能看到。轴突从大脑传递信息到各个靶目标就是通过突触传递完成的。

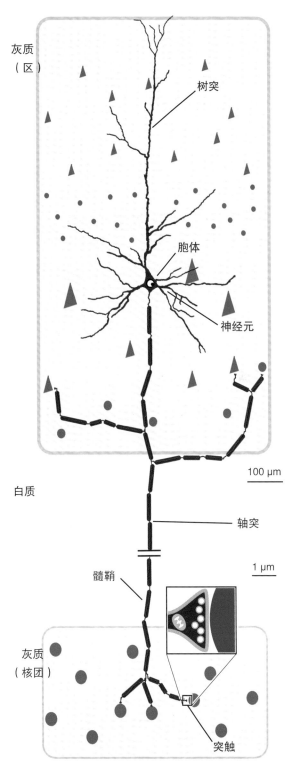

图1-1　中枢神经系统的主要组成部分

这些组成部分与不同的功能相联系，灰质为聚集的神经元、连接轴突和连接触点（突触）。例如，在一个灰质区内，大脑皮质通常需要通过有髓鞘的轴突连接到另一个灰质神经元。本图未显示轴突的全长（被＝间隔），如果显示其全长，可以达1m。大部分，但不是全部的神经元胞体都在灰质区域内（如图中的蓝色圆和三角，详见P165、P166）。图中还放大了单个突触。在灰质区和突触有不同的放大倍数。以上可以和图1-2的实物标本和影像学图片对照学习。

灰质与白质

脑和脊髓的不同部位有着不同的外观。不同的解剖学结构导致它们功能各异，如触觉、语言的理解、难度较大的舞蹈动作等。在新鲜脑组织中，神经元、突触和胶质细胞聚集的地方颜色较深，叫灰质；而包含轴突和胶质细胞的区域颜色较浅，叫白质（图1-1、图1-2）。这些不同可以帮助我们从活体、尸体标本及患者影像学图片中学习和掌握中枢神经系统解剖学。

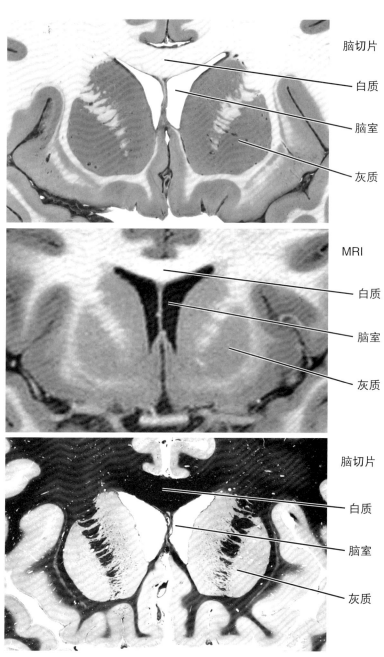

脑切片

白质

脑室

灰质

MRI

白质

脑室

灰质

脑切片

白质

脑室

灰质

图1-2　灰质和白质

本书用3种不同来源的图片展示了灰质（神经元和突触聚集）和白质（有髓鞘的轴突和支撑性胶质细胞）的不同。所有的图片均为冠状平面，且均在活体状态下制作（见P58、P59和P155）。

神经元之间的信号由具有相同或类似功能、形态、传入和传出的灰质神经元群体传送。这些神经元群体叫作核团（如舌下神经核），或区（如背侧被盖），或相似的命名（如希腊语hippokampos和英语seahorse, hippocampus都是海马）。本书对此类灰质团块的位置、定义、连接和功能做了详细介绍。

相同功能的神经元轴突建立的长连接（如从端脑到脊髓末端）叫作纤维束。很多轴突外包裹着髓磷脂。髓磷脂是少突胶质细胞产生的特殊膜状物质，可将轴突和外界电信号绝缘，从而保证电信号能够快速和高效地传递。在新鲜脑组织中，缺乏神经元细胞体而富含轴突和髓磷脂的髓鞘呈白色外观，被命名为白质。本书对白质的位置、定义、连接和功能做了详细介绍（图1-2）。

连接

本书中有各类介绍不同神经元和神经系统不同区域神经连接的图表。第二章到第四章既有绘图师绘制的脑片模式图，也有实物图和影像学图。第五章有传导通路的结构图，这些图片直观地展现了神经系统各部的连接。图1-3所示的神经元胞体（无树突）和突触显示了他们与其他细胞之间连接的进出关系。神经元胞体（●）释放的信息，从轴突（—<）到达突触，传导到下一级神经元胞体、轴突和突触，从而完成神经传导通路。第五章采用图表和归纳的方式总结了神经系统传导通路。

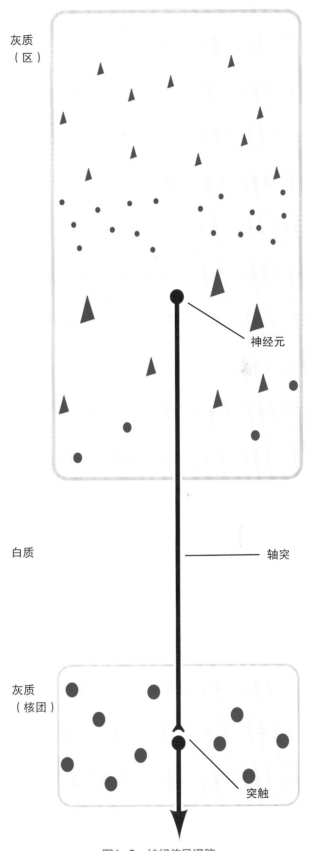

灰质
（区）

白质 ——— 轴突

灰质
（核团）

突触

图1-3　神经传导通路

红色表示脑传导通路的示意图（见图1-12）。实心圆代表神经元及其树突，着色线代表轴突，"Y"代表靶神经元突触前末梢，箭头代表远端投射。

中枢神经系统与周围神经系统

神经系统可以分成两个部分：中枢神经系统和周围神经系统。本书介绍的是中枢神经系统（图1-4），此部分包括颅腔内的脑和椎管内的脊髓。周围神经系统包括脑神经和脊神经、神经节（神经元的聚集地）和分散在体内各个器官的散在神经元，如肠、心、膀胱。

中枢神经系统的组成

成人脑质量为1 250~1 450g，体积约有1 400mL。成人脊髓长约50cm，体积大约150mL。中枢神经系统的质量大约占成年女性（体质量为50kg）的3%，占成年男性（体质量为70kg）的2%。尽管脑的体积小，但是在生理状态下，脑接受了心输出量的15%，利用了体内20%的氧气和20%的葡萄糖。机体维持脑的运转需要付出昂贵的代价。人类基因的一半（大约20 000个）在神经系统内表达。中枢神经系统包含数以10亿计的神经元，这些神经元伸出各类突触连接彼此，数目繁多。神经元和突触由数万亿神经胶质细胞支持。

脑的主要分布与组成

胚胎早期发育时，脑和脊髓由位于胚胎前部的神经管发育而成（图1-5和图1-6）。成年人脑由以下部分组成：端脑，包括大脑皮质、基底神经节和嗅球；间脑，包括丘脑、下丘脑和上丘脑；中脑，包括中脑水管、上下丘和大脑脚；后脑，包括脑桥和小脑；末脑，为延髓。

脑神经和脊髓节段

本书重点介绍中枢神经系统的组成和连接。脑和外界的交流（比如读了此书后的想法）基于脑和周围神经系统的连接，即通过12对脑神经或者31对脊神经做出反应。脑神经通过颅骨的孔和洞穿入、穿出，而脊神经则通过脊椎之间的椎间孔穿入、穿出。

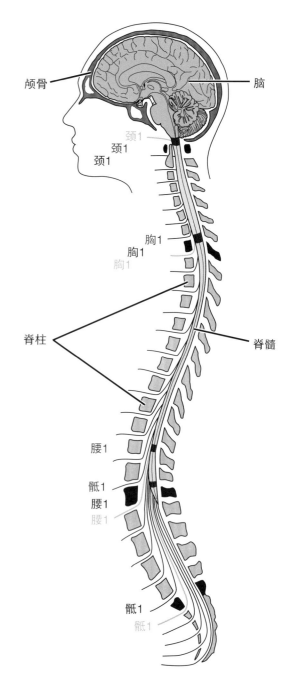

图1-4　中枢神经系统的模式图（正中矢状面）
中枢神经系统位于骨骼内部，脑（深绿色）被颅骨（深灰色）包裹，脊髓（浅绿色）由33个椎骨构成的椎管包裹。脊髓分成许多与椎骨相联系的脊髓节段，如颈1和胸1是相应的脊髓节段和椎体，都标成黑色。脊神经（黄色）在相应的脊椎骨之间穿出，如胸1和颈1之间。每对脊神经和与脊神经相关联的脊髓称为脊髓节段（红色），如颈1和胸1。有些脊神经在椎管内下降一定节段后再穿出椎管（如骶1和胸1）。

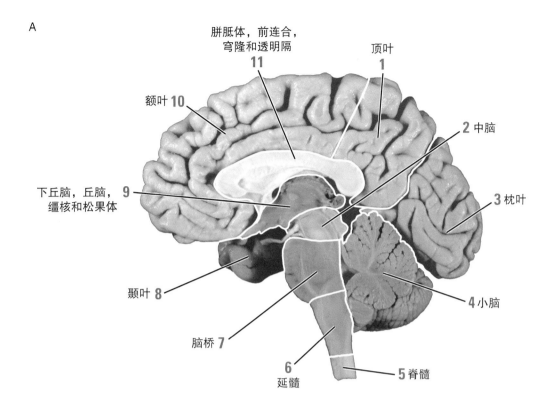

A

额叶 10

胼胝体，前连合，
穹隆和透明隔
11

顶叶
1

2 中脑

3 枕叶

下丘脑，丘脑，
缰核和松果体
9

颞叶 8

4 小脑

脑桥 7

6
延髓

5 脊髓

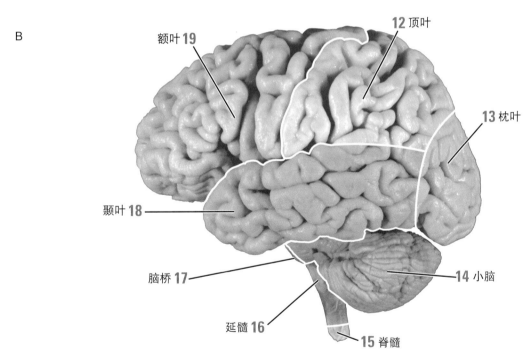

B

额叶 19

12 顶叶

13 枕叶

颞叶 18

脑桥 17

14 小脑

延髓 16

15 脊髓

Cerebellum 4, 14
Corpus callosum, anteri-
or commissure,
fornix and septum
pellucidum 11
Frontal lobe 10, 19
Hypothalamus, thala-
mus, habenula and
pineal gland (dien-
cephalon) 9
Medulla oblongata (mye-
lencephalon) 6, 16
Midbrain (mesenceph-
alon) 2
Occipital lobe 3, 13
Parietal lobe 1, 12
Pons 7, 17
Spinal cord 5, 15
Temporal lobe 8, 18

图1-5 脑的分区和分叶、大脑皮质分区

A示正中矢状面，B示外侧面，如第二章示意图。这些脑区与脑干和小脑的联系总结在图1-6，
图1-6也总结了胚胎时期中枢神经系统不同部位发育情况。

　　脊髓和脊神经根呈节段性排列。学习不同的脊髓节段、脊髓节段相应脊神经及其连接有助于理
解神经传导通路的组成。脊髓节段的命名来自其邻近的脊椎骨，脊椎骨上下贯通形成脊柱。脊柱由
33块椎骨组成，分别是：颈椎7块，胸椎12块，腰椎5块，骶椎5块，尾椎4块。脊髓位于椎管内，由

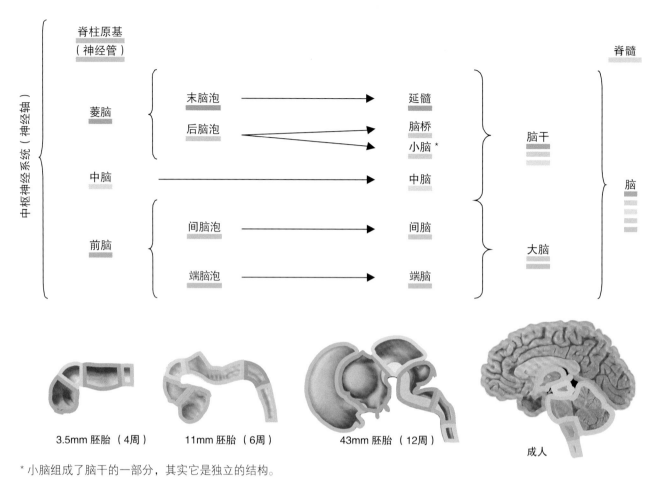

脊柱原基
（神经管）

脊髓

中枢神经系统（神经轴）

菱脑

末脑泡 → 延髓

后脑泡 → 脑桥
→ 小脑 *

脑干

中脑 → 中脑

前脑

间脑泡 → 间脑

端脑泡 → 端脑

大脑

脑

3.5mm 胚胎（4周）　　　11mm 胚胎（6周）　　　43mm 胚胎（12周）　　　成人

* 小脑组成了脑干的一部分，其实它是独立的结构。

图1-6　中枢神经系统的发生

31个节段组成，分别是：颈髓8个节段，胸髓12个节段，腰髓5个节段，骶髓5个节段和尾髓1个节段，每一个节段都发出一对脊神经（见图1-4）。

每一对脊神经通过椎间孔上部离开脊柱，除去第1颈神经由颅骨和第1颈椎之间离开。每一对颈神经由其离开脊柱的下方椎骨命名。最后一对颈神经（颈8）在第7颈椎和第1胸椎直接离开脊柱。在第8颈神经下方的所有脊神经，包括胸1，由其离开脊柱的上方椎骨命名。在上颈段，脊髓节段与相应的脊椎骨在相同平面，其下方的脊髓节段比相应的脊椎骨平面高。成人脊髓终止于第1腰椎。脊髓节段和脊椎骨不在一个平面的原因，是由于脊髓和脊椎骨在发育阶段的生长速度不同。第1腰椎以下的椎管内仅有神经根，通常将此处的神经根称作马尾。

脑脊液和脑脊液循环

胚胎时期神经管管腔发育成脊髓和延髓的中央管，脑的其他部位由脑泡发育而来。脑和脊髓浸泡在150mL的脑脊液中，脑脊液充满在各个脑室、中央管的蛛网膜下腔中。蛛网膜下腔位于硬脑膜下、软脑膜和蛛网膜之间，其扩大部分称作终池。脑脊液由各脑室的脉络丛上皮细胞不断地产生出来，包裹在脑和脊髓周围。各脑室脉络丛每天产生700mL的脑脊液，向下冲刷到小脑、脑干和脊髓，最终经蛛网膜下腔的蛛网膜粒回流到静脉系统（图1-7）。

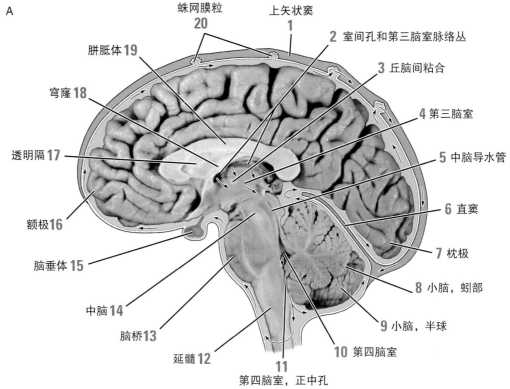

A

蛛网膜粒 **20**

上矢状窦 **1**

胼胝体 **19**

2 室间孔和第三脑室脉络丛

穹窿 **18**

3 丘脑间粘合

4 第三脑室

透明隔 **17**

5 中脑导水管

额极**16**

6 直窦

脑垂体 **15**

7 枕极

8 小脑，蚓部

中脑 **14**

9 小脑，半球

脑桥**13**

10 第四脑室

延髓 **12**

11 第四脑室，正中孔

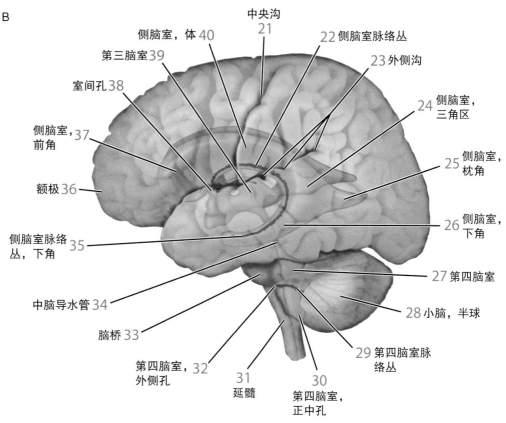

B

中央沟 **21**

侧脑室，体 **40**

22 侧脑室脉络丛

第三脑室**39**

23 外侧沟

室间孔**38**

24 侧脑室，三角区

侧脑室，前角 **37**

25 侧脑室，枕角

额极 **36**

26 侧脑室，下角

侧脑室脉络丛，下角 **35**

27 第四脑室

28 小脑，半球

中脑导水管 **34**

29 第四脑室脉络丛

脑桥 **33**

第四脑室，外侧孔 **32**

31 延髓

30 第四脑室，正中孔

图1-7　脑室与蛛网膜下腔示意图

第二章脑示意图中的A示正中矢状面，B示外侧面，脑浸泡在由各脑室脉络丛（红色）不断产生和循环的脑脊液中。脑脊液循环（绿色）显示脑脊液从脑室系统产生，按照箭头指示循环，最终通过蛛网膜粒回流入静脉系统。

皮质区

在本章节，用于描述解剖结构的术语由于其来源不同而不同。人们最常使用皮质数字分区，这些分区依据显微镜下神经细胞构筑学，或者骨髓构筑学进行命名。根据1909年Korbinian Brodmann（1868—1918）公布的研究结果将哺乳动物大脑皮质进行*Brodmann's*分区（图1-8）。许多研究证实这些大脑皮质分区与大脑的某些功能相关联。

三、使用说明

术语

学习和规范大脑结构的名称和术语为学术交流提供了基础。国际解剖学家协会联合会已经认识到世界各地的研究人员和学生通常使用自己国家的语言来描述解剖学术语。本书使用的是最新修订的术语，多数来自英语，或者来自拉丁语、希腊语、埃及语演化为英语的

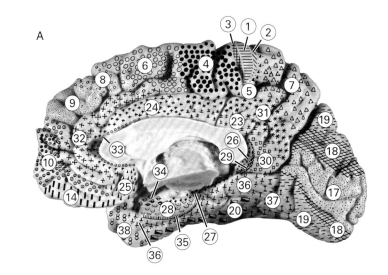

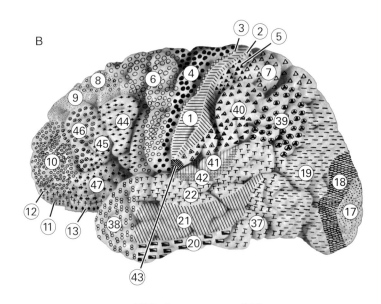

图1-8 *Brodmann's*分区

大脑皮质在镜下可以分成很多区，不同的区域与中枢神经系统的不同部分建立联系。*Brodmann's*分区系统采用数字分区法，本书第二章显示了标本上的*Brodmann's*分区。A为正中矢状面；B为外侧面。分出的各个数字区域与相关的功能紧密联系。例如：4区和运动相关，41区和听觉相关，17区与视觉相关。*Brodmann's*分区及形态分区与功能或者与纤维联系相关的分区方法，广泛应用于大脑皮质的研究。

解剖学和医学术语。由于不是每个人都已经熟悉或者了解本书提及的术语，因此本书给出解剖结构最基础的术语，有时也会使用同义词和代名词。

本书为了描述结构的不同部分，主要结构跟着特殊结构，用逗号加以区分。例如：海马，CA3，锥体细胞层；丘脑，中央中核；第四脑室，正中孔。丘脑核团的术语用缩写，外面加圆括号：中央中核（CM）；腹后内侧核（VPMm），内侧部；下丘脑，枕（Pul）。脑神经和相关的结构用脑神经缩写CN和罗马数字标记，如：迷走神经（CN X）三角；三叉神经（CN V）；展神经核（CN Ⅵ）。第三、第四脑室的表述在后面直接加罗马数字标记：第四脑室（Ⅳ）。

人类与四足动物部分术语间的关系

解剖学教材中有大量形容解剖学位置关系的术语，通常情况下会使用位置关系的形容词，如前、后、左、右来表述位置关系，有时候也会使用一些同义词，如背侧、腹侧等。有些术语在人类解剖学（两足动物）和四足动物中有些混淆（图1-9）。人类和其他灵长类动物的前脑和颅骨轴与脊柱轴成90°角，而四足动物前脑和颅骨轴与脊柱轴几乎是同样角度（图1-9）。因此，人类和猫、狗等的大脑内同源结构与其各自脊柱轴有不同的位置关系。人类大脑内的结构与头部后方更接近，通常会命名为后（背侧）。例如：人类侧脑室的枕角又叫后角。在狗身上，同样的结构命名为尾侧，而不是背侧。冠状面在人类和狗是同样的，都通过颅骨冠状缝。在狗身上，其冠状面垂直于狗身体的长轴，从身体背侧（后部）到腹侧（前部）；而在人身上，其冠状面平行于人身体的长轴，从身体上部到下部（图1-9）。在《术语》一书中，对这些术语有更明晰的定义，如对"脑桥网状结构上部"，更赞成用传统的定义"脑干嘴侧网状结构"。在本书中对术语的同义词加圆括号标志，如：前（腹）角，脊髓小脑后（背侧）束。在四足动物中描述位置关系很难区分，如视上背侧连合，而不能描述成视上上连合。

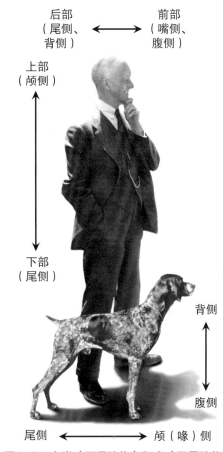

图1-9　人类（两足动物）和犬（四足动物）相关术语的比较

本图为美国脑外科的创始者Harvey Cushing, MD（1869—1939）拍摄，他对安德烈·维萨里（Andreas Vesalius）的工作尤为感兴趣。

标记

本书内的重点解剖结构会列出来专门的标签，详细介绍其定义。这些标签排序按顺时针方向标注，从12点开始第一个标注。检索某个结构时，可以从索引中找到某个结构，然后在相应的页面找到相关结构的列表，再根据标识的数字，在顺时针标注的"钟面图"中找到相应的结构。此种检索方式既可以迅速地从结构找到相关的详细定义，又可以从目录索引找到具体的页面（图1-10）。有些解剖结构成组出现在一个页面，这时我们就在此页面的右上角标记出本页的标题。

在本书的每一个页面中出现的结构，我们都标记出来，不论其在前后页面是否出现过。例如尾状核、侧脑室等大型结构会出现在前后几个邻近切面，每次出现时，我们都标记出其结构。

图像组

　　本书中的图像按照切面先后顺序排列，同时考虑到不同来源而又有内在联系的结构。例如，脑和脑血管的示意图与影像图在本图谱中是并列展示的，因为其表面结构和血管结构可以在不同的显影方式下同时展现（图1-10、图1-11）。图1-10左侧页面为示意图，右侧页面为血管分布区域示意图和影像学图片，显示脑基底部的面结构、脑神经和主要血管。第三章的图片多类似图1-11所示，左侧页面为示意图，右侧页面为影像学图片，前后页面的图片分别为前后位置的切片，可供读者滚动翻阅，建立三维立体脑结构。

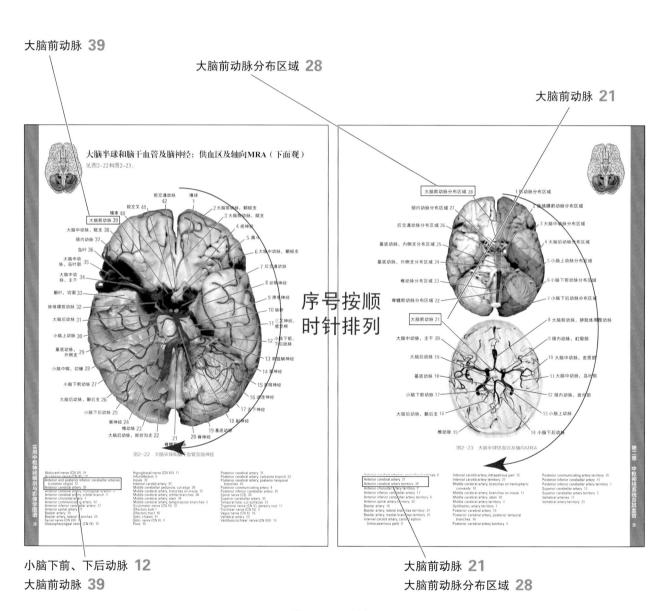

图1-10　示例1

图内各结构由指示线拉出图外空白处，从12点位置开始顺时针顺序标记为1，2，3……，首先从图的右上部开始标记，然后右中部、右下部，再左下部、左中部，最后左上部。每页上部有本图核心内容标题，下部有按照首字母顺序排列的英文术语全称列表，列表偶尔会在侧边留出的空白处或者折页上（P38~P39）。

实用中枢神经解剖与影像学图谱

12

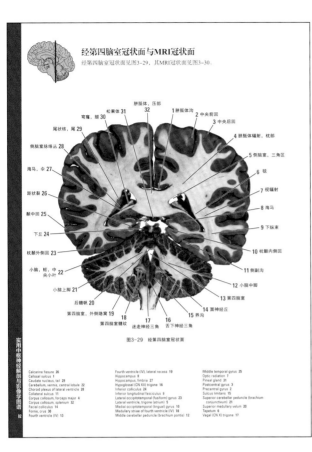

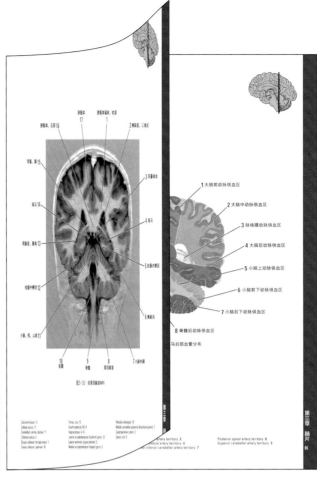

经第四脑室冠状面与MRI冠状面
经第四脑室冠状面见图3-29，其MRI冠状面见图3-30。

图1-11　示例2

第三章将脑示意图和磁共振成像图对比排列，邻近的页面显示此区域的血管供应。此部分的图片按照冠状面、矢状面和横断面三个层次展开，组成了脑内部结构和血液供应的三维立体构象（P82~P83，P85）。

传导通路

　　神经传导通路用两种方式描述。一是在标本上直接画出，见图1-12左侧页面，二是将来源于标本、断面和组织切片等标志性的结构叠加起来，如图1-12右侧页面，就好像观察者站在左前方观察。图1-12选择这几个断层组成了三维立体图像，是参照A.T.Rasmussen（1883—1955）1932年出版物中临摹插画风格描绘的。我们将各断层的图像进行旋转、挤压等处理方式，以获得完美和真实的图片效果。有些部分的图片前后顺序调整了，如脊髓中央管向上终止于延髓、第四脑室正中纵裂和中脑导水管，因此文内做了相应调整。此外，为更好地显示结构，部分结构的放大倍数修改为：脊髓＞延髓＞脑桥＞丘脑。传导通路把人类和灵长类动物的脑内复杂结构简化为各类图表示。

定位

　　本书用一系列特征性的图帮助快速定位到要寻找的结构（图1-11）。不同章节有不同的颜色标签作为标记。第二章至第三章，每页的上方都有本页详细介绍脑结构的缩略图。在第三章至第四章，缩略图上还用线条表述出本页脑结构立体切面位置和来源。这样就让模式图和临床影像学图片

第一章　简介

13

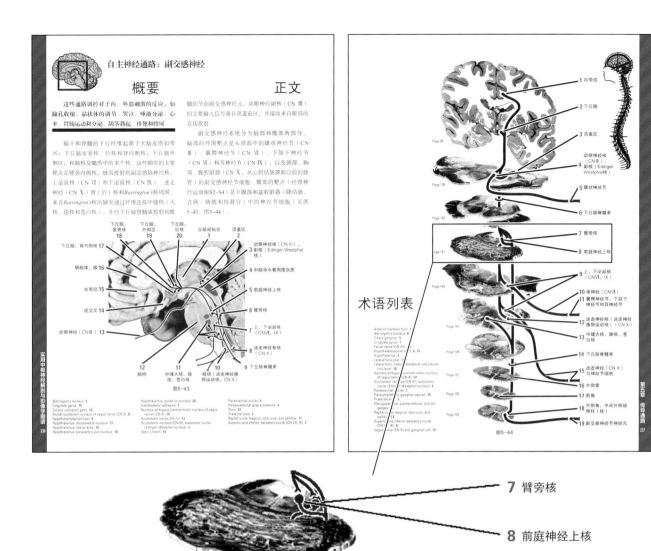

图1-12 示例3

神经传导通路用两种方式来描述。一是在标本上直接画出（左图），二是将各标志性结构横断面叠加起来（右图每个横断面旁边标注了其来源页码）。每部分首先有概要，概括性描述该通路的功能；然后正文部分详细描述该通路。在书的右侧半页还有术语列表（P232~P233），这样能更好地描述神经传导通路。

能更好地对比和结合。快速翻页时，可以通过每页翻口上方的缩略图迅速定位到我们需要寻找的结构和区域。

四、材料和方法

对象

本书图片来源于成人活体或者尸体解剖标本。活体和尸体标本生前没有阳性神经系统检查的神经系统疾病病史，其脑、脊髓、表面覆盖物和血管都在正常范围内，脑断层切面和组织学切片也在正常范围内。本书第二章的尸体标本是一位78岁的女性，死于肺炎。第三章冠状切面的标本是一位

22岁的年轻人，死于腹膜后血管内皮瘤；矢状面标本是一位35岁的女性，死于慢性肾衰；横断面标本来源于一位58岁的男性，死于肾腺癌。

脑标本

固定 所有标本由甲醛固定。第二章的尸体标本中，暴露双侧颈总动脉和椎动脉，近端夹紧切断颈静脉，用9g/L NaCl冲洗后，在高于标本头部45cm处灌注由缓冲盐配置的160mL/L甲醛。约2h颈部僵硬后，取出头部，剥离头部软组织，将头部浸泡在160mL/L甲醛中后固定3~4周。在得到第三章的尸体标本后立刻经颈总动脉和椎动脉以50mL，40g/L多聚甲醛灌注，并在100mL/L甲醛中后固定2~4周。凡是用于组织学染色的标本都保存在40%多聚甲醛中。

解剖 去除颅骨和颈椎椎弓，充分暴露并打开硬脑膜，取出脑和脊髓，仔细剥离血管外的软脑膜（第二章）。

切面 不同个体采用标准的切面。本书参考了J. Talairach 和 P. Tournoux在1988年发表的研究。本书的脑剖面图和影像学图片垂直于或平行于正中矢状面或者连合间线（即前连合上缘至后连合下缘连线，AC/PC线）。

脑切片 在做脑片之前，将后固定的脑组织用手术刀修理切割。在冠状面沿垂直于AC/PC线的方向去除额极；在横断面沿平行于AC/PC线的方向去除顶端；在矢状面沿大脑纵裂将脑组织一分为二。使用霍巴特410型商用切片机将大脑固定做连续切片，切片厚度为4mm，按照切片顺序收集切片。

组织染色切片 采用火棉胶包埋技术将标本制成连续切片，片厚40μm。其中脊髓、脑干、小脑采用横断面切片，基底节、丘脑、下丘脑、海马和基底前脑采用冠状面切片。通过脑干的切片有些轻微的调整，以便更清楚地看到其内部结构（第五章）。本书选择了一部分来源于健康国家博物馆和陆军病理研究所的标本，以便显示正常人中枢神经系统的结构。

染色方法 脑切片用改良硫酸铜技术染色（Mulligan, 1931）。自来水漂洗30min后，浸入用派瑞克烤盘装的1.5L染色液（$CuSO_4 \cdot 5H_2O$, 5mg；苯酚，50mg；375mL/L HCl, 1mL；放入1L单蒸水）中，60℃，6min。随后，切片经冷自来水漂洗7min，放入1.5L新鲜$K_4Fe(CN) \cdot 3H_2O$液，30~60s，直至灰质染色呈现出红褐色，而白质未染色。

摄像 第二章的脑部组织拍摄在4英寸×5英寸（1英寸＝2.54cm）成套底片上。第三章脑切片使用绿色过滤器，拍摄在5英寸×7英寸底片上。正式图片放大了1.2倍。组织学图片拍摄在4英寸×5英寸成套底片上。以上黑白影像胶片、照相底片和成品照片均经平板扫描仪扫描成数字化结果。

影像学图片

脑血管造影 造影显示活体志愿者的血管。第二章的常规脑血管造影将X射线透不过的造影剂注射进志愿者血管内，这些造影剂随后会被身体排泄。头部和软组织（皮肤，脂肪，肌肉）由于没有相应的显影，因此需要将其去除，以便能清楚显示血管。造影剂首先进入大脑动脉，几秒钟后进入大脑静脉，造影剂不同时期显示形成了脑血管不同部位的造影照片。

　　脑血管造影照片是用X射线照射头部显影。从外侧面看，X射线从一边到另一边，垂直于正中矢状面（P28、P29和P31）。椎动脉造影图像中微调了后前位图像使得血管显示得更加清晰。X射线展示头部图片时通常用俯拍方式，以便减少下颌与脑、与颅底结构的重叠（P34）。颈动脉造影图外侧面可观察到双侧大脑半球血管与深部结构重叠。同样的，椎动脉造影侧位片可观察到双侧脑基底动脉、小脑动脉和大脑后动脉相重叠。

　　磁共振成像（MRI）　　MRI可显示活体脑及其周围结构的断层图像（第三章）。磁共振成像是断层成像的一种，它利用磁共振现象从人体中获得电磁信号，并重建出人体信息。磁共振最常用的核是氢原子核质子，因为它的信号最强，在人体组织内也广泛存在。MRI造影剂可以分为纵向弛豫造影剂 (T1制剂)和横向弛豫造影剂（T2制剂）。T1制剂是通过水分子中的氢核和顺磁性金属离子直接作用来缩短T1，从而增强信号，图像较亮；T2制剂是通过对外部局部磁性环境的不均匀性进行干扰，使邻近氢质子在弛豫中很快产生相（diphase）来缩短T2，从而减弱信号，图像较暗。磁共振影像灰阶特点是，磁共振信号愈强，则亮度愈大，磁共振的信号弱，则亮度也小，从白色、灰色到黑色。各种组织磁共振影像灰阶特点如下：脂肪组织，松质骨呈白色；脑脊髓、骨髓呈白灰色；内脏、肌肉呈灰白色；液体，正常速度流血液呈黑色；骨皮质、气体、含气肺呈黑色。

　　磁共振血管造影术　　磁共振血管造影术显示在本书的第二章（P29、P31、P33、P35和P39），可显示血管，发现血管狭窄和闭塞的部位，可显示血流方式和速度等血管功能方面的信息。在静脉内注入2~3倍于常规剂量的Gd-dtpa对比剂，采用超短TR、TE快速梯度回波技术，三维采集，对胸腹部及四肢血管的显示极其优越。

↗ 参考文献

　　BRODMANN K，1909. Vergleichende Lokalisationslehre der Grosshirnrinde in ihren Prinzipien dargestellt auf Grund des Zellenbaues[M]. Leipzig：J A Barth.

　　HINES M，1922. Studies in the growth and differentiation of the telecephalon of man: The fissure hippocampi[J]. J Comp Neurol，34：73-171.

　　MULLIGAN J H，1931. A method of staining the brain for macroscopic study[J]. Anat，65：468-472.

　　RASMUSSEN A T，1932. The Principal Nervous Pathways：Neurological Charts and Schemas，with Explanatory Notes[M]. New York：Macmillan.

　　RILEY H A，1943. An Atlas of the Basal Ganglia，Brain Stem and Spinal Cord：Based on Myelin-Stained Material[M]. Baltimore：Williams and wilkins.

　　SAUNDERS J B，DE C M，MALLEY C D O，1950. The Illustrations from the Works of Andreas Vesalius of Brussels[M]. Cleveland：World.

　　OLSZEWSKI J，BAXTER D，1954. Cytoarchitecture of the Human Brain Stem[M]. Philadelphia：Lippincott.

　　LUDWIG E，KLINGLER J，1956. Atlas cerebri humani：Der innere Bau des Gehirns dargestellt auf Grund makroskopischer Praparate[M]. The inner structure of the brain demonstrated on the basis of macroscopical preparations. New York：S. Karger.

SCHALTENBRAND G，BAILEY P，1959. Introduction to Stereotaxis with an Atlas of the Human Brain[M]. 3 vols. Stuttgart：Georg Thieme Verlag.

HAYMAKER W，ANDERSON E，NAUTA W J H，1969.The Hypothalamus[M]. Springfield：Charles C Thomas.

SALAMON G，1971. Atlas of the Arteries of the Human Brain[M]. Paris：Sandoz.

HAMILTON W J，BOYD J D，MOSSMAN H W，1972. Human Embryology：Prenatal Development of Form and Function[M]. Baltimore，MD：Williams and Wilkins.

VAN BUREN J M，BORKE R C，1972. Variations and Connections of the Human Thalamus[M]. 2 vols. New York：Springer-Verlag.

SZIKLA G，BOUVIER G，HORI T，et al，1977. Angiography of the Human Brain Cortex：Atlas of vascular Patterns and Stereotactic Cortical Localization[M]. Berlin：Springer-Verlag.

DUVERNOY H M，1978. Human Brain Stem Vessels[M]. Berlin：Springer-Verlag.

NIEUWENHUYS R，1985. Chemoarchitecture of the Brain[M]. New York：Springer-Verlag.

ROBERTS M P，HANAWAY J，MORESTAND D K，1987. Atlas of the Human Brain in Section[M]. 2nd ed. Philadelphia：Lea and Febiger.

DUVERNOY H M，1988. The Human Hippocampus：An Atlas of Applied Anatomy[M]. Munich：JF Bergmann Verlag.

NIEUWENHUYS R，Voogd J，VAN HUIJZEN C，1988. The Human Central Nervous System：A Synopsis and Atlas[M]. New York：Springer-Verlag.

TALAIRACH J，TOURNOUX P，1988. Co-Planar Stereotaxic Atlas of the Human Brain：Three- Dimensional Proportional System An Approach to Cerebral Imaging[M]. New York：Thieme Medical Publishers.

LASJAUNIAS P，BERENSTEIN A，1990. Surgical Neuroangiography：Functional Vascular Anatomy of Brain，Spinal Cord and Spine[M]. 3rd ed. Berlin：Springer-Verlag.

LOEWY A D，SPYER K M，1990. Central Regulation of Autonomic Functions[M]. New York：Oxford University Press.

DUVERNOY H M，1991.The Human Brain：Surface，Three-Dimensional Sectional Anatomy and MRI[M]. New York：Springer-Verlag.

POSNER M I，RAICHLE M E，1996. Images of Mind[M]. New York：Scientific American Library.

TATU L，MOULIN T，BOGOUSSLAVSKY J，et al，1996. Arterial territories of human brain：brainstem and cerebellum[J]. Neurology，47：1125-1135.

Federative Committee on Anatomical Terminology，1998. Terminologia Anatomica：International Anatomical Terminology[M]. Stuttgart：Thieme.

TATU L，MOULIN T，BOGOUSSLAVSKY J，et al，1998. Arterial territories of the human brain：cerebral hemispheres[J]. Neurology，50：1699-1708.

HAINES D E，HUTCHINS J B，LYNCH J C，2002. Medical neurobiology：do we teach neurobiology in a format that is relevant to the clinical setting[J]. Anat Rec，269：99-106.

JELLISON B J，2004. Diffusion tensor imaging of cerebral white matter：a pictorialreview of physics，fiber tract anatomy，and tumor imaging patterns[J]. AJNR AM J Neuroradiol，25：356-369.

PAXINOS G，Mai J K，2004. The Human Nervous System[M]. 2nd ed.Amsterdam：Elsevier Academic Press.

FULLER P M，GOOLEY J J，SAPER C B，2006. Neurobiology of sleep-wake cycle：sleep architecture，circadian regulation and regulatoryfeedback[J]. J Biol Rhythms，21：482-493.

GABE M，2006. Histological Techniques[DB/OL]. Paris：Masson Gridsphere Portal Framework：Biosciences，Biomedical Informatics Research Network(birn)，Brain Morphometry Test Bed.[2006-12-05]. http://www.gridsphere.org/gridsphere/gridsphere?cid-biosciences.

WILLIE J T，WOOLSEY T A，2008. Central pathways are targets for treating obesity and metabolic syndrome[J]. AANS Neurosurgeon，17(2)：17.

BRODAL P，2010. The Central Nervous System：Structure and Function[M]. 4th ed. New York：Oxford University Press.

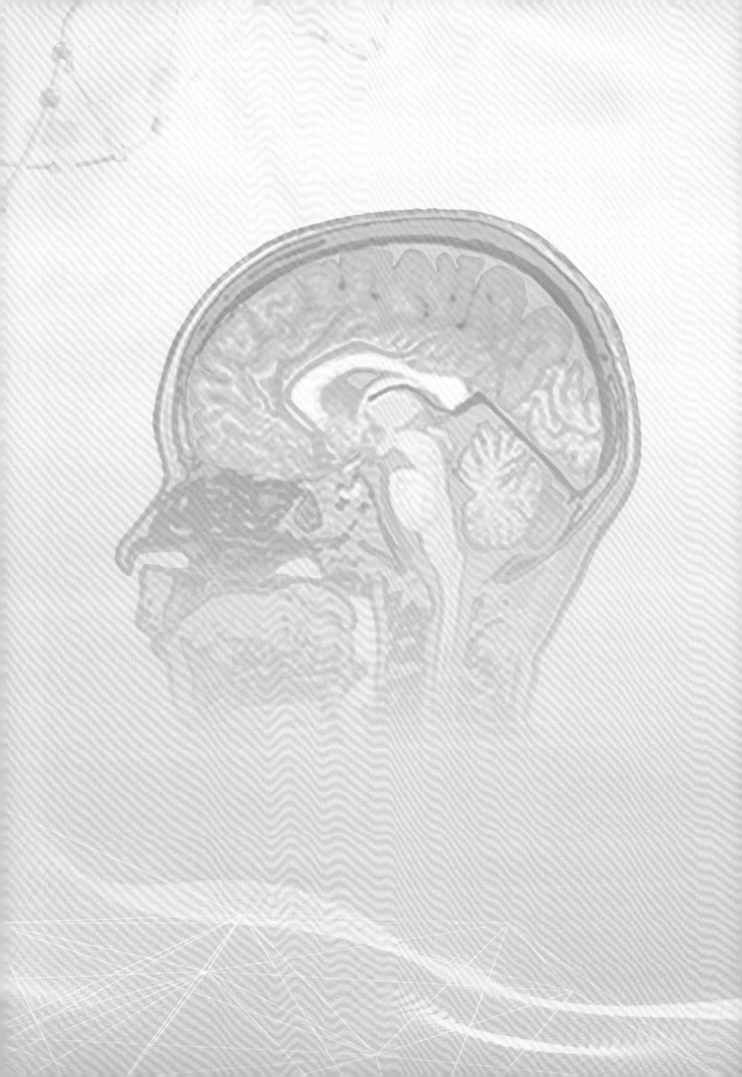

第二章

中枢神经系统及其血管

第二章从不同角度描述了中枢神经系统（大脑、脑干、小脑和脊髓）的形态特征及其血管分布。同一页面内既有脑切面图又有活体影像学图例，全方位展示中枢神经系统及其血管的位置。

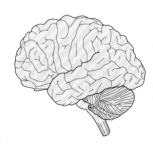

一、大脑

大脑半球和脑干，大脑沟和回（外侧面观）

见图2-1和图2-2。

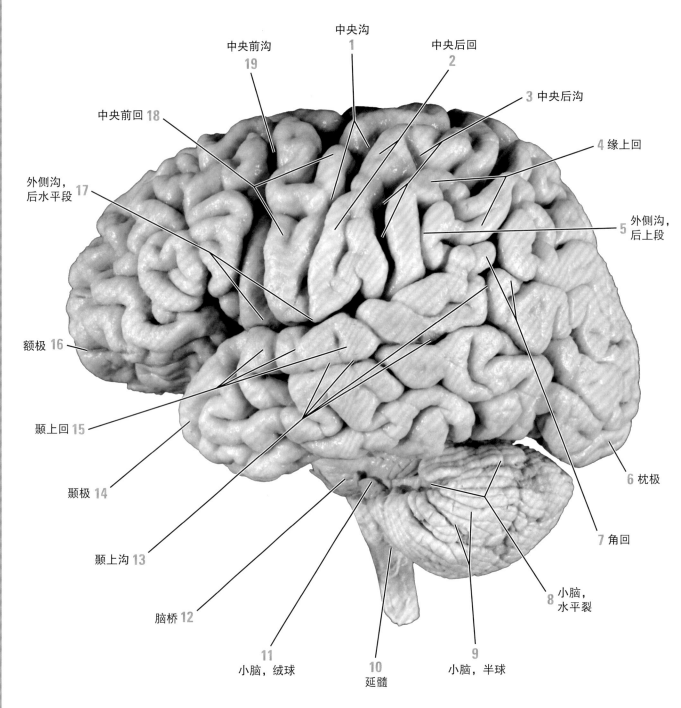

图2-1　大脑半球和脑干

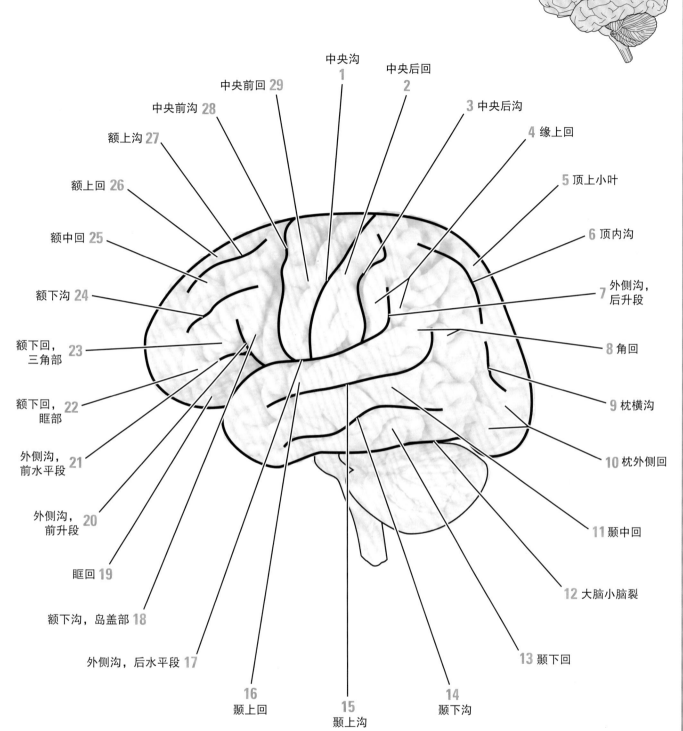

中央沟
1

中央后回
2

中央前回 29

3 中央后沟

中央前沟 28

4 缘上回

额上沟 27

5 顶上小叶

额上回 26

6 顶内沟

额中回 25

7 外侧沟，
后升段

额下沟 24

8 角回

额下回，
三角部 23

9 枕横沟

额下回，
眶部 22

10 枕外侧回

外侧沟，
前水平段 21

11 颞中回

外侧沟，
前升段 20

12 大脑小脑裂

眶回 19

13 颞下回

额下沟，岛盖部 18

14 颞下沟

外侧沟，后水平段 17

16
颞上回

15
颞上沟

图2-2 大脑沟和回

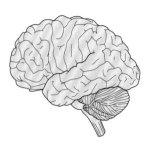

大脑半球和脑干的血管，大脑外侧沟和岛叶的动脉及供血区（外侧面观）

见图2-3和图2-4。

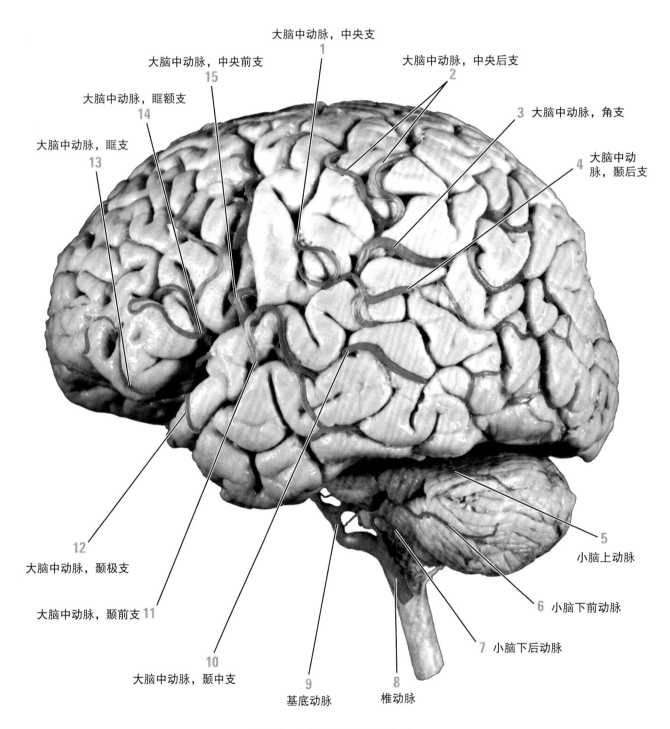

大脑中动脉，中央支 1

大脑中动脉，中央前支 15

大脑中动脉，中央后支 2

大脑中动脉，眶额支 14

大脑中动脉，眶支 13

3 大脑中动脉，角支

4 大脑中动脉，颞后支

5 小脑上动脉

6 小脑下前动脉

7 小脑下后动脉

12 大脑中动脉，颞极支

大脑中动脉，颞前支 11

10 大脑中动脉，颞中支

9 基底动脉

8 椎动脉

图2-3　大脑半球和脑干的血管

Anterior inferior cerebellar artery 6
Basilar artery 9
Middle cerebral artery, angular branch 3
Middle cerebral artery, anterior temporal branch 11
Middle cerebral artery, central sulcus branch 1

Middle cerebral artery, middle temporal branch 10
Middle cerebral artery, operculofrontal branch 15
Middle cerebral artery, orbital branch 13
Middle cerebral artery, orbitofrontal branch 14
Middle cerebral artery, parietal branch 2

Middle cerebral artery, posterior temporal branch 4
Middle cerebral artery, temporopolar branch 12
Posterior inferior cerebellar artery 7
Superior cerebellar artery 5
Vertebral artery 8

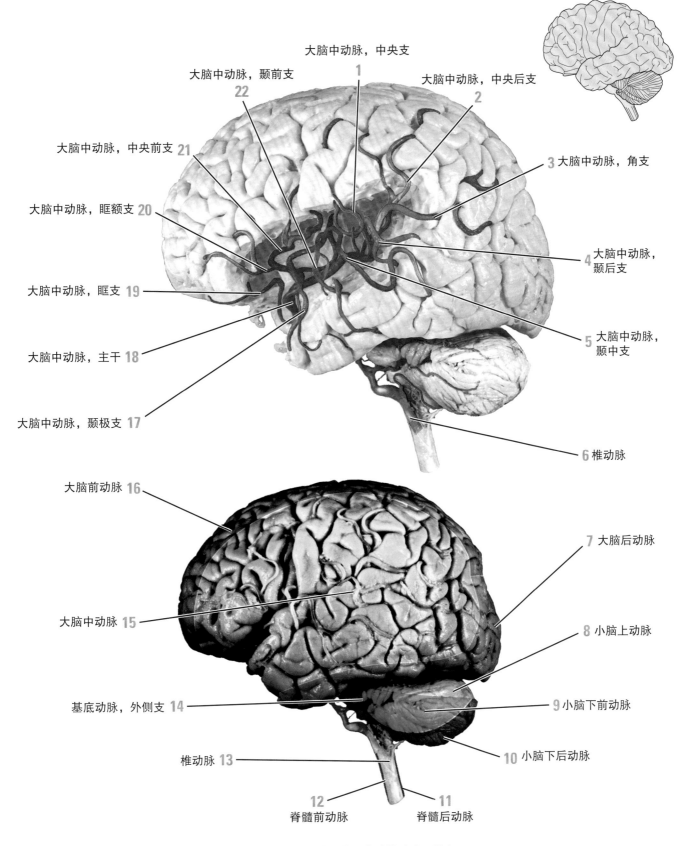

大脑中动脉，中央支 **1**

大脑中动脉，颞前支 **22**

大脑中动脉，中央后支 **2**

大脑中动脉，中央前支 **21**

3 大脑中动脉，角支

大脑中动脉，眶额支 **20**

4 大脑中动脉，颞后支

大脑中动脉，眶支 **19**

5 大脑中动脉，颞中支

大脑中动脉，主干 **18**

大脑中动脉，颞极支 **17**

6 椎动脉

大脑前动脉 **16**

7 大脑后动脉

大脑中动脉 **15**

8 小脑上动脉

基底动脉，外侧支 **14**

9 小脑下前动脉

椎动脉 **13**

10 小脑下后动脉

12
脊髓前动脉

11
脊髓后动脉

图2-4 大脑外侧沟和岛叶的动脉及供血区

Anterior cerebral artery territory **16**
Anterior inferior cerebellar artery territory **9**
Anterior spinal artery territory **12**
Basilar artery, lateral branches territory **14**
Middle cerebral artery, angular branch **3**
Middle cerebral artery, anterior temporal branch **22**
Middle cerebral artery, central sulcus branch **1**
Middle cerebral artery, middle temporal branch **5**

Middle cerebral artery, operculofrontal branch **21**
Middle cerebral artery, orbital branch **19**
Middle cerebral artery, orbitofrontal branch **20**
Middle cerebral artery, parietal branch **2**
Middle cerebral artery, posterior temporal branch **4**
Middle cerebral artery, stem **18**
Middle cerebral artery, temporopolar branch **17**
Middle cerebral artery territory **15**

Posterior cerebral artery territory **7**
Posterior inferior cerebellar artery territory **10**
Posterior spinal artery territory **11**
Superior cerebellar artery territory **8**
Vertebral artery **6**
Vertebral artery territory **13**

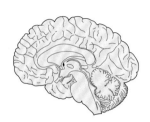

大脑半球和脑干，大脑沟和回（内侧面观）

见图2-5和图2-6。

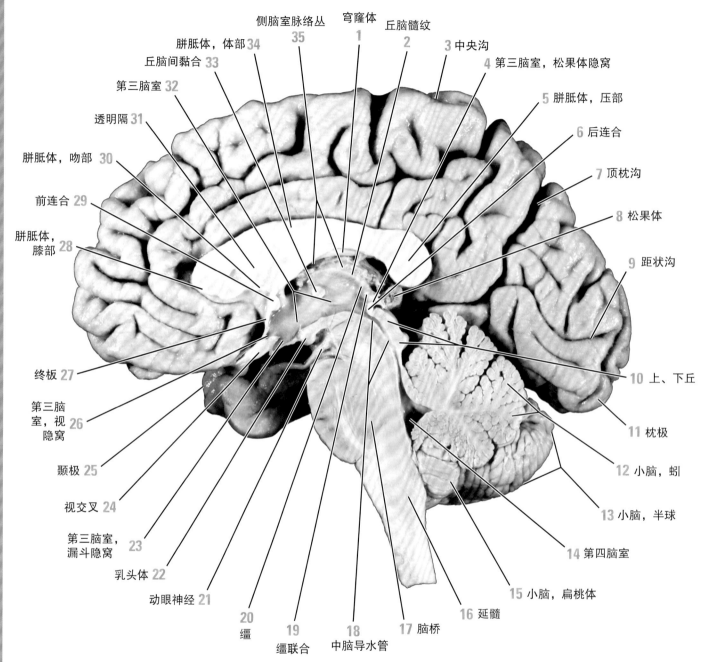

图2-5　大脑半球和脑干

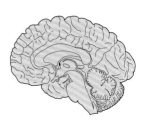

中央旁小叶
胼胝体，体部 **24**
中央沟

1 **2**

扣带沟 **23**

3 扣带沟，边缘支

额上叶 **22**

4 顶叶，楔前叶

扣带沟，回 **21**

5 顶枕沟

终板旁回 **20**

6 枕极，楔叶

胼胝体下区 **19**

7 距状沟

直回 **18**

8 枕颞内侧回

前连合 **17**

9 扣带回，峡部

室间孔 **16**

10 侧副沟

嗅脑沟 **15**

11 枕颞外侧回

14
钩

13
海马旁回

12
海马沟

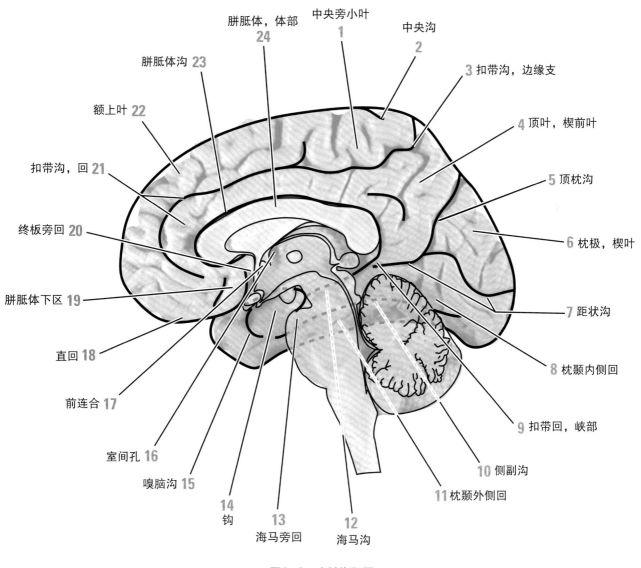

图2-6　大脑沟和回

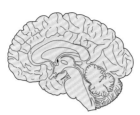

大脑半球和脑干的动脉，大脑半球和脑干的供血区（内侧面观）

见图2-7和图2-8。

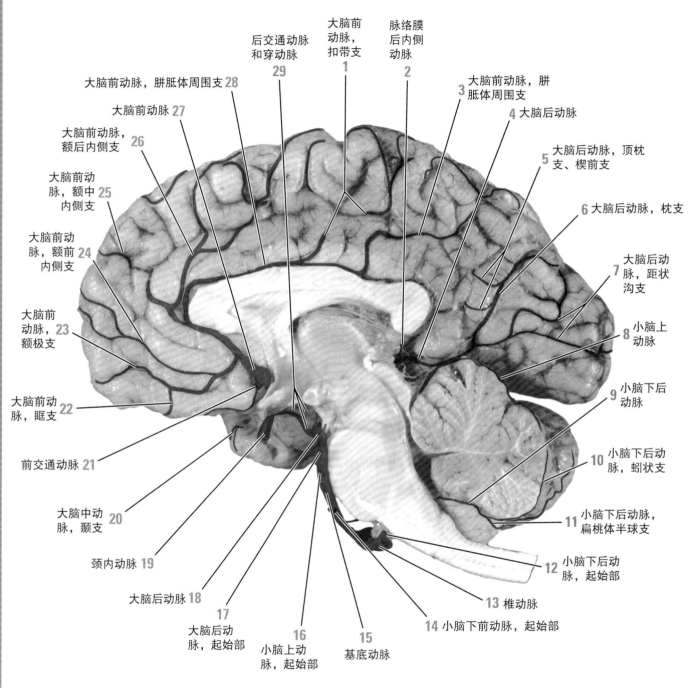

图2-7 大脑半球和脑干的动脉

Anterior cerebral artery **27**
Anterior cerebral artery, anterior internal frontal branch **24**
Anterior cerebral artery, callosomarginal branch **1**
Anterior cerebral artery, frontopolar branch **23**
Anterior cerebral artery, middle internal frontal branch **25**
Anterior cerebral artery, orbital branch **22**
Anterior cerebral artery, pericallosal arteries **28**
Anterior cerebral artery, pericallosal artery **3**
Anterior cerebral artery, posterior internal frontal branch **26**

Anterior communicating artery **21**
Anterior inferior cerebellar artery, origin **14**
Basilar artery **15**
Internal carotid artery **19**
Medial posterior choroidal artery **2**
Middle cerebral artery, temporopolar branch **20**
Posterior cerebral artery **4, 18**
Posterior cerebral artery, calcarine branch **7**
Posterior cerebral artery, origin **17**
Posterior cerebral artery, parieto-occipital branch **6**
Posterior cerebral artery, parieto-occipital branch, precuneal branches **5**

Posterior communicating artery and perforating branches **29**
Posterior inferior cerebellar artery **9**
Posterior inferior cerebellar artery, origin **12**
Posterior inferior cerebellar artery, tonsillo-hemispheric branch **11**
Posterior inferior cerebellar artery, vermian branch **10**
Superior cerebellar artery **8**
Superior cerebellar artery, origin **16**
Vertebral artery **13**

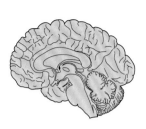

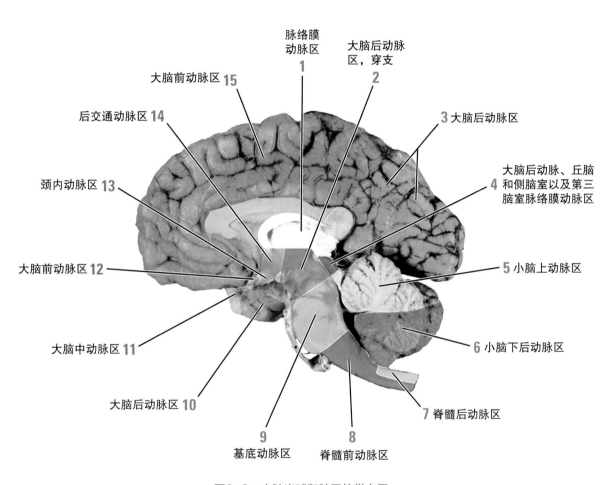

脉络膜
动脉区
1

大脑后动脉
区，穿支
2

大脑前动脉区 **15**

后交通动脉区 **14**

3 大脑后动脉区

颈内动脉区 **13**

大脑后动脉、丘脑
4 和侧脑室以及第三
脑室脉络膜动脉区

大脑前动脉区 **12**

5 小脑上动脉区

大脑中动脉区 **11**

6 小脑下后动脉区

大脑后动脉区 **10**

7 脊髓后动脉区

9
基底动脉区

8
脊髓前动脉区

图2-8 大脑半球和脑干的供血区

Anterior cerebral artery territory **12, 15**
Anterior spinal artery territory **8**
Basilar artery, medial branches territory **9**
Choroidal arteries territory **1**
Internal carotid artery territory **13**

Middle cerebral artery territory **11**
Posterior cerebral artery, collicular and posterior
  medial choroidal branches territory **4**
Posterior cerebral artery, perforating branches
  territory **2**

Posterior cerebral artery territory **3, 10**
Posterior communicating artery territory **14**
Posterior inferior cerebellar artery territory **6**
Posterior spinal artery territory **7**
Superior cerebellar artery territory **5**

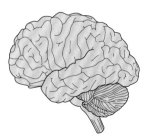

大脑半球和脑干血管，传统血管造影术和MRA（外侧位投影）

右侧颈内动脉注射造影（动脉相）见图2-9，左椎动脉注射造影（动脉相）见图2-10，MRA见图2-11。

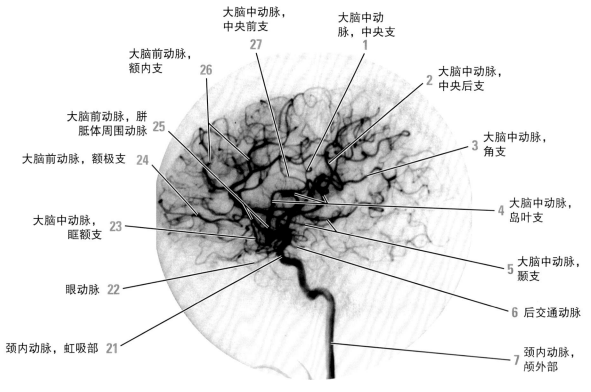

大脑中动脉，中央前支 **27**
大脑中动脉，中央支 **1**
大脑前动脉，额内支 **26**
大脑中动脉，中央后支 **2**
大脑前动脉，胼胝体周围动脉 **25**
大脑中动脉，角支 **3**
大脑前动脉，额极支 **24**
大脑中动脉，岛叶支 **4**
大脑中动脉，眶额支 **23**
大脑中动脉，颞支 **5**
眼动脉 **22**
后交通动脉 **6**
颈内动脉，虹吸部 **21**
颈内动脉，颅外部 **7**

图2-9 右侧颈内动脉注射造影

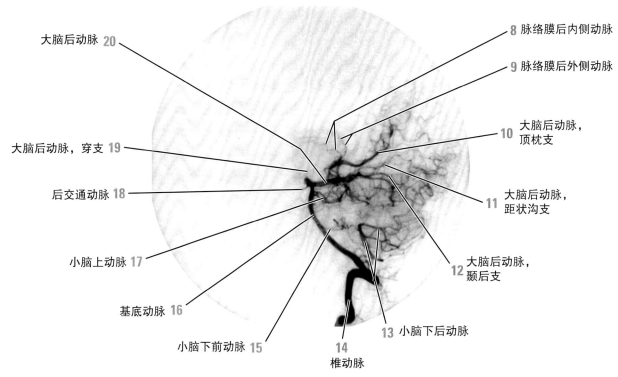

大脑后动脉 **20**
脉络膜后内侧动脉 **8**
脉络膜后外侧动脉 **9**
大脑后动脉，穿支 **19**
大脑后动脉，顶枕支 **10**
后交通动脉 **18**
大脑后动脉，距状沟支 **11**
小脑上动脉 **17**
大脑后动脉，颞后支 **12**
基底动脉 **16**
小脑下后动脉 **13**
小脑下前动脉 **15**
椎动脉 **14**

图2-10 左椎动脉注射造影

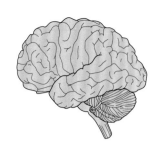

大脑中动脉，岛支　　　　大脑后动脉
12　　　　　　　　**1**

大脑前动脉，胼
胝体周围支 **11**

大脑后动脉，
2 顶枕支

颈内动脉，虹吸部 **10**

3 小脑上动脉

后交通动脉 **9**

4 基底动脉

颈内动脉，岩支 **8**

5 小脑下后动脉

7　　　　　　　　　**6**
颈内动脉，颅外部　　　　　　椎动脉

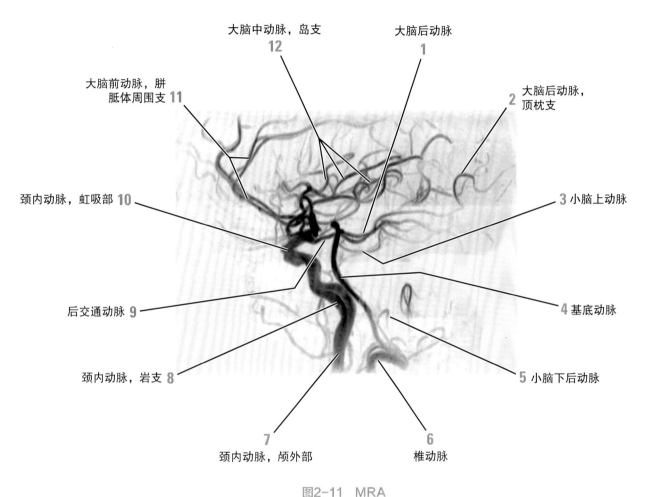

图2-11　MRA

图2-9，图2-10图注：

Anterior cerebral arteries, pericallosal arteries 25
Anterior cerebral artery, frontopolar branch 24
Anterior cerebral artery, internal frontal branches 26
Anterior inferior cerebellar arteries 15
Basilar artery 16
Internal carotid artery, carotid siphon (intracavernous part) 21
Internal carotid artery, extracranial part 7
Lateral posterior choroidal arteries 9
Medial posterior choroidal arteries 8
Middle cerebral artery, angular branch 3
Middle cerebral artery, branches on insula 4
Middle cerebral artery, central sulcus branch 1
Middle cerebral artery, operculofrontal branch 27
Middle cerebral artery, orbitofrontal branch 23

Middle cerebral artery, parietal branches 2
Middle cerebral artery, temporal branches 5
Ophthalmic artery 22
Posterior cerebral arteries 20
Posterior cerebral arteries, perforating branches 19
Posterior cerebral artery, calcarine branch 11
Posterior cerebral artery, parieto-occipital branch 10
Posterior cerebral artery, posterior temporal branch 12
Posterior communicating artery 6, 18
Posterior inferior cerebellar arteries 13
Superior cerebellar arteries 17
Vertebral artery 14

图2-11图注：

Anterior cerebral arteries, pericallosal arteries 11
Basilar artery 4
Internal carotid arteries, carotid siphons (intracavernous parts) (superimposed) 10
Internal carotid arteries, extracranial parts (superimposed) 7
Internal carotid arteries, intrapetrous parts (superimposed) 8
Middle cerebral artery, branches on insula 12
Posterior cerebral arteries 1
Posterior cerebral artery, parieto-occipital branch 2
Posterior communicating artery 9
Posterior inferior cerebellar artery 5
Superior cerebellar arteries 3
Vertebral arteries (superimposed) 6

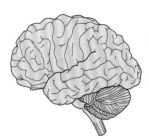

硬脑膜窦概述、传统血管造影术和MRV（侧位片）

见图2-12、图2-13和图2-14。

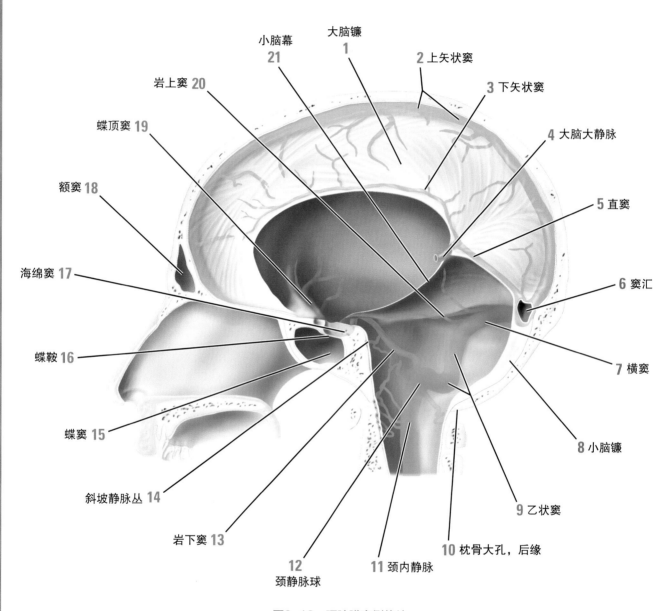

小脑幕 21　　大脑镰 1

岩上窦 20

蝶顶窦 19

额窦 18

海绵窦 17

蝶鞍 16

蝶窦 15

斜坡静脉丛 14

岩下窦 13

12 颈静脉球

11 颈内静脉

2 上矢状窦

3 下矢状窦

4 大脑大静脉

5 直窦

6 窦汇

7 横窦

8 小脑镰

9 乙状窦

10 枕骨大孔，后缘

图2-12　硬脑膜窦侧位片

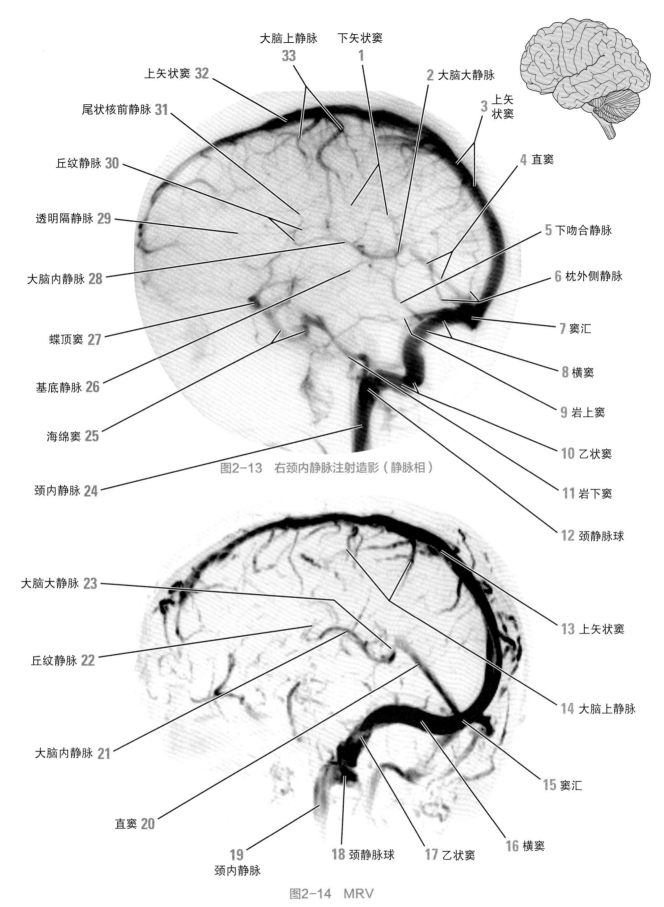

大脑上静脉　下矢状窦
33　　　　　　1

上矢状窦 32

尾状核前静脉 31

丘纹静脉 30

透明隔静脉 29

大脑内静脉 28

蝶顶窦 27

基底静脉 26

海绵窦 25

颈内静脉 24

2 大脑大静脉

3 上矢状窦

4 直窦

5 下吻合静脉

6 枕外侧静脉

7 窦汇

8 横窦

9 岩上窦

10 乙状窦

11 岩下窦

12 颈静脉球

图2-13　右颈内静脉注射造影（静脉相）

大脑大静脉 23

丘纹静脉 22

大脑内静脉 21

直窦 20

19
颈内静脉

18 颈静脉球　17 乙状窦　16 横窦

13 上矢状窦

14 大脑上静脉

15 窦汇

图2-14　MRV

Anterior caudate vein 31
Basal vein (basal vein of *Rosenthal*) 26
Cavernous sinus 25
Confluence of dural venous sinuses
　(torcular of *Herophilus*) 7, 15
Great cerebral vein (vein of *Galen*) 2, 23
Inferior anastomotic vein (vein of *Labbé*) 5
Inferior petrosal sinus 11

Inferior sagittal sinus 1
Internal cerebral vein 21, 28
Internal jugular vein 19, 24
Jugular bulb 12, 18
Lateral occipital veins 6
Septal vein 29
Sigmoid sinus 10, 17
Sphenoparietal sinus 27

Straight sinus 4, 20
Superior cerebral veins 14, 33
Superior petrosal sinus 9
Superior sagittal sinus 3, 13, 32
Thalamostriate vein 22, 30
Transverse sinus 8, 16

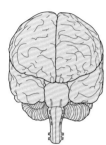

大脑半球、脑干和血管，MRA（前面观）

见图2-15和图2-16。

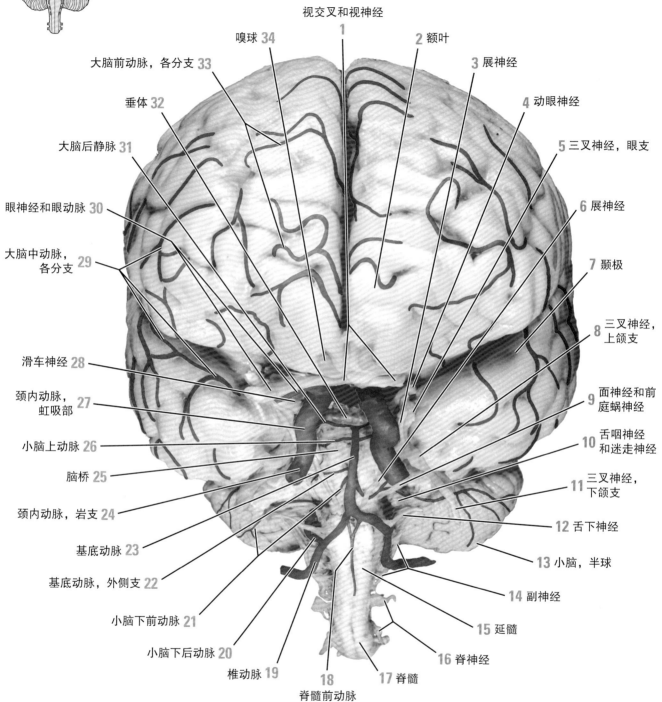

视交叉和视神经 **1**

嗅球 **34**

大脑前动脉，各分支 **33**

垂体 **32**

大脑后静脉 **31**

眼神经和眼动脉 **30**

大脑中动脉，各分支 **29**

滑车神经 **28**

颈内动脉，虹吸部 **27**

小脑上动脉 **26**

脑桥 **25**

颈内动脉，岩支 **24**

基底动脉 **23**

基底动脉，外侧支 **22**

小脑下前动脉 **21**

小脑下后动脉 **20**

椎动脉 **19**

18 脊髓前动脉

17 脊髓

16 脊神经

15 延髓

14 副神经

13 小脑，半球

12 舌下神经

11 三叉神经，下颌支

10 舌咽神经和迷走神经

9 面神经和前庭蜗神经

8 三叉神经，上颌支

7 颞极

6 展神经

5 三叉神经，眼支

4 动眼神经

3 展神经

2 额叶

图2-15 大脑半球、脑干和血管

Abducent nerve (CN VI) 3, 6
Accessory nerve (CN XI) 14
Anterior cerebral artery, branches 33
Anterior inferior cerebellar artery 21
Anterior spinal artery 18
Basilar artery 23
Basilar artery, lateral branch 22
Cerebellum, hemisphere 13
Facial and vestibulocochlear nerves (CN VII and CN-VIII) 9
Frontal pole 2
Glossopharyngeal and vagus nerves (CN IX and CN-X) 10

Hypoglossal nerve (CN XII) 12
Internal carotid artery, carotid siphon (intracavernous part) 27
Internal carotid artery, intrapetrous part 24
Medulla oblongata 15
Middle cerebral artery, branches 29
Oculomotor nerve (CN III) 4
Olfactory bulb 34
Optic chiasm and optic nerve (CN II) 1
Optic nerve (CN II) and ophthalmic artery 30
Pituitary gland 32
Pons 25

Posterior cerebral artery 31
Posterior inferior cerebellar artery 20
Spinal cord 17
Spinal nerves (C1 and C2) 16
Superior cerebellar artery 26
Temporal lobe 7
Trigeminal nerve (CN V), mandibular division (V3) 11
Trigeminal nerve (CN V), maxillary division (V2) 8
Trigeminal nerve (CN V), ophthalmic division (V1) 5
Trochlear nerve (CN IV) 28
Vertebral artery 19

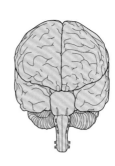

大脑前动脉，
胼胝体周围动脉 **1**

前交通动脉 **15**

大脑前动脉 **14**

2 大脑后动脉

大脑中动脉，
主干 **13**

3 大脑中动脉，
岛叶部

小脑上动脉 **12**

4 大脑中动脉，
皮质部

基底动脉 **11**

5 颈内动脉，
虹吸部

颈内动脉，
颅外部 **10**

6 颈内动脉，
岩支

7 小脑下前动脉

9 小脑下后动脉

8 椎动脉

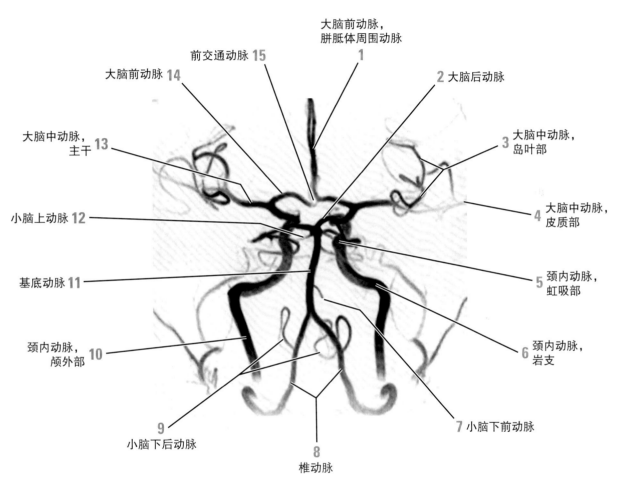

图2-16 MRA

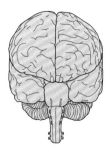

大脑半球和脑干血管（传统血管造影术）、静脉（MRV，前后位片）

右颈内动脉注射造影见图2-17和图2-19，左椎动脉注射造影见图2-18。

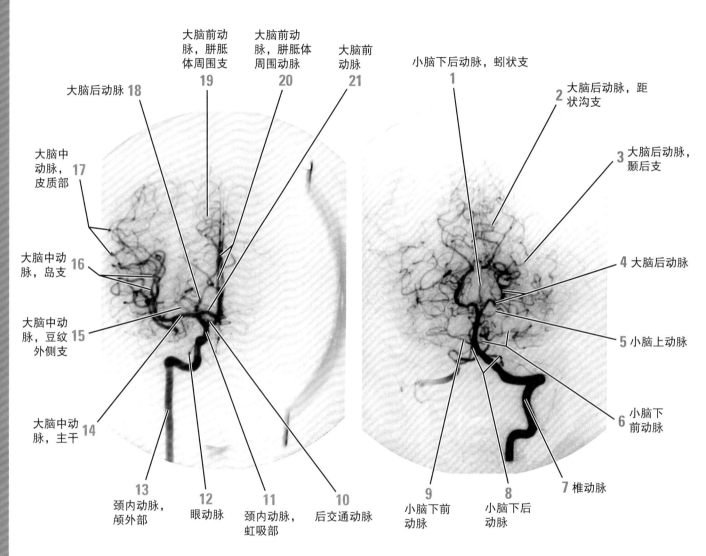

图2-17　右颈内动脉注射造影（动脉相）　　　　图2-18　左椎动脉注射造影（颅骨投照法，动脉相）

大脑前动脉，胼胝体周围支 **19**
大脑前动脉，胼胝体周围动脉 **20**
大脑前动脉 **21**
大脑后动脉 **18**
大脑中动脉，皮质部 **17**
大脑中动脉，岛支 **16**
大脑中动脉，豆纹外侧支 **15**
大脑中动脉，主干 **14**
颈内动脉，颅外部 **13**
眼动脉 **12**
颈内动脉，虹吸部 **11**
后交通动脉 **10**

小脑下后动脉，蚓状支 **1**
大脑后动脉，距状沟支 **2**
大脑后动脉，颞后支 **3**
大脑后动脉 **4**
小脑上动脉 **5**
小脑下前动脉 **6**
椎动脉 **7**
小脑下后动脉 **8**
小脑下前动脉 **9**

Anterior cerebral arteries, pericallosal arteries **20**
Anterior cerebral artery **21**
Anterior cerebral artery, pericallosal artery branches **19**
Anterior inferior cerebellar artery **6, 9**
Internal carotid artery, carotid siphon **11**
Internal carotid artery, extracranial part **13**
Middle cerebral artery, branches on hemispheric convexity **17**
Middle cerebral artery, branches on insula **16**

Middle cerebral artery, lateral lenticulostriate branches **15**
Middle cerebral artery, stem **14**
Ophthalmic artery **12**
Posterior cerebral artery **4, 18**
Posterior cerebral artery, calcarine branch **2**
Posterior cerebral artery, posterior temporal branch **3**
Posterior communicating artery **10**

Posterior inferior cerebellar arteries **8**
Posterior inferior cerebellar arteries, vermian branches **1**
Superior cerebellar artery **5**
Vertebral artery **7**

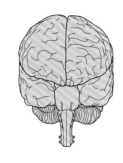

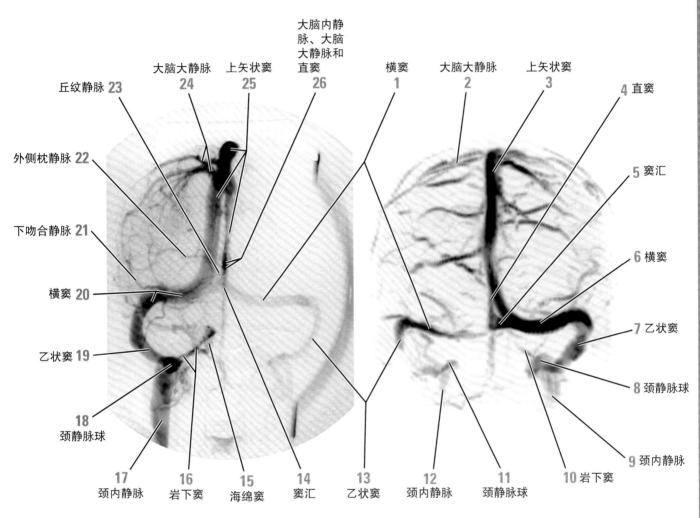

大脑内静
脉、大脑
大静脉和
直窦 **26**

大脑大静脉 **24**

上矢状窦 **25**

丘纹静脉 **23**

横窦 **1**

大脑大静脉 **2**

上矢状窦 **3**

4 直窦

外侧枕静脉 **22**

5 窦汇

下吻合静脉 **21**

6 横窦

横窦 **20**

7 乙状窦

乙状窦 **19**

8 颈静脉球

18
颈静脉球

9 颈内静脉

17
颈内静脉

16
岩下窦

15
海绵窦

14
窦汇

13
乙状窦

12
颈内静脉

11
颈静脉球

10 岩下窦

图2-19　右颈内动脉注射造影（静脉相）与MRV

Cavernous sinus **15**
Confluence of dural venous sinuses (torcular of
　Herophilus) **5**, **14**
Inferior anastomotic vein (vein of *Labbé*) **21**
Inferior petrosal sinus **10**, **16**
Internal cerebral vein, great cerebral vein
　and straight sinus (vein of *Galen*) **26**

Internal jugular vein **9**, **12**, **17**
Jugular bulb **8**, **11**, **18**
Lateral occipital veins **22**
Sigmoid sinus **7**, **13**, **19**
Straight sinus **4**
Superior cerebral veins **2**, **24**
Superior sagittal sinus **3**, **25**

Thalamostriate vein **23**
Transverse sinus **1**, **6**, **20**

大脑半球和脑干，大脑沟和回（下面观）

见图2-20和图2-21。

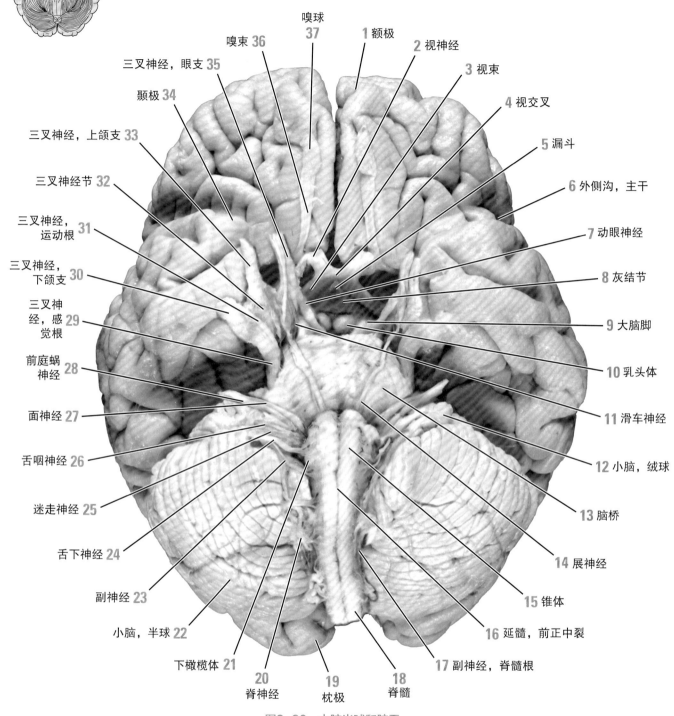

嗅球 **37**
嗅束 **36**
1 额极
2 视神经
三叉神经，眼支 **35**
3 视束
颞极 **34**
4 视交叉
三叉神经，上颌支 **33**
5 漏斗
三叉神经节 **32**
6 外侧沟，主干
三叉神经，运动根 **31**
7 动眼神经
三叉神经，下颌支 **30**
8 灰结节
三叉神经，感觉根 **29**
9 大脑脚
前庭蜗神经 **28**
10 乳头体
面神经 **27**
11 滑车神经
舌咽神经 **26**
12 小脑，绒球
迷走神经 **25**
13 脑桥
舌下神经 **24**
14 展神经
副神经 **23**
15 锥体
小脑，半球 **22**
16 延髓，前正中裂
下橄榄体 **21**
17 副神经，脊髓根
20 脊神经
19 枕极
18 脊髓

图2-20　大脑半球和脑干

Abducent nerve (CN VI) 14
Accessory nerve (CN XI) 23
Accessory nerve (CN XI), spinal root 17
Cerebellum, flocculus 12
Cerebellum, hemisphere 22
Cerebral peduncle 9
Facial nerve (CN VII) 27
Frontal pole 1
Glossopharyngeal nerve (CN IX) 26
Hypoglossal nerve (CN XII) 24
Inferior olive 21
Infundibulum (pituitary stalk) 5
Lateral sulcus (*Sylvian* fissure), stem 6

Mamillary body 10
Medulla oblongata, anterior median fissure 16
Occipital pole 19
Oculomotor nerve (CN III) 7
Olfactory bulb 37
Olfactory tract 36
Optic chiasm 4
Optic nerve (CN II) 2
Optic tract 3
Pons 13
Pyramid (corticospinal tract) 15
Spinal cord 18
Spinal nerve (C2) 20

Temporal pole 34
Trigeminal (CN V) ganglion 32
Trigeminal nerve (CN V), mandibular division (V3) 30
Trigeminal nerve (CN V), maxillary division (V2) 33
Trigeminal nerve (CN V), motor root 31
Trigeminal nerve (CN V), ophthalmic division (V1) 35
Trigeminal nerve (CN V), sensory root 29
Trochlear nerve (CN IV) 11
Tuber cinereum 8
Vagus nerve (CN X) 25
Vestibulocochlear nerve (CN VIII) 28

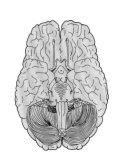

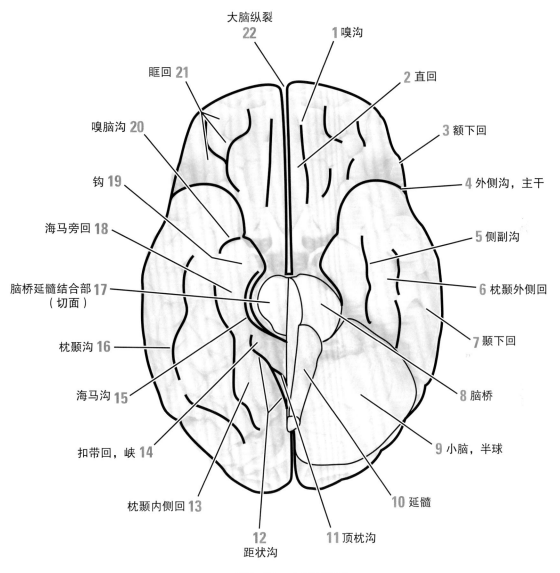

大脑纵裂 **22**
1 嗅沟
眶回 **21**
2 直回
嗅脑沟 **20**
3 额下回
钩 **19**
4 外侧沟，主干
海马旁回 **18**
5 侧副沟
脑桥延髓结合部 **17**
（切面）
6 枕颞外侧回
枕颞沟 **16**
7 颞下回
海马沟 **15**
8 脑桥
扣带回，峡 **14**
9 小脑，半球
枕颞内侧回 **13**
10 延髓
12
距状沟
11 顶枕沟

图2-21　大脑沟和回

Calcarine fissure **12**
Cerebellum, hemisphere **9**
Cingulate gyrus, isthmus **14**
Collateral sulcus **5**
Gyrus rectus (straight gyrus) **2**
Hippocampal sulcus **15**
Inferior frontal gyrus **3**
Inferior temporal gyrus **7**
Lateral occipitotemporal gyrus (fusiform gyrus) **6**

Lateral sulcus (*Sylvian* fissure), stem **4**
Longitudinal cerebral (interhemispheric) fissure **22**
Medial occipitotemporal gyrus **13**
Medulla oblongata **10**
Occipitotemporal sulcus **16**
Olfactory sulcus **1**
Orbital gyri **21**
Parahippocampal gyrus **18**
Parieto-occipital sulcus **11**

Pons **8**
Pontomedullary junction (cut surface) **17**
Rhinal sulcus **20**
Uncus **19**

注：右侧脑干和小及被部分移除，以显示颞叶
和枕叶下部沟回。

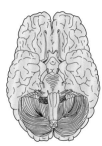

大脑半球和脑干血管及脑神经，大脑半球供血区及轴向MRA（下面观）

见图2-22和图2-23。

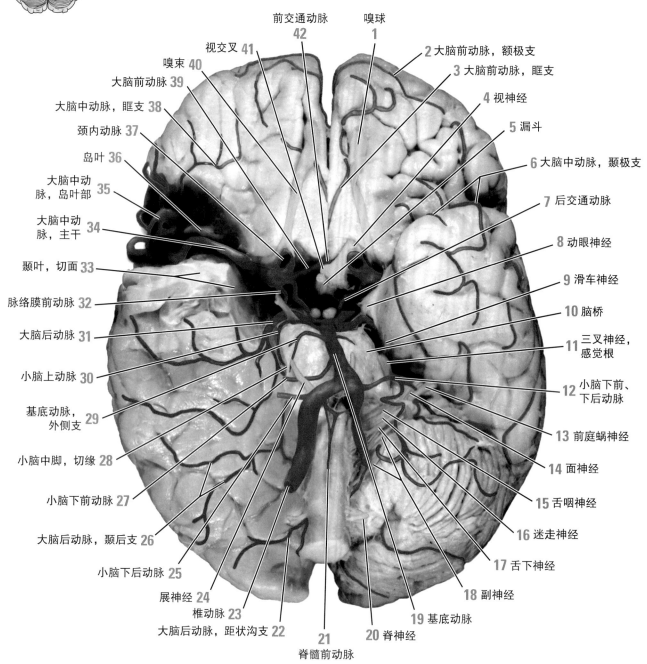

前交通动脉 42
嗅球 1
视交叉 41
嗅束 40
大脑前动脉 39
大脑中动脉，眶支 38
颈内动脉 37
岛叶 36
大脑中动脉，岛叶部 35
大脑中动脉，主干 34
颞叶，切面 33
脉络膜前动脉 32
大脑后动脉 31
小脑上动脉 30
基底动脉，外侧支 29
小脑中脚，切缘 28
小脑下前动脉 27
大脑后动脉，颞后支 26
小脑下后动脉 25
展神经 24
椎动脉 23
大脑后动脉，距状沟支 22
脊髓前动脉 21
脊神经 20
基底动脉 19
副神经 18
舌下神经 17
迷走神经 16
舌咽神经 15
面神经 14
前庭蜗神经 13
小脑下前、下后动脉 12
三叉神经，感觉根 11
脑桥 10
滑车神经 9
动眼神经 8
后交通动脉 7
大脑中动脉，颞极支 6
漏斗 5
视神经 4
大脑前动脉，眶支 3
大脑前动脉，额极支 2

图2-22 大脑半球和脑干血管及脑神经

Abducent nerve (CN VI) 24
Accessory nerve (CN XI) 18
Anterior and posterior inferior cerebellar arteries (common origin) 12
Anterior cerebral artery 39
Anterior cerebral artery, frontopolar branch 2
Anterior cerebral artery, orbital branch 3
Anterior choroidal artery 7
Anterior communicating artery 42
Anterior inferior cerebellar artery 27
Anterior spinal artery 21
Basilar artery 19
Basilar artery, lateral branches 29
Facial nerve (CN VII) 14
Glossopharyngeal nerve (CN IX) 15

Hypoglossal nerve (CN XII) 17
Infundiblulum 5
Insula 36
Internal carotid artery 37
Middle cerebellar peduncle, cut edge 28
Middle cerebral artery, branches on insula 35
Middle cerebral artery, orbital branches 38
Middle cerebral artery, stem 34
Middle cerebral artery, temporopolar branches 6
Oculomotor nerve (CN III) 32
Olfactory bulb 1
Olfactory tract 40
Optic chiasm 41
Optic nerve (CN II) 4
Pons 10

Posterior cerebral artery 31
Posterior cerebral artery, calcarine branch 22
Posterior cerebral artery, posterior temporal branches 26
Posterior communicating artery 8
Posterior inferior cerebellar artery 25
Spinal nerve (C3) 20
Superior cerebellar artery 30
Temporal lobe, cut surfaces 33
Trigeminal nerve (CN V), sensory root 11
Trochlear nerve (CN IV) 9
Vagus nerve (CN X) 16
Vertebral artery 23
Vestibulocochlear nerve (CN VIII) 13

实用中枢神经解剖与影像学图谱

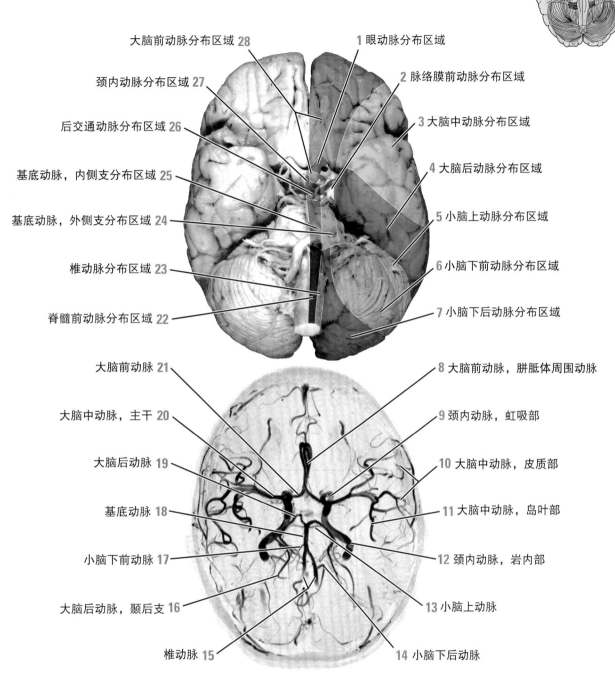

大脑前动脉分布区域 **28**　　　　　　　**1** 眼动脉分布区域

颈内动脉分布区域 **27**　　　　　　　　**2** 脉络膜前动脉分布区域

后交通动脉分布区域 **26**　　　　　　　**3** 大脑中动脉分布区域

基底动脉，内侧支分布区域 **25**　　　　**4** 大脑后动脉分布区域

基底动脉，外侧支分布区域 **24**　　　　**5** 小脑上动脉分布区域

椎动脉分布区域 **23**　　　　　　　　　**6** 小脑下前动脉分布区域

脊髓前动脉分布区域 **22**　　　　　　　**7** 小脑下后动脉分布区域

大脑前动脉 **21**　　　　　　　　　　　**8** 大脑前动脉，胼胝体周围动脉

大脑中动脉，主干 **20**　　　　　　　　**9** 颈内动脉，虹吸部

大脑后动脉 **19**　　　　　　　　　　　**10** 大脑中动脉，皮质部

基底动脉 **18**　　　　　　　　　　　　**11** 大脑中动脉，岛叶部

小脑下前动脉 **17**　　　　　　　　　　**12** 颈内动脉，岩内部

大脑后动脉，颞后支 **16**　　　　　　　**13** 小脑上动脉

椎动脉 **15**　　　　　　　　　　　　　**14** 小脑下后动脉

图2-23　大脑半球供血区及轴向MRA

Anterior cerebral arteries, pericallosal arteries 8
Anterior cerebral artery 21
Anterior cerebral artery territory 28
Anterior choroidal artery territory 2
Anterior inferior cerebellar artery 17
Anterior inferior cerebellar artery territory 6
Anterior spinal artery territory 22
Basilar artery 18
Basilar artery, lateral branches territory 24
Basilar artery, medial branches territory 25
Internal carotid artery, carotid siphon
　(intracavernous part) 9

Internal carotid artery, intrapetrous part 12
Internal carotid artery territory 27
Middle cerebral artery, branches on hemispheric
　convexity 10
Middle cerebral artery, branches on insula 11
Middle cerebral artery, stem 20
Middle cerebral artery territory 3
Ophthalmic artery territory 1
Posterior cerebral artery 19
Posterior cerebral artery, posterior temporal
　branches 16
Posterior cerebral artery territory 4

Posterior communicating artery territory 26
Posterior inferior cerebellar artery 14
Posterior inferior cerebellar artery territory 7
Superior cerebellar artery 13
Superior cerebellar artery territory 5
Vertebral arteries 15
Vertebral artery territory 23

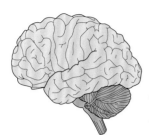

二、脑干

脑干、间脑、基底节和小脑（前外侧面观）

见图2-24。

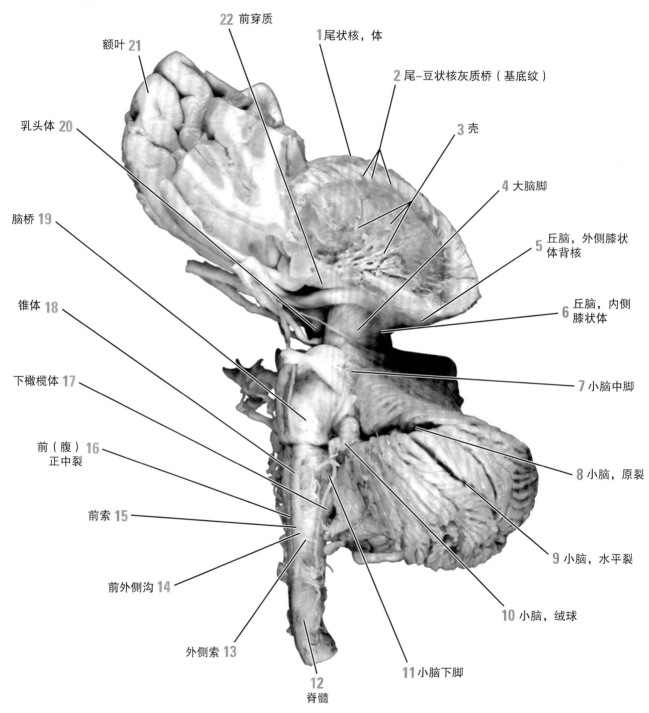

22 前穿质

1 尾状核，体

21 额叶

2 尾-豆状核灰质桥（基底纹）

20 乳头体

3 壳

19 脑桥

4 大脑脚

18 锥体

5 丘脑，外侧膝状体背核

17 下橄榄体

6 丘脑，内侧膝状体

16 前（腹）正中裂

7 小脑中脚

15 前索

8 小脑，原裂

14 前外侧沟

9 小脑，水平裂

13 外侧索

10 小脑，绒球

12 脊髓

11 小脑下脚

图2-24 脑干、间脑、基底节和小脑

Anterior (ventral) median fissure (sulcus) 16
Anterior funiculus 15
Anterior perforated substance 22
Anterolateral (ventrolateral) sulcus 14
Caudate nucleus, body 1
Caudatolenticular gray bridges 2
Cerebellum, flocculus 10
Cerebellum, horizontal fissure 9

Cerebellum, primary fissure 8
Cerebral peduncle 4
Frontal pole 21
Inferior cerebellar peduncle (restiform body) 11
Inferior olive 17
Lateral funiculus 13
Mamillary body 20
Middle cerebellar peduncle (brachium pontis) 7

Pons 19
Putamen 3
Pyramid (corticospinal tract) 18
Spinal cord 12
Thalamus, dorsal lateral geniculate nucleus (dLGN) (lateral geniculate body) 5
Thalamus, medial geniculate nucleus (MG) (medial geniculate body) 6

脑干、间脑、基底节、小脑动脉和脑神经（前外侧面观）

见图2-25。

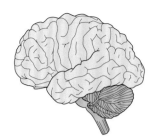

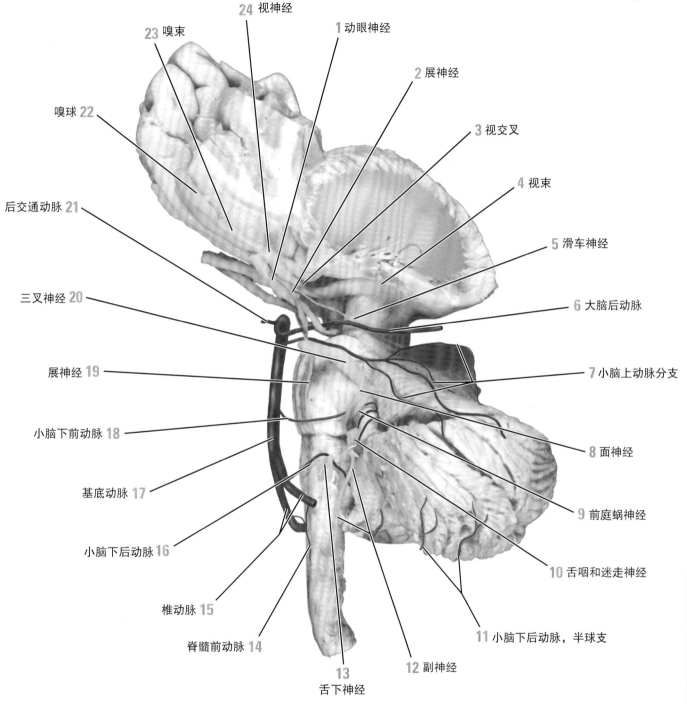

图2-25 脑干、间脑、基底节、小脑动脉和脑神经

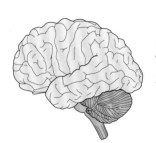

脑干、间脑、基底节和小脑动脉分布区域（前外侧面观）

见图2-26。

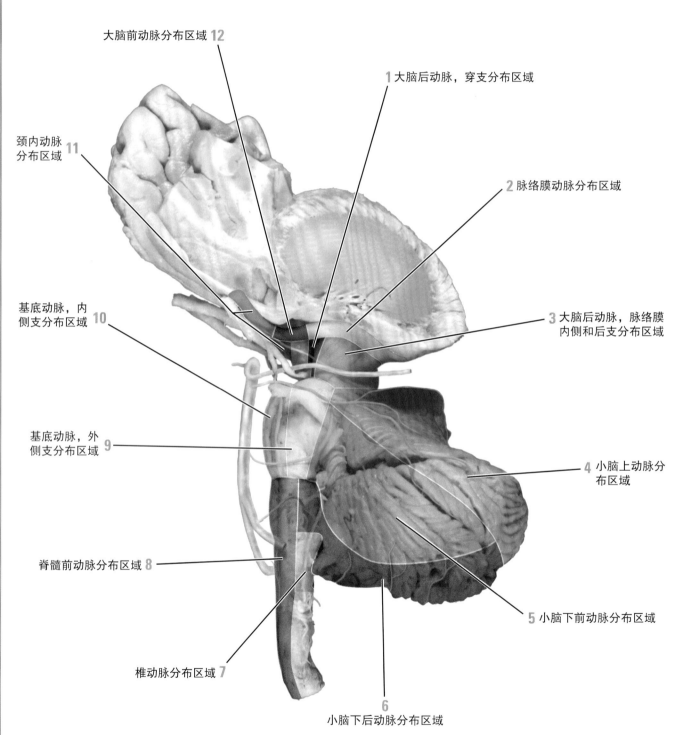

大脑前动脉分布区域 **12**

颈内动脉分布区域 **11**

基底动脉，内侧支分布区域 **10**

基底动脉，外侧支分布区域 **9**

脊髓前动脉分布区域 **8**

椎动脉分布区域 **7**

小脑下后动脉分布区域 **6**

1 大脑后动脉，穿支分布区域

2 脉络膜动脉分布区域

3 大脑后动脉，脉络膜内侧和后支分布区域

4 小脑上动脉分布区域

5 小脑下前动脉分布区域

图2-26　脑干、间脑、基底节和小脑动脉分布区域

Anterior cerebral artery territory **12**
Anterior inferior cerebellar artery territory **5**
Anterior spinal artery territory **8**
Basilar artery, lateral branches territory **9**
Basilar artery, medial branches territory **10**

Choroidal arteries territory **2**
Internal carotid artery territory **11**
Posterior cerebral artery, collicular and posterior medial choroidal branches territory **3**

Posterior cerebral artery, perforating branches territory **1**
Posterior inferior cerebellar artery territory **6**
Superior cerebellar artery territory **4**
Vertebral artery territory **7**

脑干、丘脑和纹状体（前面观）

见图2-27。

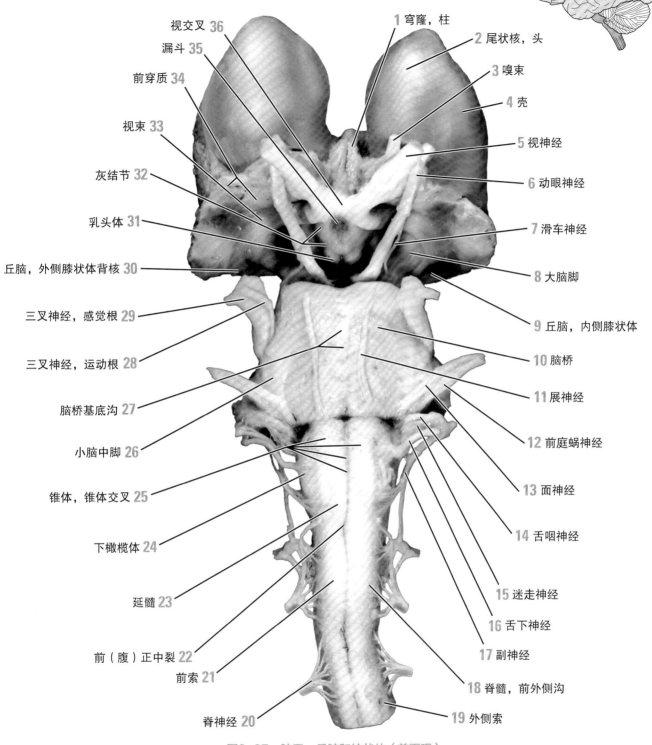

视交叉 36
漏斗 35
前穿质 34
视束 33
灰结节 32
乳头体 31
丘脑，外侧膝状体背核 30
三叉神经，感觉根 29
三叉神经，运动根 28
脑桥基底沟 27
小脑中脚 26
锥体，锥体交叉 25
下橄榄体 24
延髓 23
前（腹）正中裂 22
前索 21
脊神经 20

1 穹窿，柱
2 尾状核，头
3 嗅束
4 壳
5 视神经
6 动眼神经
7 滑车神经
8 大脑脚
9 丘脑，内侧膝状体
10 脑桥
11 展神经
12 前庭蜗神经
13 面神经
14 舌咽神经
15 迷走神经
16 舌下神经
17 副神经
18 脊髓，前外侧沟
19 外侧索

图2-27 脑干、丘脑和纹状体（前面观）

Abducent nerve (CN VI) 11
Accessory nerve (CN XI) 17
Anterior (ventral) median fissure (sulcus) 22
Anterior funiculus 21
Anterior perforated substance 34
Basilar sulcus of pons 27
Caudate nucleus, head 2
Cerebral peduncle 8
Facial nerve (CN VII) 13
Fornix, column 1
Glossopharyngeal nerve (CN IX) 14
Hypoglossal nerve (CN XII) 16
Inferior olive 24

Infundibulum (pituitary stalk) 35
Lateral funiculus 19
Mamillary body 31
Medulla oblongata 23
Middle cerebellar peduncle (brachium pontis) 26
Oculomotor nerve (CN III) 6
Olfactory tract 3
Optic chiasm 36
Optic nerve (CN II) 5
Optic tract 33
Pons 10
Putamen 4
Pyramids and pyramidal decussation

(corticospinal tract) 25
Spinal cord, anterior lateral sulcus 18
Spinal nerve (C3) 20
Thalamus, dorsal lateral geniculate nucleus (dLGN) (lateral geniculate body) 30
Thalamus, medial geniculate nucleus (MG) (medial geniculate body) 9
Trigeminal nerve (CN V), motor root 28
Trigeminal nerve (CN V), sensory root 29
Trochlear nerve (CN IV) 7
Tuber cinereum 32
Vagus nerve (CN X) 15
Vestibulocochlear nerve (CN VIII) 12

脑干、丘脑和纹状体（后面观）

见图2-28。

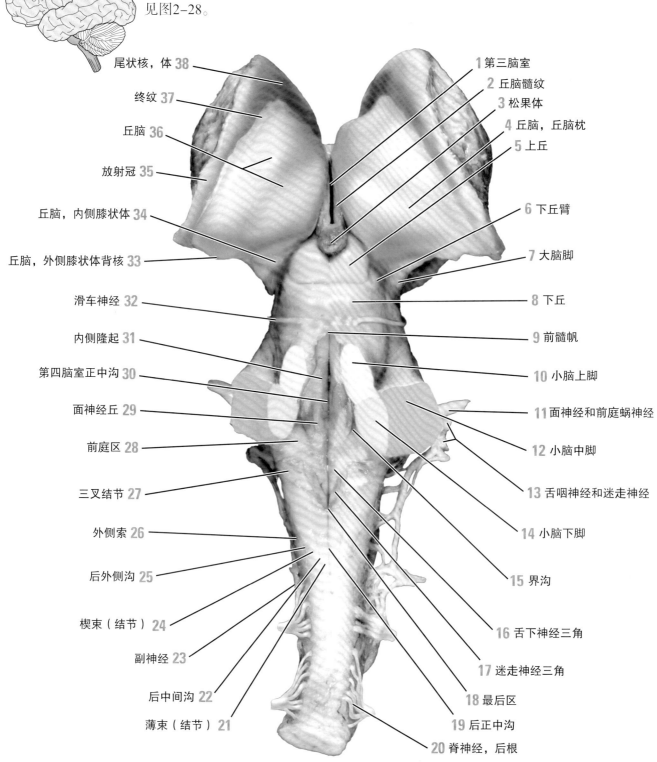

尾状核，体 38
终纹 37
丘脑 36
放射冠 35
丘脑，内侧膝状体 34
丘脑，外侧膝状体背核 33
滑车神经 32
内侧隆起 31
第四脑室正中沟 30
面神经丘 29
前庭区 28
三叉结节 27
外侧索 26
后外侧沟 25
楔束（结节）24
副神经 23
后中间沟 22
薄束（结节）21

1 第三脑室
2 丘脑髓纹
3 松果体
4 丘脑，丘脑枕
5 上丘
6 下丘臂
7 大脑脚
8 下丘
9 前髓帆
10 小脑上脚
11 面神经和前庭蜗神经
12 小脑中脚
13 舌咽神经和迷走神经
14 小脑下脚
15 界沟
16 舌下神经三角
17 迷走神经三角
18 最后区
19 后正中沟
20 脊神经，后根

图2-28 脑干、丘脑和纹状体（后面观）

Accessory nerve (CN XI) 23
Caudate nucleus, body 38
Cerebral peduncle 7
Corona radiata 35
Cuneate fasciculus 24
Facial and vestibulocochlear nerves
(CN VII and CN VIII) 11
Facial colliculus 29
Glossopharyngeal and vagus nerves (CN IX and CN X) 13
Gracile fasciculus 21
Hypoglossal (CN XII) trigone 16
Inferior cerebellar peduncle (restiform body) 14
Inferior colliculus 8
Inferior colliculus, brachium 6

Lateral funiculus 26
Medial eminence 31
Median sulcus of fourth ventricle (IV) 30
Middle cerebellar peduncle (brachium pontis) 12
Obex 18
Pineal gland 3
Posterior intermediate sulcus 22
Posterior lateral sulcus 25
Posterior median sulcus 19
Spinal nerve (C3), posterior (dorsal) root (ramus) 20
Stria medullaris of thalamus 2
Stria terminalis 37
Sulcus limitans 15
Superior cerebellar peduncle (brachium conjunctivum) 10

Superior colliculus 5
Superior medullary velum 9
Thalamus 36
Thalamus, dorsal lateral geniculate nucleus (dLGN)
(lateral geniculate body) 33
Thalamus, medial geniculate nucleus (MG)
(medial geniculate body) 34
Thalamus, pulvinar (Pul) 4
Third ventricle (III) 1
Trigeminal tubercle 27
Trochlear nerve (CN IV) 32
Vagal (CN X) trigone 17
Vestibular area 28

脑干、丘脑和纹状体（外侧面观）

见图2-29。

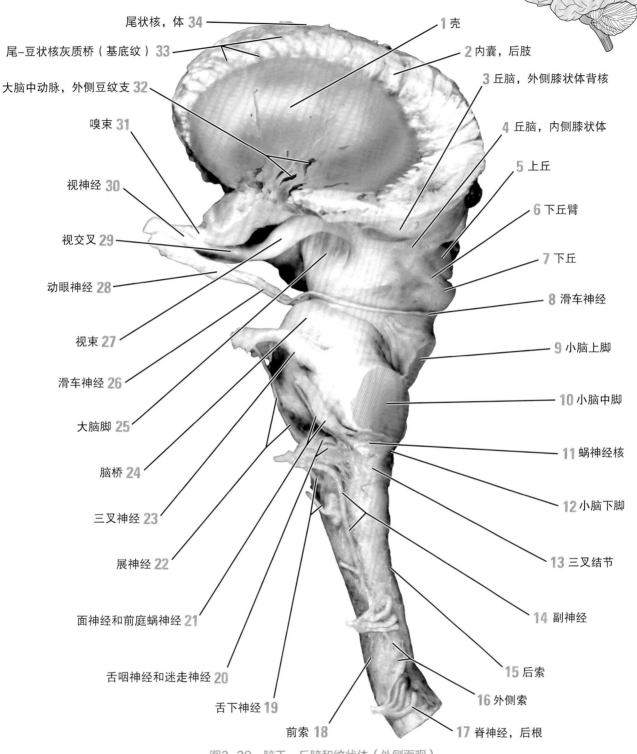

尾状核，体 34

尾-豆状核灰质桥（基底纹）33

大脑中动脉，外侧豆纹支 32

嗅束 31

视神经 30

视交叉 29

动眼神经 28

视束 27

滑车神经 26

大脑脚 25

脑桥 24

三叉神经 23

展神经 22

面神经和前庭蜗神经 21

舌咽神经和迷走神经 20

舌下神经 19

前索 18

1 壳

2 内囊，后肢

3 丘脑，外侧膝状体背核

4 丘脑，内侧膝状体

5 上丘

6 下丘臂

7 下丘

8 滑车神经

9 小脑上脚

10 小脑中脚

11 蜗神经核

12 小脑下脚

13 三叉结节

14 副神经

15 后索

16 外侧索

17 脊神经，后根

图2-29 脑干、丘脑和纹状体（外侧面观）

Abducent nerve (CN VI) 22
Accessory nerve (CN XI) 14
Anterior funiculus 18
Caudate nucleus, body 34
Caudatolenticular gray bridges 33
Cerebral peduncle 25
Cochlear nuclei (CN VIII) 11
Facial and vestibulocochlear nerves
  (CN VII and CN VIII) 21
Glossopharyngeal and vagus nerves
  (CN IX and CN X) 20
Hypoglossal nerve (CN XII) 19
Inferior cerebellar peduncle (restiform body) 12

Inferior colliculus 7
Inferior colliculus, brachium 6
Internal capsule, posterior limb 2
Lateral funiculus 16
Middle cerebellar peduncle (brachium pontis) 10
Middle cerebral artery, lateral lenticulostriate
  branches 32
Oculomotor nerve (CN III) 28
Olfactory tract 31
Optic chiasm 29
Optic nerve (CN II) 30
Optic tract 27
Pons 24

Posterior funiculus 15
Putamen 1
Spinal nerve (C3), posterior (dorsal) root (ramus) 17
Superior cerebellar peduncle (brachium
  conjunctivum) 9
Superior colliculus 5
Thalamus, dorsal lateral geniculate nucleus (dLGN)
  (lateral geniculate body) 3
Thalamus, medial geniculate nucleus (MG) (medial
  geniculate body) 4
Trigeminal nerve (CN V) 23
Trigeminal tubercle 13
Trochlear nerve (CN IV) 8, 26

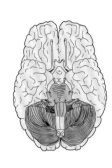

三、小脑

小脑（上面观）

见图2-30。

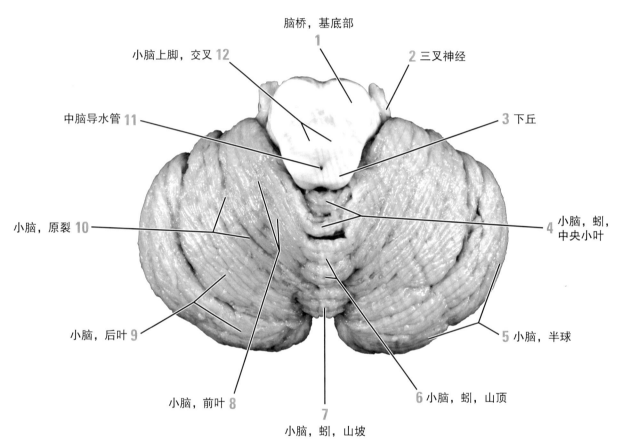

脑桥，基底部 1

小脑上脚，交叉 12

2 三叉神经

中脑导水管 11

3 下丘

小脑，原裂 10

4 小脑，蚓，中央小叶

5 小脑，半球

小脑，后叶 9

6 小脑，蚓，山顶

小脑，前叶 8

7

小脑，蚓，山坡

图2-30　小脑（上面观）

Cerebellum, anterior lobe 8　　Cerebellum, vermis, central lobule 4　　Inferior colliculus 3
Cerebellum, hemisphere 5　　Cerebellum, vermis, culmen 6　　Pons, basilar part (basis pontis) 1
Cerebellum, posterior lobe 9　　Cerebellum, vermis, declive 7　　Superior cerebellar peduncle, decussation 12
Cerebellum, primary fissure 10　　Cerebral aqueduct (aqueduct of *Sylvius*) 11　　Trigeminal nerve (CN V) 2

小脑（下面观）

见图2-31。

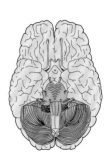

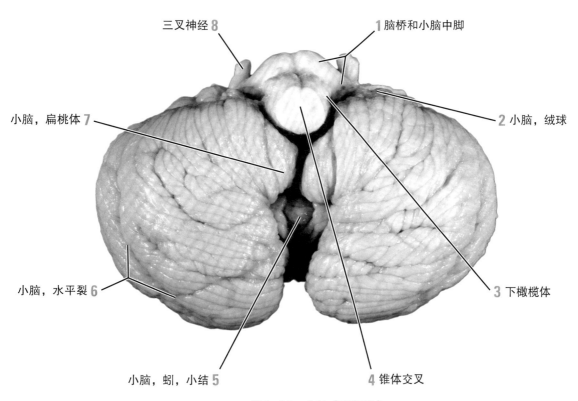

三叉神经 8

1 脑桥和小脑中脚

小脑，扁桃体 7

2 小脑，绒球

小脑，水平裂 6

3 下橄榄体

小脑，蚓，小结 5

4 锥体交叉

图2-31 小脑（下面观）

Cerebellum, flocculus 2
Cerebellum, horizontal fissure 6
Cerebellum, tonsil 7

Cerebellum, vermis, nodule 5
Inferior olive 3
Pons and middle cerebellar peduncle (brachium pontis) 1

Pyramidal decussation (corticospinal tracts) 4
Trigeminal nerve (CN V) 8

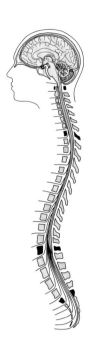

四、脊髓

脊髓动脉（概述）

见图2-32。

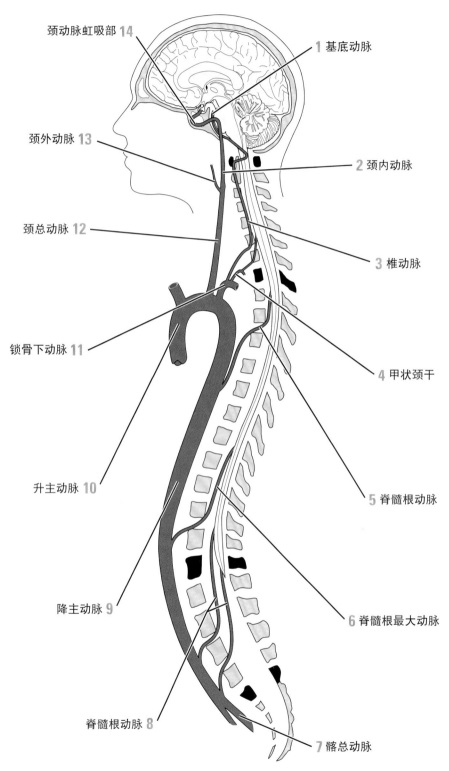

颈动脉虹吸部 **14**

1 基底动脉

颈外动脉 **13**

2 颈内动脉

颈总动脉 **12**

3 椎动脉

锁骨下动脉 **11**

4 甲状颈干

升主动脉 **10**

5 脊髓根动脉

6 脊髓根最大动脉

降主动脉 **9**

脊髓根动脉 **8**

7 髂总动脉

图2-32 脊髓动脉

Ascending aorta **10**
Basilar artery **1**
Common carotid artery **12**
Common iliac artery **7**
Descending aorta **9**

External carotid artery **13**
Internal carotid artery **2**
Internal carotid artery, carotid siphon (intracavernous part) **14**
Radicular arteries **8**

Radicular artery **5**
Radicular artery (of *Adamkiewicz*) **6**
Subclavian artery **11**
Thyrocervical trunk **4**
Vertebral artery **3**

脊髓节段动脉（概述）

见图2-33。

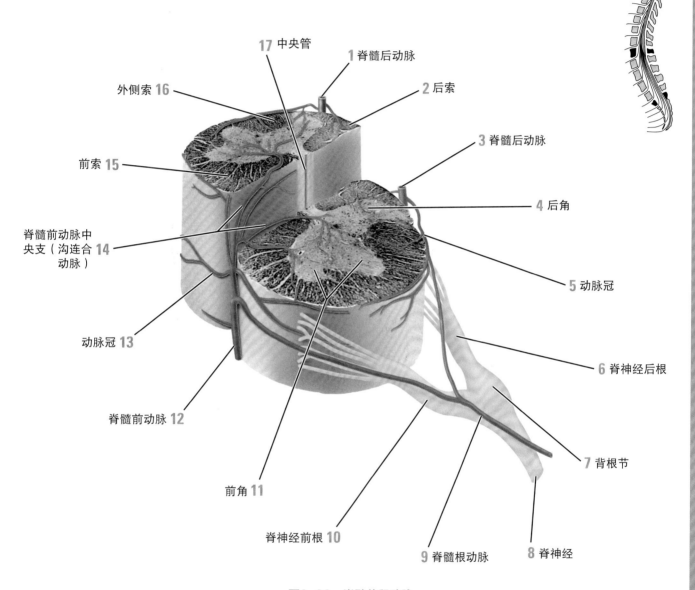

图2-33　脊髓节段动脉

17 中央管
1 脊髓后动脉
外侧索 16
2 后索
3 脊髓后动脉
前索 15
4 后角
脊髓前动脉中
央支（沟连合 14
动脉）
5 动脉冠
动脉冠 13
6 脊神经后根
脊髓前动脉 12
7 背根节
前角 11
9 脊髓根动脉
8 脊神经
脊神经前根 10

Anterior funiculus 15
Anterior spinal artery 12
Anterior (ventral) horn 11
Arterial vasocorona 5, 13
Central canal 17

Lateral funiculus 16
Mixed spinal nerve 8
Posterior (dorsal) horn 4
Posterior (dorsal) root ganglion 7
Posterior (dorsal) spinal artery 1, 3

Posterior funiculus 2
Radicular artery 9
Spinal nerve, anterior (ventral) root (ramus) 10
Spinal nerve, posterior (dorsal) root (ramus) 6
Sulcal commissural arteries 14

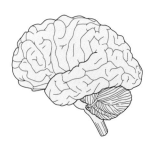

五、纤维束

大脑半球和脑干主要纤维束（半球示意图，外侧面观和内侧面观）

见图2-34。

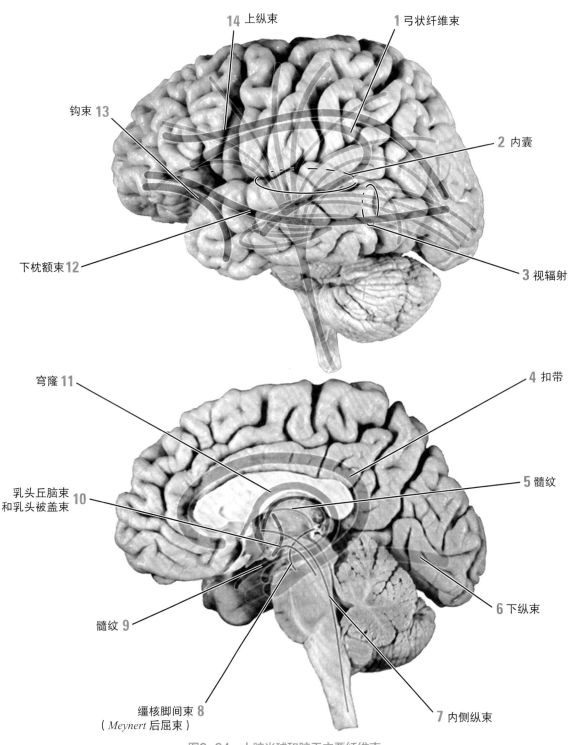

图2-34 大脑半球和脑干主要纤维束

Arcuate fasciculus 1
Cingulum 4
Internal capsule 2
Fornix 11
Habenulointerpeduncular tract

(fasciculus retroflexus of *Meynert*) 8
Inferior longitudinal fasciculus 6
Inferior occipitofrontal fasciculus 12
Mamillothalamic and mamillotegmental tracts 10
Medial longitudinal fasciculus 7

Optic radiation 3
Stria medullaris 5
Stria terminalis 9
Superior longitudinal fasciculus 14
Uncinate fasciculus 13

大脑半球主要纤维束冠状面、横断面和矢状面（半球示意图）

见图2-35、图2-36和图3-37。

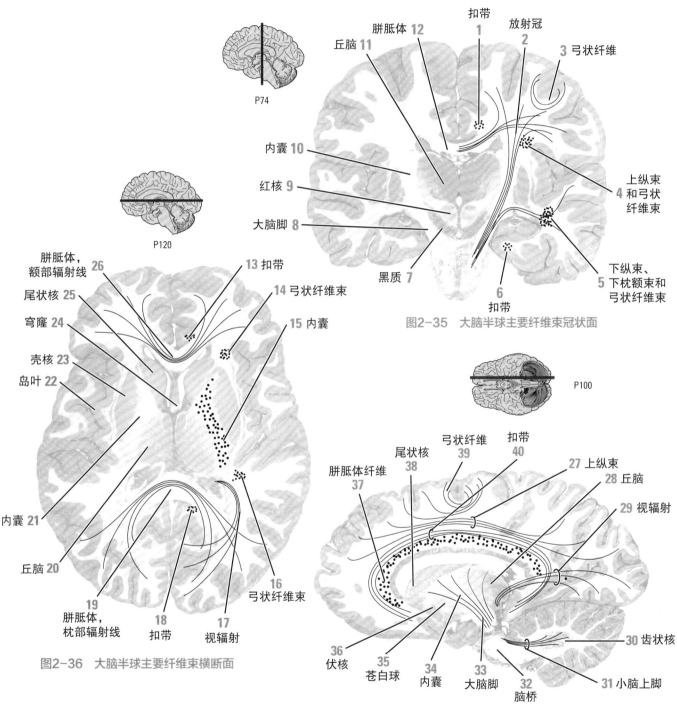

图2-35 大脑半球主要纤维束冠状面

图中标注：
- 扣带 1
- 放射冠 2
- 弓状纤维 3
- 上纵束和弓状纤维束 4
- 下纵束、下枕额束和弓状纤维束 5
- 扣带 6
- 黑质 7
- 大脑脚 8
- 红核 9
- 内囊 10
- 丘脑 11
- 胼胝体 12

P74

图2-36 大脑半球主要纤维束横断面

图中标注：
- 胼胝体，额部辐射线 26
- 尾状核 25
- 穹窿 24
- 壳核 23
- 岛叶 22
- 内囊 21
- 丘脑 20
- 胼胝体，枕部辐射线 19
- 扣带 18
- 视辐射 17
- 弓状纤维束 16
- 内囊 15
- 弓状纤维束 14
- 扣带 13

P120

图2-37 大脑半球主要纤维束矢状面

图中标注：
- 胼胝体纤维 37
- 尾状核 38
- 弓状纤维 39
- 扣带 40
- 上纵束 27
- 丘脑 28
- 视辐射 29
- 齿状核 30
- 小脑上脚 31
- 脑桥 32
- 大脑脚 33
- 内囊 34
- 苍白球 35
- 伏核 36

P100

Arcuate fasciculus 14, 16
Arcuate fibers 3, 39
Callosal fibers 37
Caudate nucleus 25, 38
Cerebral peduncle 8, 33
Cingulum 1, 6, 13, 18, 40
Corona radiata 2
Corpus callosum 12
Corpus callosum, forceps major 19
Corpus callosum, forceps minor 26

Dentate nucleus 30
Fornix 24
Globus pallidus 35
Inferior longitudinal, inferior occipitofrontal and arcuate fasciculi 5
Insula 22
Internal capsule 10, 15, 21, 34
Nucleus accumbens 36
Optic radiation 17, 29
Pons 32

Putamen 23
Red nucleus 9
Substantia nigra 7
Superior cerebellar peduncle (brachium conjunctivum) 31
Superior longitudinal and arcuate fasciculi 4
Superior longitudinal fasciculus 27
Thalamus 11, 20, 28

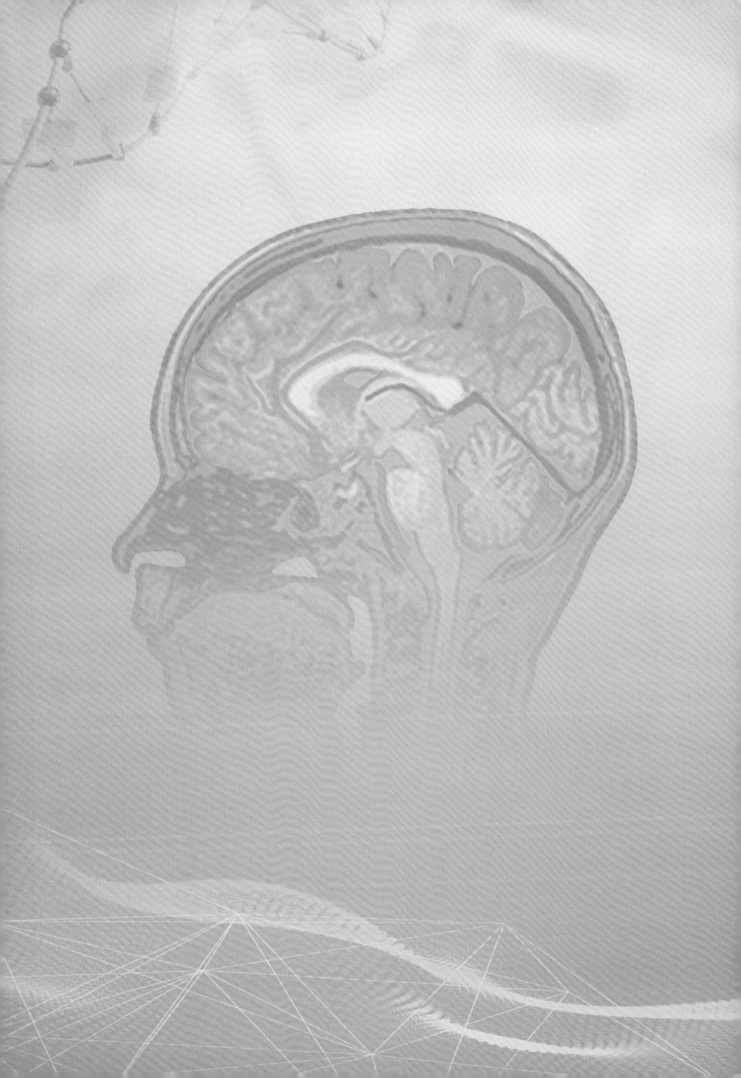

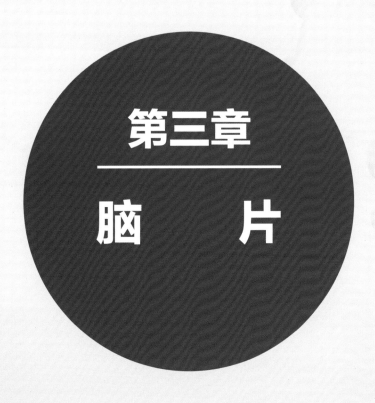

第三章

脑　　片

　　第三章从冠状面、矢状面和横断面三个层面展示了脑切片图，顺序依次为：从前到后，从外侧到内侧，从头部到尾部。比较各部的脑片，尤其是把左侧页面的脑片和右侧页面的实物/MRI图像相比较后，可以搭建出脑部立体结构，这对于临床教学具有实践意义。第三章的影像图片可以与第二章介绍的血管对照学习。

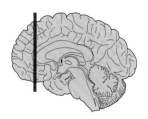

一、冠状面

经侧脑室吻侧与血管分布冠状面

见图3-1和图3-2。

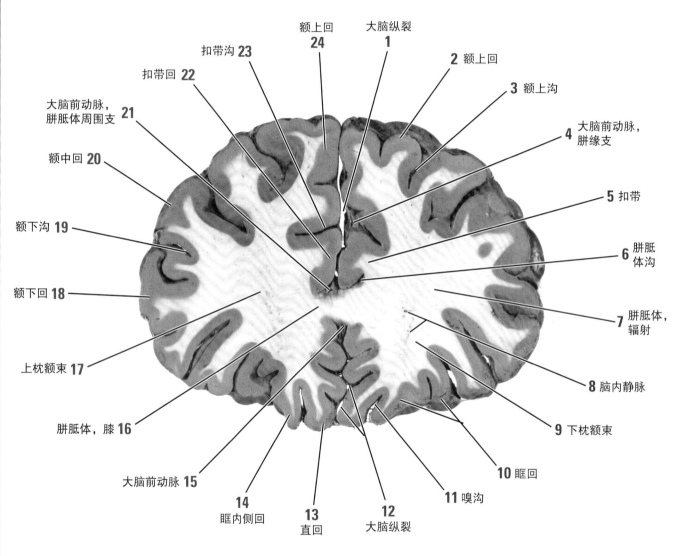

额上回 **24**　大脑纵裂 **1**

扣带沟 **23**

扣带回 **22**

大脑前动脉，胼胝体周围支 **21**

额中回 **20**

额下沟 **19**

额下回 **18**

上枕额束 **17**

胼胝体，膝 **16**

大脑前动脉 **15**

14 眶内侧回

13 直回

12 大脑纵裂

11 嗅沟

10 眶回

9 下枕额束

8 脑内静脉

7 胼胝体，辐射

6 胼胝体沟

5 扣带

4 大脑前动脉，胼缘支

3 额上沟

2 额上回

图3-1　经侧脑室吻侧冠状面

Anterior cerebral artery **15**
Anterior cerebral artery, callosomarginal branch **4**
Anterior cerebral artery, pericallosal branch **21**
Callosal sulcus **6**
Cingulate gyrus **22**
Cingulate sulcus **23**
Cingulum **5**
Corpus callosum, genu **16**

Corpus callosum, radiations **7**
Gyrus rectus (straight gyrus) **13**
Inferior frontal gyrus **18**
Inferior frontal sulcus **19**
Inferior occipitofrontal fasciculus **9**
Intracerebral veins **8**
Longitudinal cerebral (interhemispheric) fissure **1, 12**
Medial orbital gyrus **14**

Middle frontal gyrus **20**
Olfactory sulcus **11**
Orbital gyri **10**
Superior frontal gyrus **2, 24**
Superior frontal sulcus **3**
Superior occipitofrontal fasciculus **17**

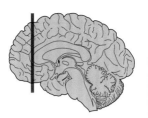

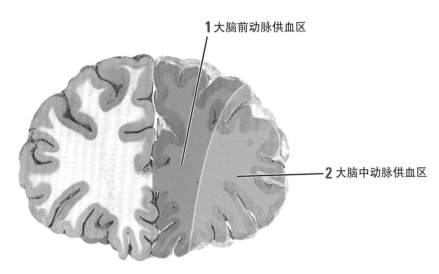

1大脑前动脉供血区

2大脑中动脉供血区

图3-2 经侧脑室吻侧血管分布

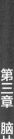

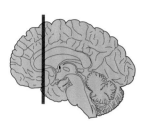

经壳核前部与MRI冠状面

见图3-3和图3-4。

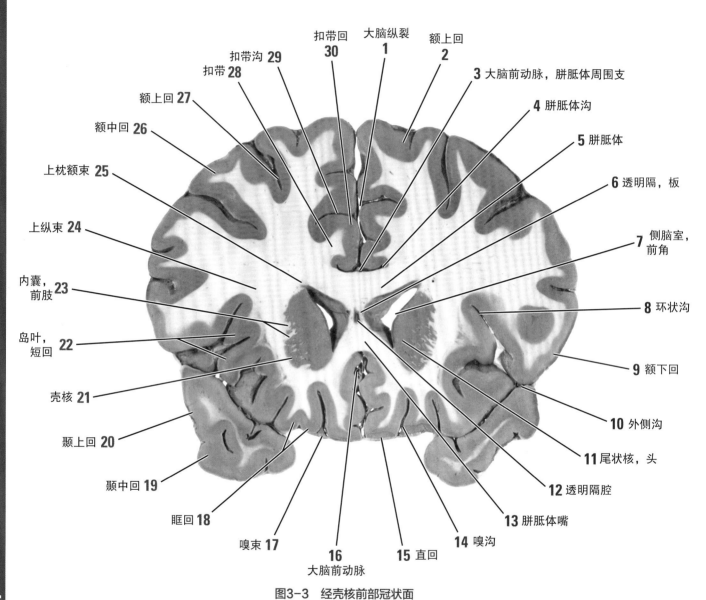

扣带回 30
大脑纵裂 1
额上回 2
扣带沟 29
扣带 28
3 大脑前动脉，胼胝体周围支
额上回 27
4 胼胝体沟
额中回 26
5 胼胝体
上枕额束 25
6 透明隔，板
上纵束 24
7 侧脑室，前角
内囊，前肢 23
8 环状沟
岛叶，短回 22
9 额下回
壳核 21
10 外侧沟
颞上回 20
11 尾状核，头
颞中回 19
12 透明隔腔
眶回 18
13 胼胝体嘴
嗅束 17
14 嗅沟
16 大脑前动脉
15 直回

图3-3　经壳核前部冠状面

实用中枢神经解剖与影像学图谱

56

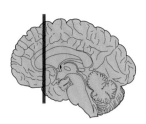

扣带回　　　　　　　　　　　　　　　　额上回
11　　　　　　　　　　　　　　　　 **1**

额中回 **10**　　　　　　　　　　　　　　　　　　　　　　**2** 扣带

大脑中动　　　　　　　　　　　　　　　　　　　　　　**3** 额下回
脉，分支 **9**

外侧沟 **8**

胼胝体嘴 **7**　　　　　　　　　　　　　　　　　　　　**4** 侧脑室，前角

　　　　　　　　　　　　　　　　　　　　　　　　5 视神经和嗅沟

6
直回

图3-4　经壳核前部MRI

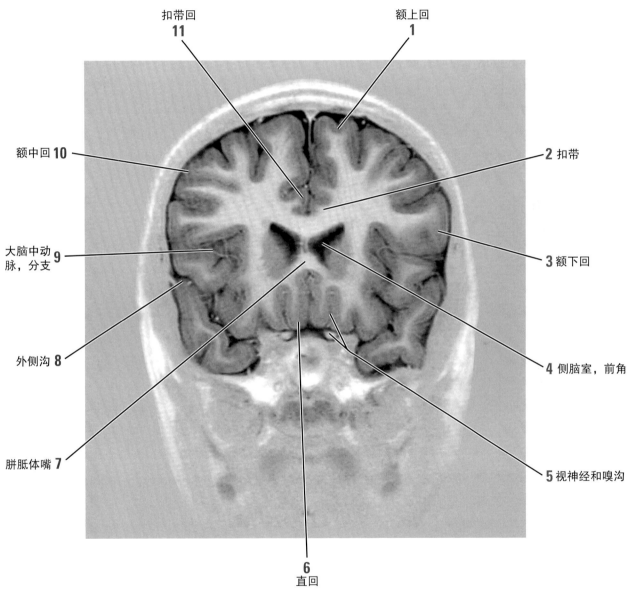

Cingulate gyrus **11**	Inferior frontal gyrus **3**	Middle frontal gyrus **10**
Cingulum **2**	Lateral sulcus **8**	Optic nerve (CNII) and olfactory sulcus **5**
Corpus callosum, rostrum **7**	Lateral ventricle, frontal (anterior) horn **4**	Superior frontal gyrus **1**
Gyrus rectus (straight gyrus) **6**	Middle cerebral artery, branches **9**	

第三章　脑片

57

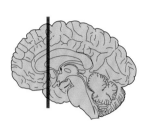

经尾状核头和壳核与MRI冠状面

见图3-5和图3-6。

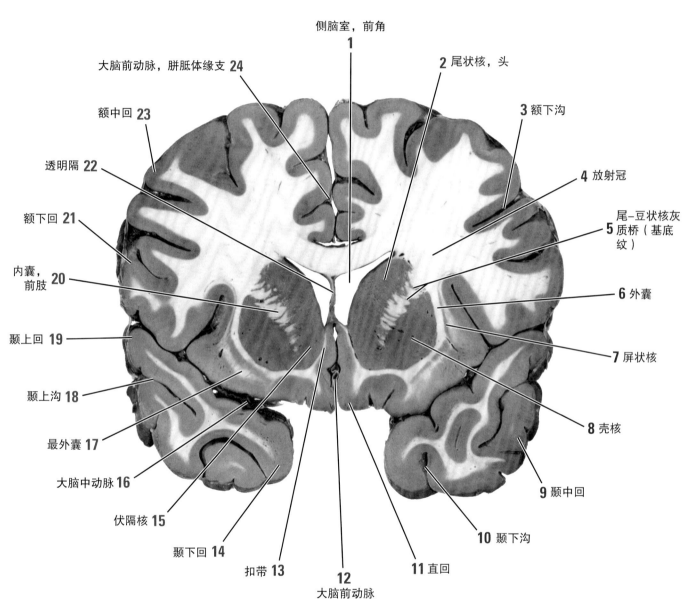

侧脑室，前角 **1**

大脑前动脉，胼胝体缘支 **24**

2 尾状核，头

额中回 **23**

3 额下沟

透明隔 **22**

4 放射冠

额下回 **21**

5 尾-豆状核灰质桥（基底纹）

内囊，前肢 **20**

6 外囊

颞上回 **19**

7 屏状核

颞上沟 **18**

8 壳核

最外囊 **17**

9 颞中回

大脑中动脉 **16**

10 颞下沟

伏隔核 **15**

11 直回

颞下回 **14**

扣带 **13**

12 大脑前动脉

图3-5 经尾状核头和壳核冠状面

Anterior cerebral artery **12**
Anterior cerebral artery, callosomarginal branch **24**
Caudate nucleus, head **2**
Caudatolenticular gray bridges **5**
Cingulum **13**
Claustrum **7**
Corona radiata **4**
External capsule **6**

Extreme capsule **17**
Gyrus rectus (straight gyrus) **11**
Inferior frontal gyrus **21**
Inferior frontal sulcus **3**
Inferior temporal gyrus **14**
Inferior temporal sulcus **10**
Internal capsule, anterior limb **20**
Lateral ventricle, frontal (anterior) horn **1**

Middle cerebral artery **16**
Middle frontal gyrus **23**
Middle temporal gyrus **9**
Nucleus accumbens septi **15**
Putamen **8**
Septum pellucidum **22**
Superior temporal gyrus **19**
Superior temporal sulcus **18**

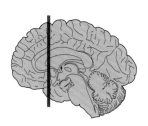

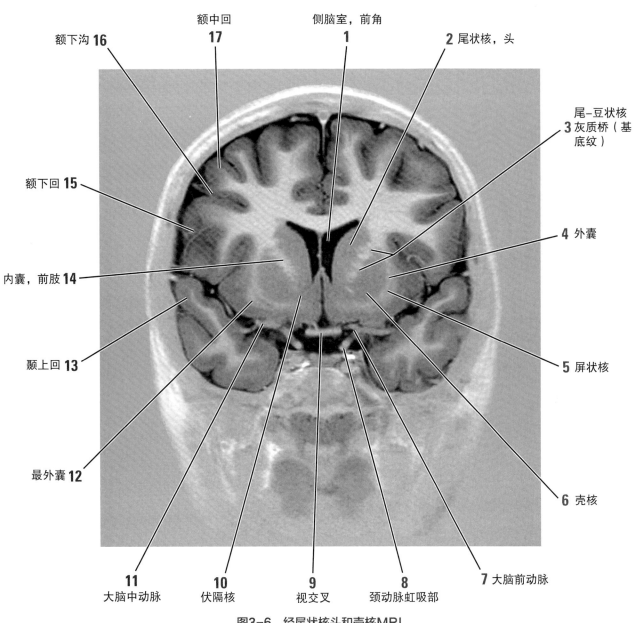

额中回
17

侧脑室，前角
1

额下沟 **16**

2 尾状核，头

尾-豆状核
3 灰质桥（基底纹）

额下回 **15**

4 外囊

内囊，前肢 **14**

颞上回 **13**

5 屏状核

最外囊 **12**

6 壳核

7 大脑前动脉

11
大脑中动脉

10
伏隔核

9
视交叉

8
颈动脉虹吸部

图3-6 经尾状核头和壳核MRI

Anterior cerebral artery **7**
Carotid siphon **8**
Caudate nucleus, head **2**
Caudatolenticular gray bridges **3**
Claustrum **5**
External capsule **4**

Extreme capsule **12**
Inferior frontal gyrus **15**
Inferior frontal sulcus **16**
Internal capsule, anterior limb **14**
Lateral ventricle, frontal (anterior) horn **1**
Middle cerebral artery **11**

Middle frontal gyrus **17**
Nucleus accumbens septi **10**
Optic chiasm **9**
Putamen **6**
Superior temporal gyrus **13**

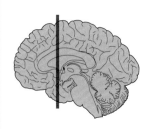

经杏仁核前部与血管分布冠状面

见图3-7和见图3-8。

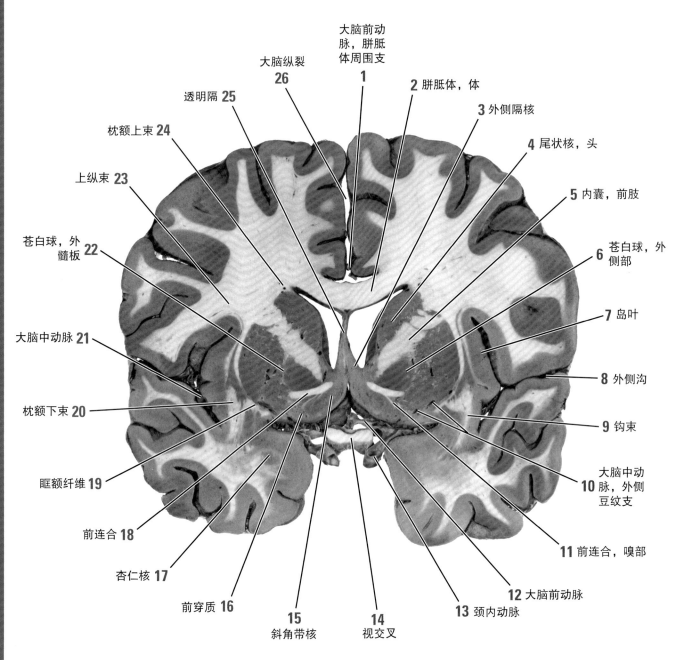

大脑前动脉，胼胝体周围支 **1**

大脑纵裂 **26**

透明隔 **25**

枕额上束 **24**

上纵束 **23**

苍白球，外髓板 **22**

大脑中动脉 **21**

枕额下束 **20**

眶额纤维 **19**

前连合 **18**

杏仁核 **17**

前穿质 **16**

2 胼胝体，体

3 外侧隔核

4 尾状核，头

5 内囊，前肢

6 苍白球，外侧部

7 岛叶

8 外侧沟

9 钩束

10 大脑中动脉，外侧豆纹支

11 前连合，嗅部

12 大脑前动脉

13 颈内动脉

15 斜角带核

14 视交叉

图3-7 经杏仁核前部冠状面

Amygdala **17**
Anterior cerebral artery **12**
Anterior cerebral artery, pericallosal branch **1**
Anterior commissure **18**
Anterior commissure, olfactory part **11**
Anterior perforated substance **16**
Corpus callosum, body **2**
Caudate nucleus, head **4**
Globus pallidus, external (lateral) segment (GPe) **6**
Globus pallidus, lateral medullary lamina **22**

Inferior occipitofrontal fasciculus **20**
Insula **7**
Internal capsule, anterior limb **5**
Internal carotid artery **13**
Lateral septal nucleus **3**
Lateral sulcus (*Sylvian* fissure) **8**
Longitudinal cerebral (interhemispheric) fissure **26**
Middle cerebral artery **21**
Middle cerebral artery, lateral lenticulostriate branches [medial lenticulostriate branches originate from the anterior cerebral artery] **10**

Nucleus of diagonal band (diagonal band of *Broca*) **15**
Optic chiasm **14**
Orbitofrontal fibers **19**
Septum pellucidum **25**
Superior longitudinal fasciculus **23**
Superior occipitofrontal fasciculus **24**
Uncinate fasciculus **9**

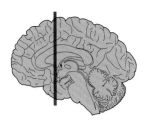

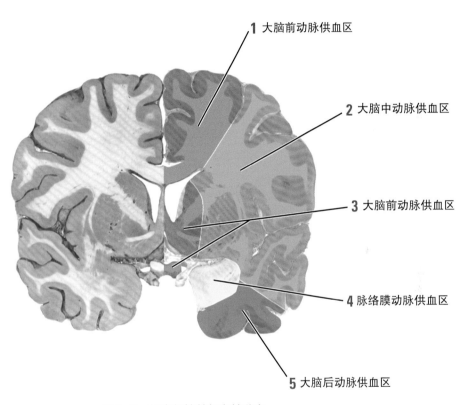

1 大脑前动脉供血区

2 大脑中动脉供血区

3 大脑前动脉供血区

4 脉络膜动脉供血区

5 大脑后动脉供血区

图3-8　经杏仁核前部血管分布

Anterior cerebral artery territories **1, 3**　　Middle cerebral artery territory **2**
Choroidal arteries territory **4**　　Posterior cerebral artery territory **5**

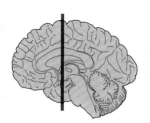

经灰结节与MRI冠状面

见图3-9和图3-10。

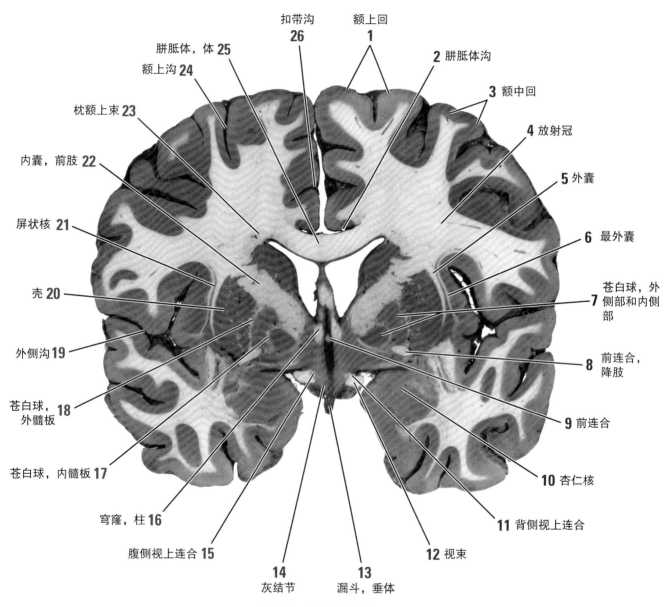

扣带沟 **26**
胼胝体，体 **25**
额上沟 **24**
枕额上束 **23**
内囊，前肢 **22**
屏状核 **21**
壳 **20**
外侧沟 **19**
苍白球，外髓板 **18**
苍白球，内髓板 **17**
穹窿，柱 **16**
腹侧视上连合 **15**
14 灰结节
13 漏斗，垂体
12 视束
11 背侧视上连合
10 杏仁核
9 前连合
8 前连合，降肢
7 苍白球，外侧部和内侧部
6 最外囊
5 外囊
4 放射冠
3 额中回
2 胼胝体沟
1 额上回

图3-9 经灰结节冠状面

Amygdala **10**
Anterior commissure **9**
Anterior commissure, descending limb **8**
Callosal sulcus **2**
Cingulate sulcus **26**
Claustrum **21**
Corona radiata **4**
Corpus callosum, body **25**
Dorsal supraoptic commissure **11**

External capsule **5**
Extreme capsule **6**
Fornix, column **16**
Globus pallidus, external (lateral) and internal (medial) segments (GPe and GPi) **7**
Globus pallidus, lateral medullary lamina **18**
Globus pallidus, medial medullary lamina **17**
Infundibulum, pituitary stalk **13**
Internal capsule, anterior limb **22**

Lateral sulcus (*Sylvian* fissure) **19**
Middle frontal gyrus **3**
Optic tract **12**
Putamen **20**
Superior frontal gyrus **1**
Superior frontal sulcus **24**
Superior occipitofrontal fasciculus **23**
Tuber cinereum **14**
Ventral supraoptic commissure **15**

实用中枢神经解剖与影像学图谱

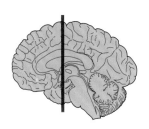

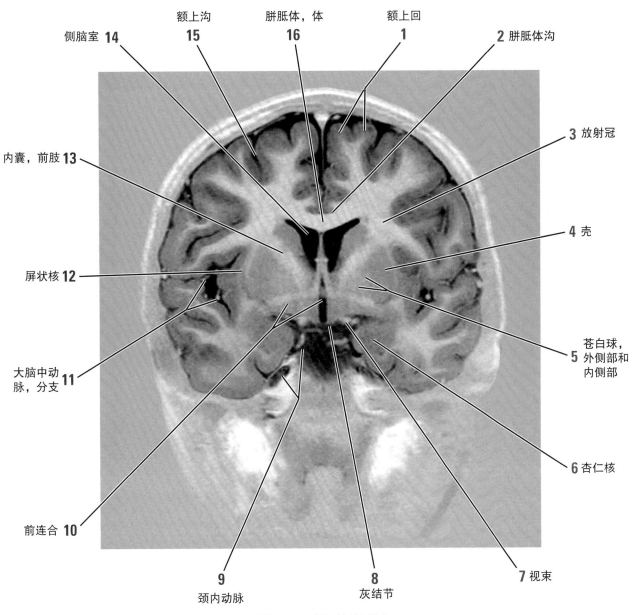

额上沟 15　　胼胝体，体 16　　额上回 1

侧脑室 14

2 胼胝体沟

3 放射冠

内囊，前肢 13

4 壳

屏状核 12

5 苍白球，外侧部和内侧部

大脑中动脉，分支 11

6 杏仁核

前连合 10

7 视束

9 颈内动脉　　8 灰结节

图3-10　经灰结节MRI

第三章　脑片

63

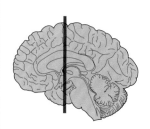

经室间孔（孟氏孔）与血管分布冠状面

见图3-11和图3-12。

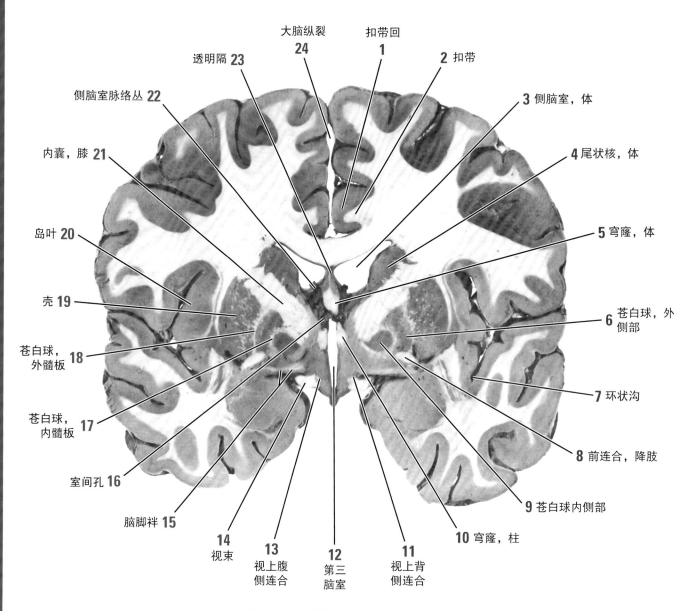

大脑纵裂 24
扣带回 1
透明隔 23
2 扣带
侧脑室脉络丛 22
3 侧脑室，体
内囊，膝 21
4 尾状核，体
岛叶 20
5 穹窿，体
壳 19
6 苍白球，外侧部
苍白球，外髓板 18
7 环状沟
苍白球，内髓板 17
8 前连合，降肢
室间孔 16
9 苍白球内侧部
脑脚袢 15
10 穹窿，柱
14 视束
13 视上腹侧连合
12 第三脑室
11 视上背侧连合

图3-11 经室间孔（孟氏孔）冠状面

Ansa peduncularis **15**
Anterior commissure, descending limb **8**
Caudate nucleus, body **4**
Choroid plexus of lateral ventricle **22**
Cingulate gyrus **1**
Cingulum **2**
Circular sulcus **7**
Dorsal supraoptic commissure **11**
Fornix, body **5**

Fornix, column **10**
Globus pallidus, external (lateral) segment (GPe) **6**
Globus pallidus, internal (medial) segment (GPi) **9**
Globus pallidus, lateral medullary lamina **18**
Globus pallidus, medial medullary lamina **17**
Insula **20**
Internal capsule, genu **21**
Interventricular foramen (foramen of *Monro*) **16**
Lateral ventricle, body **3**

Longitudinal cerebral (interhemispheric) fissure **24**
Optic tract **14**
Putamen **19**
Septum pellucidum **23**
Third ventricle (III) **12**
Ventral supraoptic commissure **13**

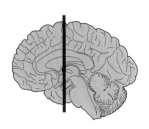

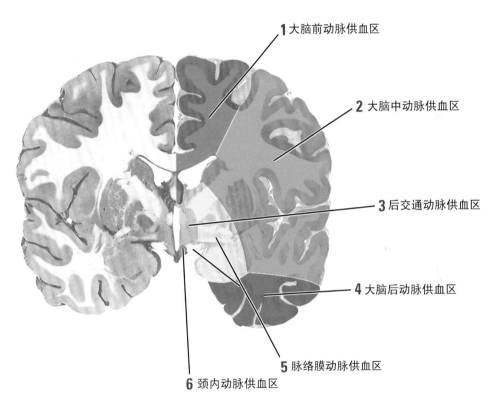

1 大脑前动脉供血区

2 大脑中动脉供血区

3 后交通动脉供血区

4 大脑后动脉供血区

5 脉络膜动脉供血区

6 颈内动脉供血区

图3-12 经室间孔（孟氏孔）血管分布

Anterior cerebral artery territory **1**
Choroidal arteries territory **5**

Internal carotid artery territory **6**
Middle cerebral artery territory **2**

Posterior cerebral artery territory **4**
Posterior communicating artery territory **3**

第三章 脑片

65

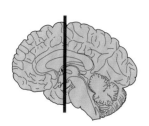

经丘脑前核与MRI冠状面

见图3-13和图3-14。

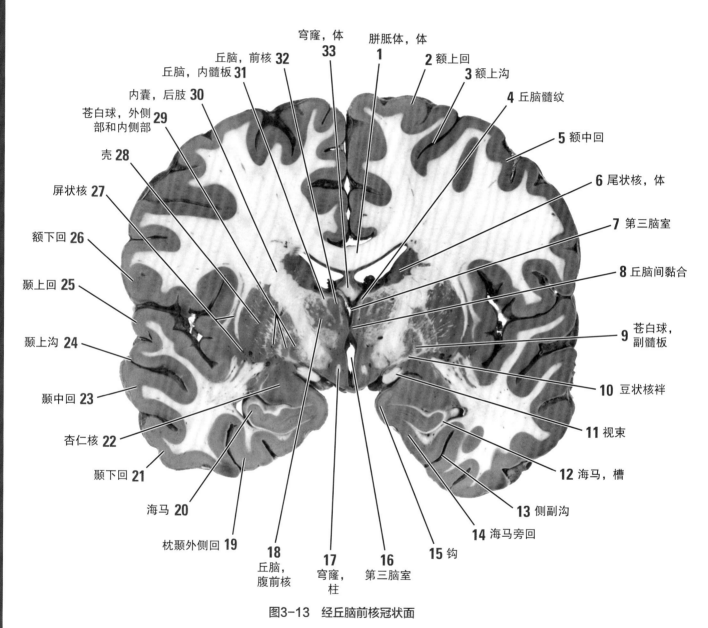

穹窿，体 33
胼胝体，体 1
丘脑，前核 32
丘脑，内髓板 31
内囊，后肢 30
苍白球，外侧部和内侧部 29
壳 28
屏状核 27
额下回 26
颞上回 25
颞上沟 24
颞中回 23
杏仁核 22
颞下回 21
海马 20
枕颞外侧回 19
丘脑，腹前核 18
穹窿，柱 17
第三脑室 16

2 额上回
3 额上沟
4 丘脑髓纹
5 额中回
6 尾状核，体
7 第三脑室
8 丘脑间黏合
9 苍白球，副髓板
10 豆状核袢
11 视束
12 海马，槽
13 侧副沟
14 海马旁回
15 钩

图3-13 经丘脑前核冠状面

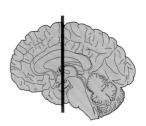

内囊，后肢 **16**

丘脑，腹前核 **17**

穹窿，体 **1**

2 尾状核，体

苍白球，外侧部和内侧部 **15**

3 丘脑，前核

颞上回 **14**

4 屏状核

颞中回 **13**

5 大脑后动脉

侧脑室，颞角 **12**

6 颈内动脉，岩部

颞下回 **11**

7 第三脑室

杏仁核 **10**

9 视束

8 基底动脉

图3-14 经丘脑前核MRI

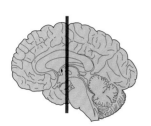

经乳头丘脑束与血管分布冠状面

见图3-15和图3-16。

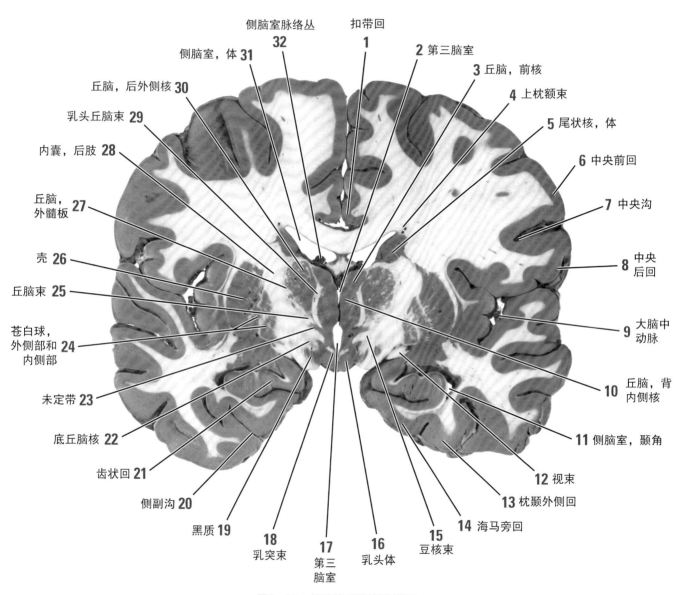

侧脑室脉络丛 **32**
侧脑室，体 **31**
丘脑，后外侧核 **30**
乳头丘脑束 **29**
内囊，后肢 **28**
丘脑，外髓板 **27**
壳 **26**
丘脑束 **25**
苍白球，外侧部和内侧部 **24**
未定带 **23**
底丘脑核 **22**
齿状回 **21**
侧副沟 **20**
黑质 **19**
18 乳突束
17 第三脑室
16 乳头体
15 豆核束

扣带回 **1**
2 第三脑室
3 丘脑，前核
4 上枕额束
5 尾状核，体
6 中央前回
7 中央沟
8 中央后回
9 大脑中动脉
10 丘脑，背内侧核
11 侧脑室，颞角
12 视束
13 枕颞外侧回
14 海马旁回

图3-15 经乳头丘脑束冠状面

Caudate nucleus, body **5**
Central sulcus (fissure of *Rolando*) **7**
Choroid plexus of lateral ventricle **32**
Cingulate gyrus **1**
Collateral sulcus **20**
Dentate gyrus **21**
Globus pallidus, external (lateral) and internal (medial) segments (GPe and GPi) **24**
Internal capsule, posterior limb **28**
Lateral occipitotemporal (fusiform) gyrus **13**
Lateral ventricle, body **31**

Lateral ventricle, temporal (inferior) horn **11**
Lenticular fasciculus (H2 field of *Forel*) **15**
Mamillary body **16**
Mamillothalamic tract **29**
Middle cerebral artery **9**
Optic tract **12**
Parahippocampal gyrus **14**
Postcentral gyrus **8**
Precentral gyrus **6**
Principal mamillary fasciculus **18**
Putamen **26**

Substantia nigra **19**
Subthalamic nucleus **22**
Superior occipitofrontal fasciculus **4**
Thalamic fasciculus (H1 field of *Forel*) **25**
Thalamus, anterior nucleus (A) **3**
Thalamus, dorsomedial nucleus (DM) **10**
Thalamus, external medullary lamina **27**
Thalamus, lateroposterior nucleus (LP) **30**
Third ventricle (III) **2, 17**
Zona incerta **23**

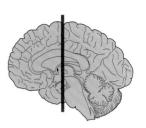

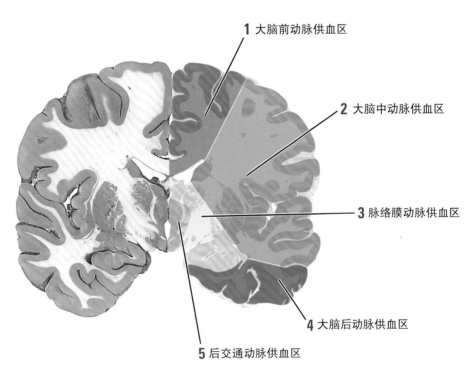

1 大脑前动脉供血区

2 大脑中动脉供血区

3 脉络膜动脉供血区

4 大脑后动脉供血区

5 后交通动脉供血区

图3-16 经乳头丘脑束血管分布

Anterior cerebral artery territory 1
Choroidal arteries territory 3

Middle cerebral artery territory 2
Posterior cerebral artery territory 4

Posterior communicating artery territory 5

第三章 脑片

69

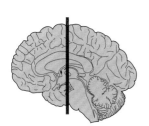

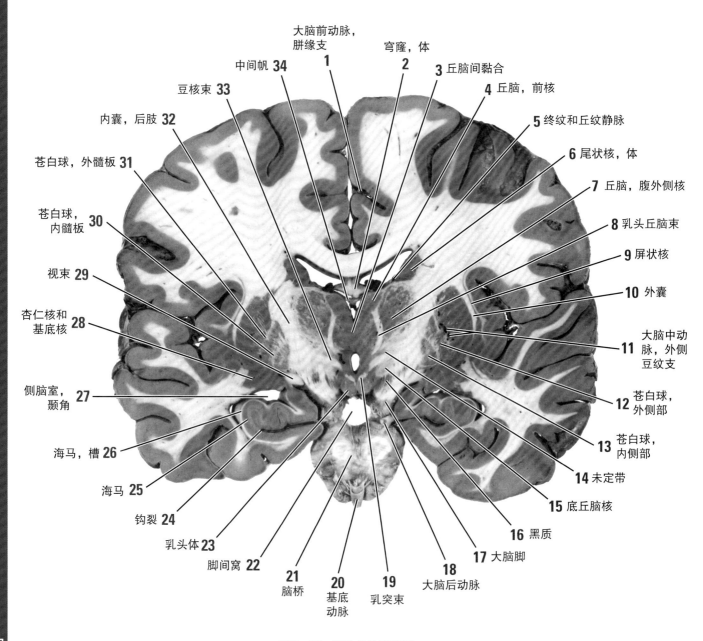

图3-17 经乳头体冠状面

Amygdala and nucleus basalis (nucleus basalis of Meynert) 28	Hippocampus 25	Optic tract 29
Anterior cerebral artery, callosomarginal branch 1	Hippocampus, alveus 26	Pons 21
Basilar artery 20	Internal capsule, posterior limb 32	Posterior cerebral artery 18
Caudate nucleus, body 6	Interpeduncular fossa 22	Principal mamillary fasciculus 19
Cerebral peduncle 17	Interthalamic adhesion (massa intermedia, interthalamic connexus) 3	Stria terminalis and thalamostriate vein 5
Claustrum 9	Lateral ventricle, temporal (inferior) horn 27	Substantia nigra 16
External capsule 10	Lenticular fasciculus (H2 field of Forel) 33	Subthalamic nucleus 15
Fornix, body 2	Mamillary body 23	Thalamus, anterior nucleus (A) 4
Globus pallidus, external (lateral) segment (GPe) 12	Mamillothalamic tract 8	Thalamus, ventrolateral nucleus (VL) 7
Globus pallidus, internal (medial) segment (GPi) 13	Middle cerebral artery, lateral lenticulostriate branches [medial lenticulostriate branches originate from the anterior cerebral artery] 11	Uncal fissure 24
Globus pallidus, lateral medullary lamina 31		Velum interpositum 34
Globus pallidus, medial medullary lamina 30		Zona incerta 14

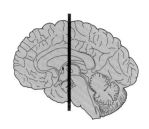

穿窿，体 **15**　　　　　　　　　侧脑室，体 **1**

外囊 **14**　　　　　　　　　　　　　　　　　　**2** 丘脑，腹外侧核

视束 **13**　　　　　　　　　　　　　　　　　　**3** 外侧沟

侧脑室，颞（下）角 **12**　　　　　　　　　　　**4** 黑质

海马 **11**　　　　　　　　　　　　　　　　　　**5** 大脑后动脉

脚间窝 **10**　　　　　　　　　　　　　　　　　**6** 内耳，耳蜗

9 脑桥　　　　**8** 基底动脉　　　　**7** 大脑脚

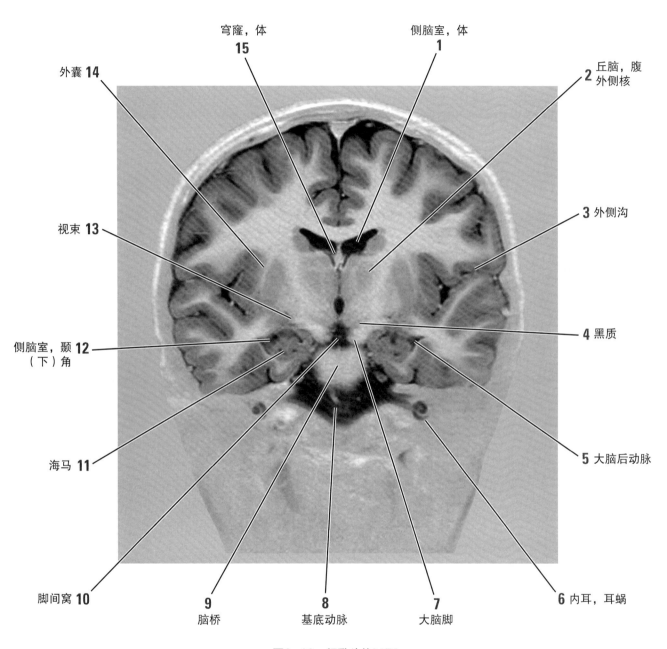

图3-18　经乳头体MRI

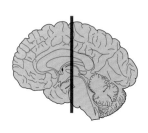

经丘脑底核与血管分布冠状面

见图3-19和图3-20。

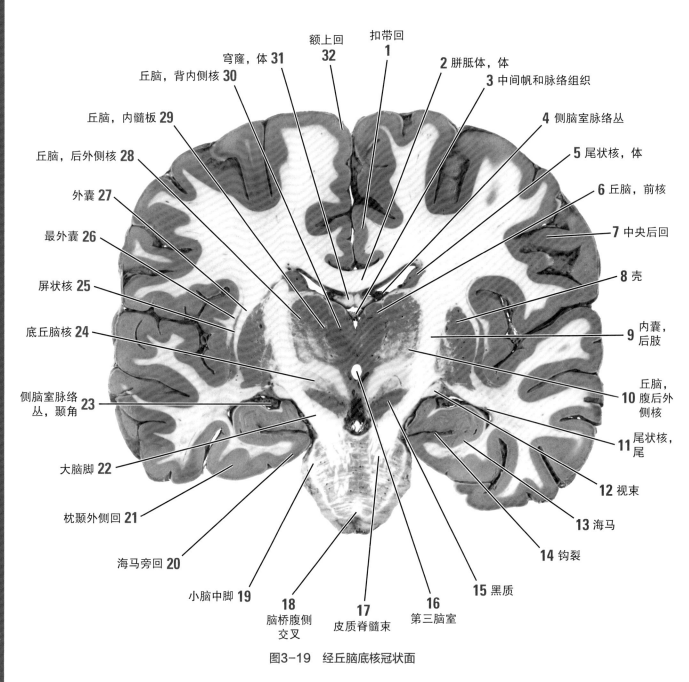

额上回 32
扣带回 1
穹窿，体 31
2 胼胝体，体
丘脑，背内侧核 30
3 中间帆和脉络组织
丘脑，内髓板 29
4 侧脑室脉络丛
丘脑，后外侧核 28
5 尾状核，体
外囊 27
6 丘脑，前核
最外囊 26
7 中央后回
屏状核 25
8 壳
底丘脑核 24
9 内囊，后肢
侧脑室脉络丛，颞角 23
10 丘脑，腹后外侧核
大脑脚 22
11 尾状核，尾
枕颞外侧回 21
12 视束
海马旁回 20
13 海马
小脑中脚 19
14 钩裂
18 脑桥腹侧交叉
17 皮质脊髓束
16 第三脑室
15 黑质

图3-19 经丘脑底核冠状面

Caudate nucleus, body 5
Caudate nucleus, tail 11
Cerebral peduncle 22
Choroid plexus of lateral ventricle 4
Choroid plexus of lateral ventricle, temporal (inferior) horn 23
Cingulate gyrus 1
Claustrum 25
Corpus callosum, body 2
Corticospinal (pyramidal) tract 17
External capsule 27

Extreme capsule 26
Fornix, body 31
Hippocampus 13
Internal capsule, posterior limb 9
Lateral occipitotemporal (fusiform) gyrus 21
Middle cerebellar peduncle (brachium pontis) 19
Optic tract 12
Parahippocampal gyrus 20
Postcentral gyrus 7
Putamen 8
Substantia nigra 15

Subthalamic nucleus 24
Superior frontal gyrus 32
Thalamus, anterior nucleus (A) 6
Thalamus, dorsomedial nucleus (DM) 30
Thalamus, internal medullary lamina 29
Thalamus, lateroposterior nucleus (LP) 28
Thalamus, ventroposterolateral nucleus (VPL) 10
Third ventricle (III) 16
Uncal fissure 14
Velum interpositum and tela choroidea 3
Ventral decussation of pons 18

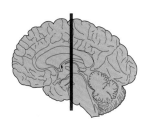

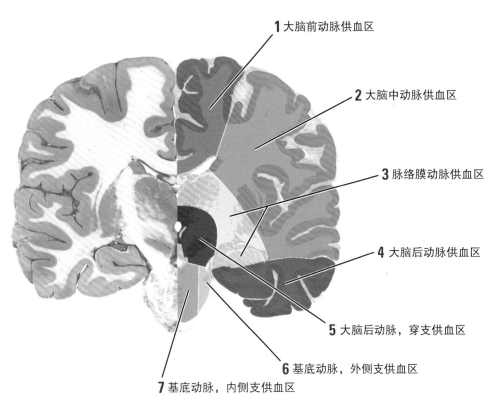

1 大脑前动脉供血区

2 大脑中动脉供血区

3 脉络膜动脉供血区

4 大脑后动脉供血区

5 大脑后动脉，穿支供血区

6 基底动脉，外侧支供血区

7 基底动脉，内侧支供血区

图3-20　经丘脑底核血管分布

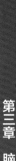

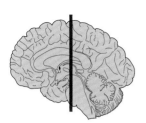

经脚间窝后肢与MRI冠状面

见图3-21和图3-22。

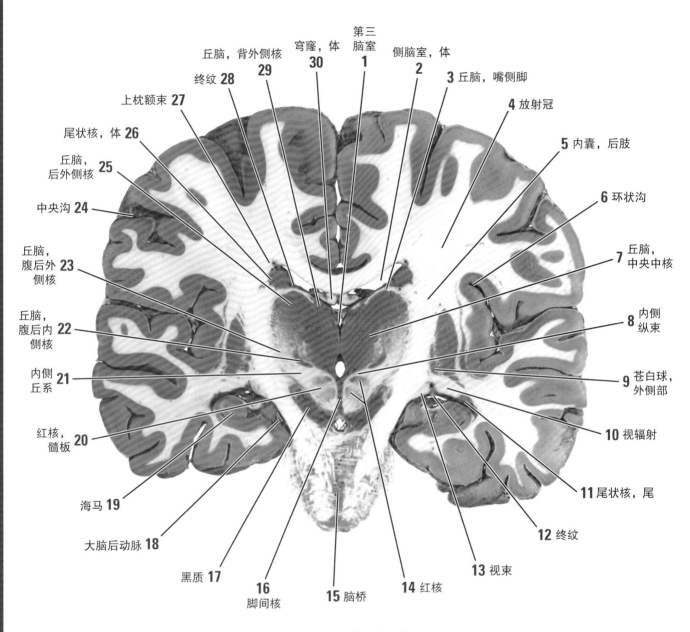

丘脑，背外侧核 29
终纹 28
穿窿，体 30
第三脑室 1
侧脑室，体 2
上枕额束 27
3 丘脑，嘴侧脚
尾状核，体 26
4 放射冠
丘脑，后外侧核 25
5 内囊，后肢
中央沟 24
6 环状沟
丘脑，腹后外侧核 23
7 丘脑，中央中核
丘脑，腹后内侧核 22
8 内侧纵束
内侧丘系 21
9 苍白球，外侧部
红核，髓板 20
10 视辐射
海马 19
11 尾状核，尾
大脑后动脉 18
12 终纹
黑质 17
13 视束
脚间核 16
14 红核
脑桥 15

图3-21 经脚间窝后肢冠状面

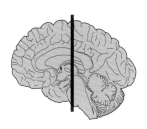

丘脑，后外侧核 **14**　　　丘脑，腹后内侧核 **15**　　　**1** 第三脑室

视束 **13**

2 内囊，后肢

3 视辐射

海马 **12**

4 海马，槽

枕颞沟 **11**

5 颞下回

内耳，前庭和半规管 **10**

6 黑质

9
内耳道内的
前庭蜗神经

8
椎动脉

7
脑桥

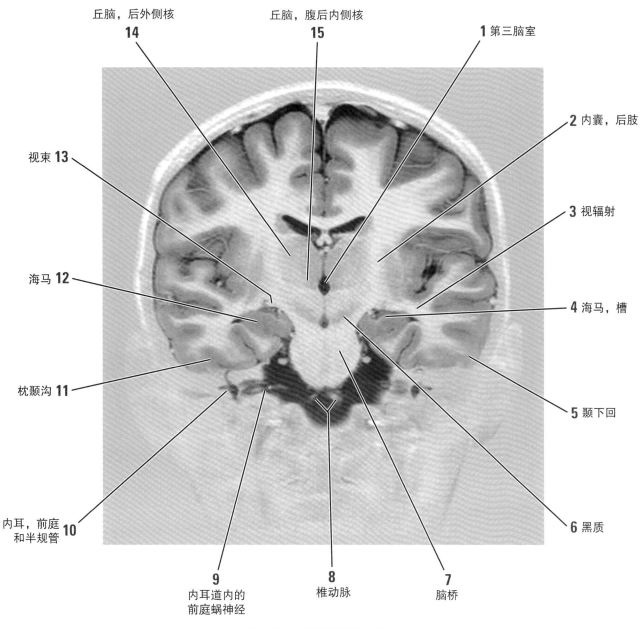

图3-22　经脚间窝后肢MRI

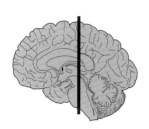

经后连合与血管分布冠状面

见图3-23和图3-24。

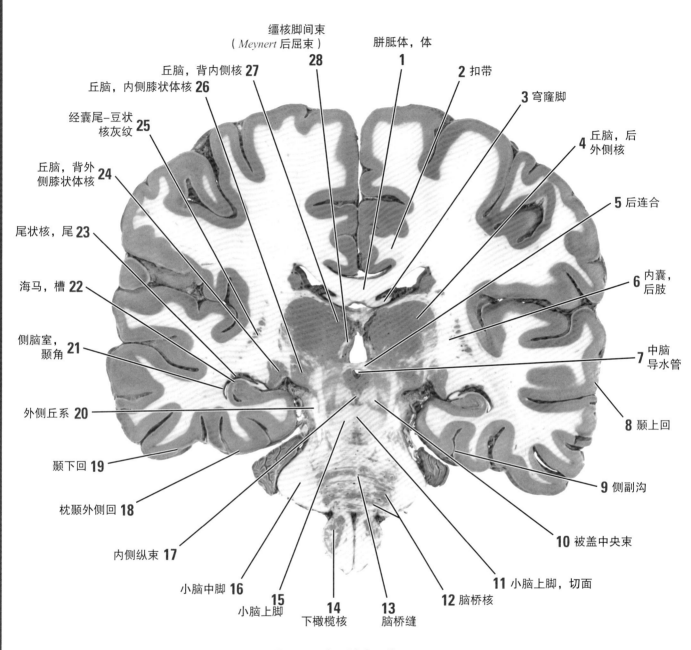

缰核脚间束
（*Meynert* 后屈束）
28

胼胝体，体
1

2 扣带

3 穹窿脚

丘脑，背内侧核 **27**

丘脑，内侧膝状体核 **26**

经囊尾-豆状
核灰纹 **25**

丘脑，背外
侧膝状体核 **24**

尾状核，尾 **23**

海马，槽 **22**

侧脑室，
颞角 **21**

外侧丘系 **20**

颞下回 **19**

枕颞外侧回 **18**

内侧纵束 **17**

小脑中脚 **16**

小脑上脚 **15**

下橄榄核 **14**

脑桥缝 **13**

脑桥核 **12**

小脑上脚，切面 **11**

被盖中央束 **10**

侧副沟 **9**

颞上回 **8**

中脑
导水管 **7**

内囊，
后肢 **6**

后连合 **5**

丘脑，后
外侧核 **4**

图3-23　经后连合冠状面

Caudate nucleus, tail **23**
Central tegmental tract **10**
Cerebral aqueduct (aqueduct of *Sylvius*) **7**
Cingulum **2**
Collateral sulcus **9**
Corpus callosum, body **1**
Habenulo-interpeduncular tract (fasciculus retroflexus of *Meynert*) **28**
Hippocampus, alveus **22**
Inferior olivary nucleus **14**

Inferior temporal gyrus **19**
Internal capsule, posterior limb **6**
Lateral lemniscus **20**
Lateral occipitotemporal (fusiform) gyrus **18**
Lateral ventricle, temporal (inferior) horn **21**
Medial longitudinal fasciculus **17**
Middle cerebellar peduncle (brachium pontis) **16**
Pontine nuclei **12**
Posterior commissure **5**
Raphé of pons **13**

Superior cerebellar peduncle (brachium conjunctivum) **15**
Superior cerebellar peduncle, decussation **11**
Superior temporal gyrus **8**
Thalamus, dorsomedial nucleus (DM) **27**
Thalamus, lateral geniculate nucleus (LGN) (lateral geniculate body) **24**
Thalamus, lateroposterior nucleus (LP) **4**
Thalamus, medial geniculate nucleus (MG) (medial geniculate body) **26**
Transcapsular caudatolenticular gray striae **25**

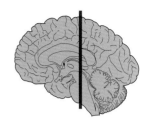

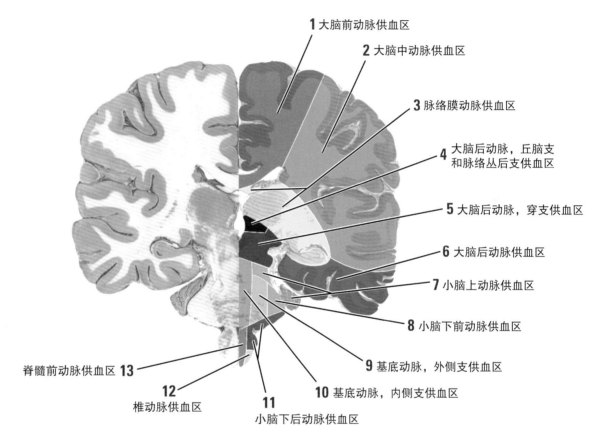

1 大脑前动脉供血区

2 大脑中动脉供血区

3 脉络膜动脉供血区

4 大脑后动脉，丘脑支和脉络丛后支供血区

5 大脑后动脉，穿支供血区

6 大脑后动脉供血区

7 小脑上动脉供血区

8 小脑下前动脉供血区

9 基底动脉，外侧支供血区

10 基底动脉，内侧支供血区

11 小脑下后动脉供血区

12 椎动脉供血区

13 脊髓前动脉供血区

图3-24 经后连合血管分布

Anterior cerebral artery territory **1**
Anterior inferior cerebellar artery territory **8**
Anterior spinal artery territory **13**
Basilar artery, lateral branches territory **9**
Basilar artery, medial branches territory **10**
Choroidal arteries territory **3**

Middle cerebral artery territory **2**
Posterior cerebral artery, collicular and posterior
  choroidal branches territory **4**
Posterior cerebral artery, perforating branches
  territory **5**

Posterior cerebral artery territory **6**
Posterior inferior cerebellar artery territory **11**
Superior cerebellar artery territory **7**
Vertebral artery territory **12**

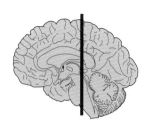

经上丘连合与MRI冠状面

见图3-25和图3-26。

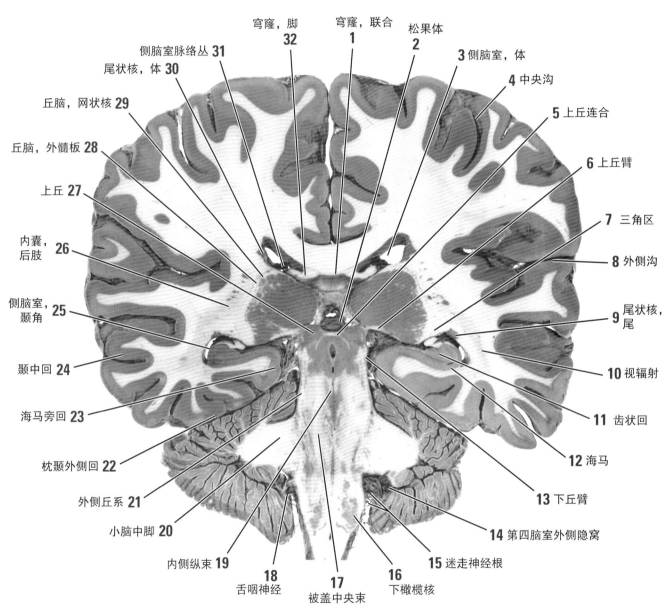

穹窿，脚 **32**
穹窿，联合 **1**
松果体 **2**
侧脑室脉络丛 **31**
尾状核，体 **30**
丘脑，网状核 **29**
丘脑，外髓板 **28**
上丘 **27**
内囊，后肢 **26**
侧脑室，颞角 **25**
颞中回 **24**
海马旁回 **23**
枕颞外侧回 **22**
外侧丘系 **21**
小脑中脚 **20**
内侧纵束 **19**
舌咽神经 **18**
被盖中央束 **17**
下橄榄核 **16**
迷走神经根 **15**
第四脑室外侧隐窝 **14**
下丘臂 **13**
海马 **12**
齿状回 **11**
视辐射 **10**
尾状核，尾 **9**
外侧沟 **8**
三角区 **7**
上丘臂 **6**
上丘连合 **5**
中央沟 **4**
侧脑室，体 **3**

图3-25　经上丘连合冠状面

Caudate nucleus, tail **9**
Caudate nucleus, body **30**
Central sulcus (fissure of *Rolando*) **4**
Central tegmental fasciculus **17**
Choroid plexus of lateral ventricle **31**
Commissure of superior colliculi **5**
Dentate gyrus **11**
Fornix, commissure **1**
Fornix, crus **32**
Glossopharyngeal nerve (CN IX) **18**
Hippocampus **12**

Inferior colliculus, brachium **13**
Inferior olivary nucleus **16**
Internal capsule, posterior limb **26**
Lateral lemniscus **21**
Lateral occipitotemporal (fusiform) gyrus **22**
Lateral recess of fourth ventricle (IV) **14**
Lateral sulcus (*Sylvian* fissure) **8**
Lateral ventricle, body **3**
Lateral ventricle, temporal (inferior) horn **25**
Medial longitudinal fasciculus **19**
Middle cerebellar peduncle (brachium pontis) **20**

Middle temporal gyrus **24**
Optic radiation **10**
Parahippocampal gyrus **23**
Pineal gland **2**
Superior colliculus **27**
Superior colliculus, brachium **6**
Thalamus, external medullary lamina **28**
Thalamus, reticular nucleus **29**
Triangular area **7**
Vagus nerve, rootlets (CN X) **15**

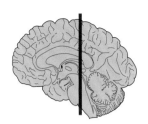

尾状核，体 **13**　　大脑内静脉 **14**　　穹窿，脚 **1**　　**2** 丘脑，枕

下丘 **12**

3 尾状核，尾

侧脑室，颞角 **11**

4 海马

海马旁回 **10**

5 小脑半球

小脑中脚 **9**　　**8**　　**7**　　**6** 松果体
椎动脉　　延髓

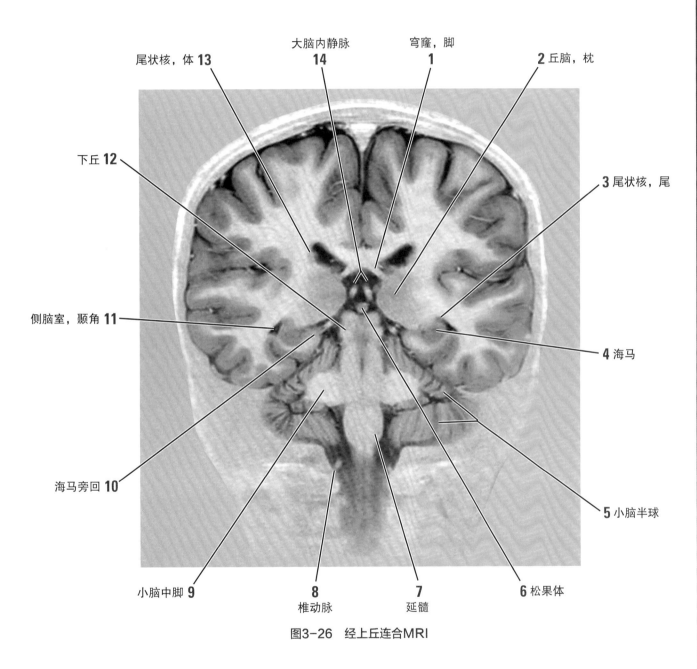

图3-26　经上丘连合MRI

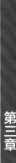

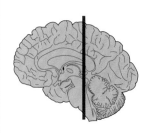

经四叠体与血管分布冠状面

见图3-27和图3-28。

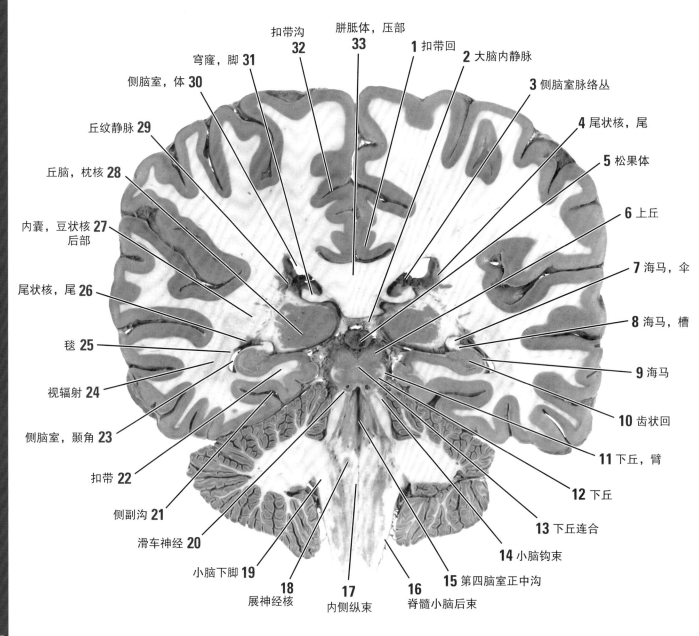

扣带沟 **32**
胼胝体，压部 **33**
1 扣带回
2 大脑内静脉
穹窿，脚 **31**
侧脑室，体 **30**
3 侧脑室脉络丛
丘纹静脉 **29**
4 尾状核，尾
5 松果体
丘脑，枕核 **28**
6 上丘
内囊，豆状核后部 **27**
7 海马，伞
8 海马，槽
尾状核，尾 **26**
9 海马
毯 **25**
10 齿状回
视辐射 **24**
11 下丘，臂
侧脑室，颞角 **23**
12 下丘
扣带 **22**
13 下丘连合
侧副沟 **21**
14 小脑钩束
滑车神经 **20**
15 第四脑室正中沟
小脑下脚 **19**
18 展神经核
17 内侧纵束
16 脊髓小脑后束

图3-27　经四叠体冠状面

Abducent nucleus (CN VI) **18**
Caudate nucleus, tail **4, 26**
Choroid plexus of lateral ventricle **3**
Cingulate gyrus **1**
Cingulate sulcus **32**
Cingulum **22**
Collateral sulcus **21**
Commissure of inferior colliculi **13**
Corpus callosum, splenium **33**
Dentate gyrus **10**
Fornix, crus **31**

Hippocampus **9**
Hippocampus, alveus **8**
Hippocampus, fimbria **7**
Inferior cerebellar peduncle (restiform body) **19**
Inferior colliculus **12**
Inferior colliculus, brachium **11**
Internal capsule, retrolenticular part **27**
Internal cerebral vein **2**
Lateral ventricle, body **30**
Lateral ventricle, temporal (inferior) horn **23**
Medial longitudinal fasciculus **17**

Median sulcus of fourth ventricle (IV) **15**
Optic radiation **24**
Pineal gland **5**
Posterior (dorsal) spinocerebellar tract **16**
Superior colliculus **6**
Tapetum **25**
Thalamostriate vein **29**
Thalamus, pulvinar (Pul) **28**
Trochlear nerve (IV) **20**
Uncinate fasciculus of cerebellum **14**

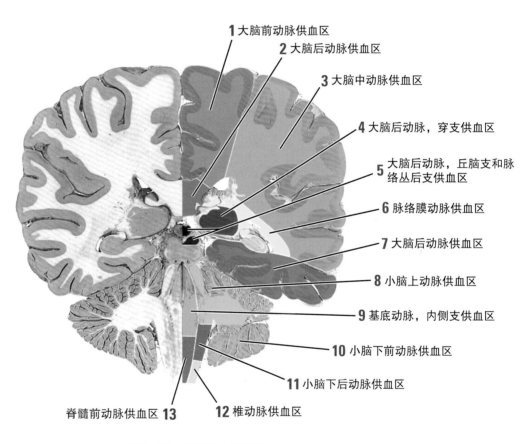

1 大脑前动脉供血区
2 大脑后动脉供血区
3 大脑中动脉供血区
4 大脑后动脉，穿支供血区
5 大脑后动脉，丘脑支和脉络丛后支供血区
6 脉络膜动脉供血区
7 大脑后动脉供血区
8 小脑上动脉供血区
9 基底动脉，内侧支供血区
10 小脑下前动脉供血区
11 小脑下后动脉供血区
12 椎动脉供血区
13 脊髓前动脉供血区

图3-28 经四叠体血管分布

Anterior cerebral artery territory 1
Anterior inferior cerebellar artery territory 10
Anterior spinal artery territory 13
Basilar artery, medial branches territory 9
Choroidal arteries territory 6

Middle cerebral artery territory 3
Posterior cerebral artery, collicular and posterior choroidal branches territory 5
Posterior cerebral artery, perforating branches territory 4

Posterior cerebral artery territory 2, 7
Posterior inferior cerebellar artery territory 11
Superior cerebellar artery territory 8
Vertebral artery territory 12

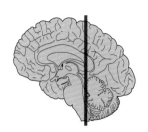

经第四脑室与MRI冠状面

见图3-29和图3-30。

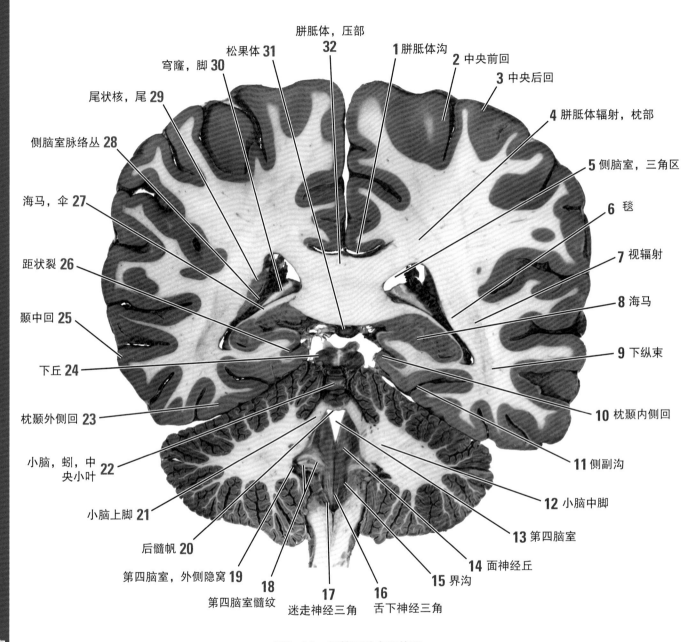

胼胝体，压部 **32**
松果体 **31**
穹窿，脚 **30**
尾状核，尾 **29**
侧脑室脉络丛 **28**
海马，伞 **27**
距状裂 **26**
颞中回 **25**
下丘 **24**
枕颞外侧回 **23**
小脑，蚓，中央小叶 **22**
小脑上脚 **21**
后髓帆 **20**
第四脑室，外侧隐窝 **19**
第四脑室髓纹 **18**

1 胼胝体沟
2 中央前回
3 中央后回
4 胼胝体辐射，枕部
5 侧脑室，三角区
6 毯
7 视辐射
8 海马
9 下纵束
10 枕颞内侧回
11 侧副沟
12 小脑中脚
13 第四脑室
14 面神经丘
15 界沟
16 舌下神经三角
17 迷走神经三角

图3-29　经第四脑室冠状面

Calcarine fissure **26**
Callosal sulcus **1**
Caudate nucleus, tail **29**
Cerebellum, vermis, central lobule **22**
Choroid plexus of lateral ventricle **28**
Collateral sulcus **11**
Corpus callosum, forceps major **4**
Corpus callosum, splenium **32**
Facial colliculus **14**
Fornix, crus **30**
Fourth ventricle (IV) **13**

Fourth ventricle (IV), lateral recess **19**
Hippocampus **8**
Hippocampus, fimbria **27**
Hypoglossal (CN XII) trigone **16**
Inferior colliculus **24**
Inferior longitudinal fasciculus **9**
Lateral occipitotemporal (fusiform) gyrus **23**
Lateral ventricle, trigone (atrium) **5**
Medial occipitotemporal (lingual) gyrus **10**
Medullary striae of fourth ventricle (IV) **18**
Middle cerebellar peduncle (brachium pontis) **12**

Middle temporal gyrus **25**
Optic radiation **7**
Pineal gland **31**
Postcentral gyrus **3**
Precentral gyrus **2**
Sulcus limitans **15**
Superior cerebellar peduncle (brachium conjunctivum) **21**
Superior medullary velum **20**
Tapetum **6**
Vagal (CN X) trigone **17**

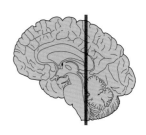

胼胝体 **17**　胼胝体辐射，枕部 **1**

胼胝体，压部 **16**

穹窿，脚 **15**

海马 **14**

侧脑室，颞角 **13**

枕颞外侧回 **12**

小脑，蚓，山坡 **11**

3 四叠体池

2 侧脑室，三角区

4 海马

5 枕颞内侧回

6 侧副沟

7 小脑中脚

10　**9**　**8**
延髓　脊髓　第四脑室

图3-30　经第四脑室MRI

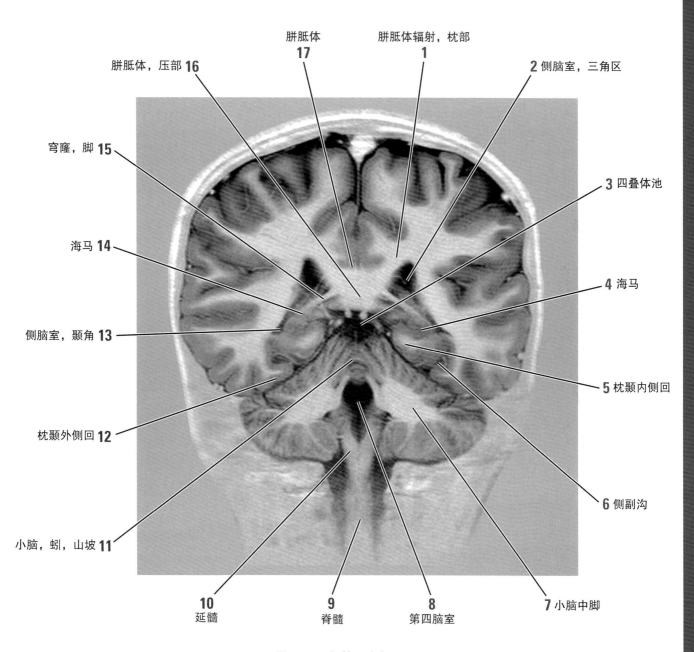

Calcarine fissure **13**
Callosal sulcus **17**
Cerebellum, vermis, declive **11**
Collateral sulcus **6**
Corpus callosum, forceps major **1**
Corpus callosum, splenium **16**

Fornix, crus **15**
Fourth ventricle (IV) **8**
Hippocampus **4, 14**
Lateral occipitotemporal (fusiform) gyrus **12**
Lateral ventricle, trigone (atrium) **2**
Medial occipitotemporal (lingual) gyrus **5**

Medulla oblongata **10**
Middle cerebellar peduncle (brachium pontis) **7**
Quadrigeminal cistern **3**
Spinal cord **9**

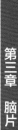

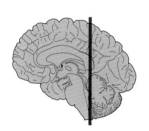

经海马后部与血管分布冠状面

见图3-31和图3-32。

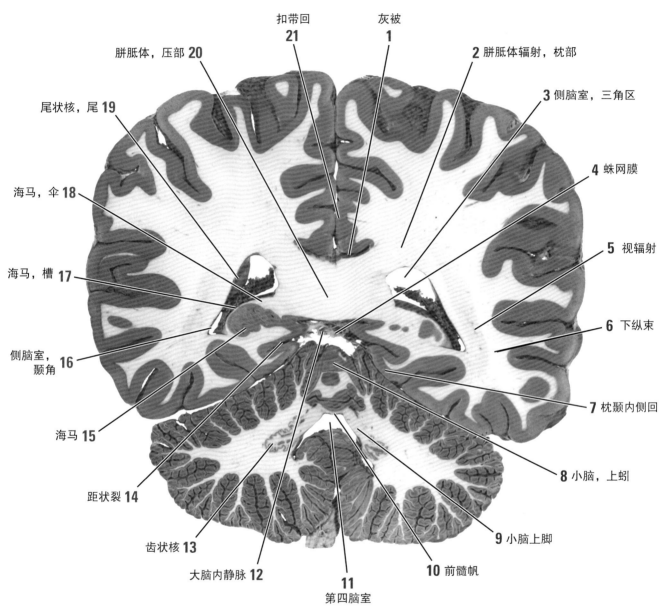

图3-31　经海马后部冠状面

Arachnoid membrane **4**
Calcarine fissure **14**
Caudate nucleus, tail **19**
Cerebellum, anterior vermis **8**
Cingulate gyrus **21**
Corpus callosum, forceps major **2**
Corpus callosum, splenium **20**
Dentate nucleus **13**

Fourth ventricle (IV) **11**
Hippocampus **15**
Hippocampus, alveus **17**
Hippocampus, fimbria **18**
Indusium griseum **1**
Inferior longitudinal fasciculus **6**
Internal cerebral vein **12**
Lateral ventricle, temporal (inferior) horn **16**

Lateral ventricle, trigone (atrium) **3**
Medial occipitotemporal (lingual) gyrus **7**
Optic radiation **5**
Superior cerebellar peduncle (brachium conjunctivum) **9**
Superior medullary velum **10**

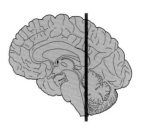

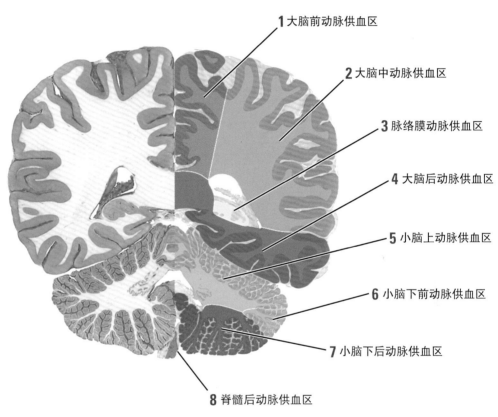

1 大脑前动脉供血区

2 大脑中动脉供血区

3 脉络膜动脉供血区

4 大脑后动脉供血区

5 小脑上动脉供血区

6 小脑下前动脉供血区

7 小脑下后动脉供血区

8 脊髓后动脉供血区

图3-32　经海马后部血管分布

Anterior cerebral artery territory 1　　　　Middle cerebral artery territory 2　　　　Posterior spinal artery territory 8
Anterior inferior cerebellar artery territory 6　　Posterior cerebral artery territory 4　　　Superior cerebellar artery territory 5
Choroidal arteries territory 3　　　　　Posterior inferior cerebellar artery territory 7

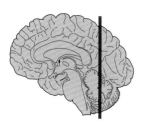

经侧脑室后脚与MRI冠状面

见图3-33和图3-34。

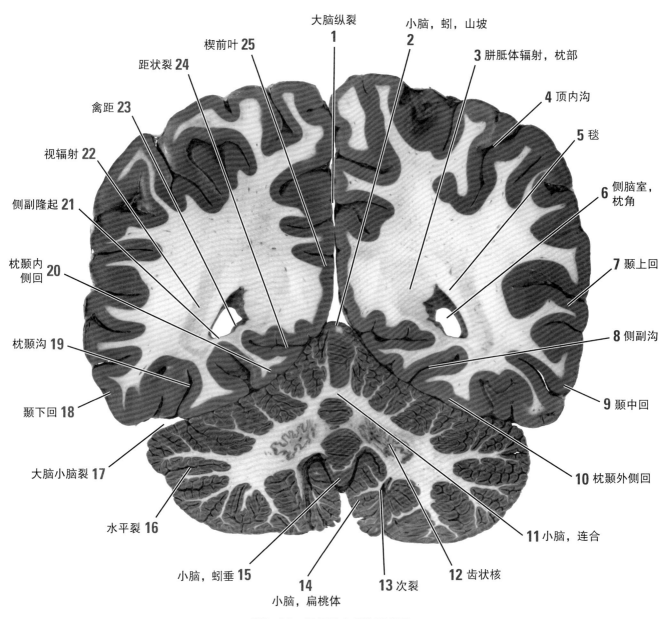

大脑纵裂 **1**
小脑，蚓，山坡 **2**
楔前叶 **25**
距状裂 **24**
禽距 **23**
视辐射 **22**
侧副隆起 **21**
枕颞内侧回 **20**
枕颞沟 **19**
颞下回 **18**
大脑小脑裂 **17**
水平裂 **16**
小脑，蚓垂 **15**
小脑，扁桃体 **14**
次裂 **13**
齿状核 **12**
小脑，连合 **11**
枕颞外侧回 **10**
颞中回 **9**
侧副沟 **8**
颞上回 **7**
6 侧脑室，枕角
5 毯
4 顶内沟
3 胼胝体辐射，枕部

图3-33　经侧脑室后脚冠状面

Calcar avis (calcarine spur) 23
Calcarine fissure 24
Cerebellum, commissure 11
Cerebellum, tonsil 14
Cerebellum, vermis, declive 2
Cerebellum, vermis, uvula 15
Cerebrocerebellar fissure (transverse cerebral fissure) 17
Collateral eminence 21

Collateral sulcus 8
Corpus callosum, forceps major 3
Dentate nucleus 12
Horizontal fissure 16
Inferior temporal gyrus 18
Intraparietal sulcus 4
Lateral occipitotemporal gyrus 10
Lateral ventricle, occipital (posterior) horn 6
Longitudinal cerebral (interhemispheric) fissure 1

Medial occipitotemporal (lingual) gyrus 20
Middle temporal gyrus 9
Occipitotemporal sulcus 19
Optic radiation 22
Precuneus 25
Secondary fissure 13
Superior temporal gyrus 7
Tapetum 5

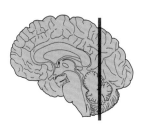

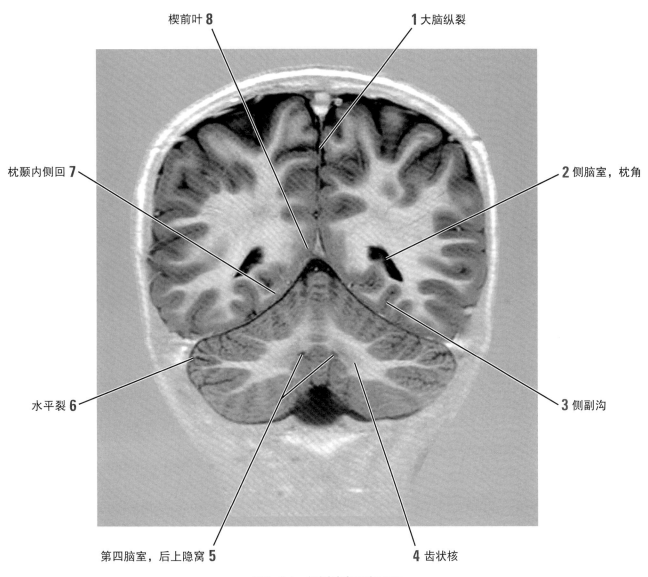

楔前叶 **8**　　　　　　　　　　　**1** 大脑纵裂

枕颞内侧回 **7**　　　　　　　　　　　**2** 侧脑室，枕角

水平裂 **6**　　　　　　　　　　　　**3** 侧副沟

第四脑室，后上隐窝 **5**　　　　　　　　　　　**4** 齿状核

图3-34　经侧脑室后脚MRI

Collateral sulcus **3**　　　　　Horizontal fissure **6**　　　　　Medial occipitotemporal (lingual) gyrus **7**
Dentate nucleus **4**　　　　　Lateral ventricle, occipital (posterior) horn **2**　　　　　Precuneus **8**
Fourth ventricle (IV), posterior superior recesses **5**　　　　　Longitudinal cerebral (interhemispheric) fissure **1**

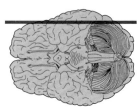

二、矢状面

经颞上回、颞中回、颞下回与血管分布矢状面

见图3-35和图3-36。

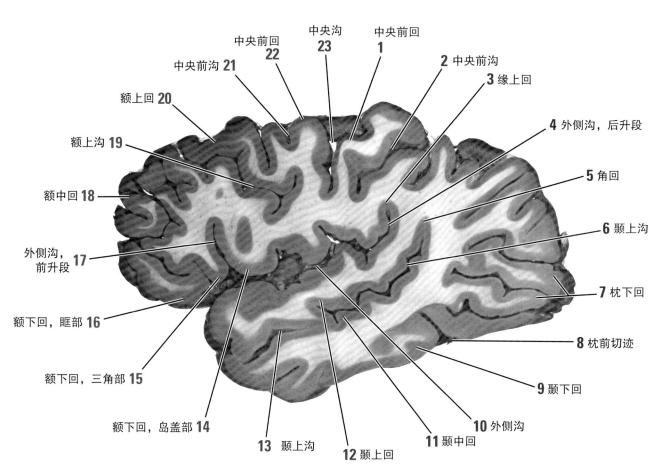

中央前回 22
中央沟 23
中央前回 1
中央前沟 21
2 中央前沟
额上回 20
3 缘上回
额上沟 19
4 外侧沟，后升段
额中回 18
5 角回
6 颞上沟
外侧沟，前升段 17
7 枕下回
额下回，眶部 16
8 枕前切迹
额下回，三角部 15
9 颞下回
10 外侧沟
额下回，岛盖部 14
11 颞中回
13 颞上沟
12 颞上回

图3-35　经颞上回、颞中回、颞下回矢状面

Angular gyrus **5**
Central sulcus (fissure of *Rolando*) **23**
Inferior frontal gyrus, orbital part **16**
Inferior frontal gyrus, opercular part **14**
Inferior frontal gyrus, triangular part **15**
Inferior temporal gyrus **9**
Lateral sulcus (*Sylvian* fissure) **10**
Lateral sulcus (*Sylvian* fissure), anterior ascending
　limb (ramus) **17**

Lateral sulcus (*Sylvian* fissure), posterior ascending
　limb (ramus) **4**
Middle frontal gyrus **18**
Middle temporal gyrus **11**
Occipital gyri **7**
Postcentral gyrus **1**
Postcentral sulcus **2**
Precentral gyrus **22**

Precentral sulcus **21**
Preoccipital notch **8**
Superior frontal gyrus **20**
Superior frontal sulcus **19**
Superior temporal gyrus **12**
Superior temporal sulcus **6, 13**
Supramarginal gyrus **3**

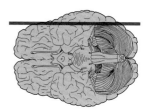

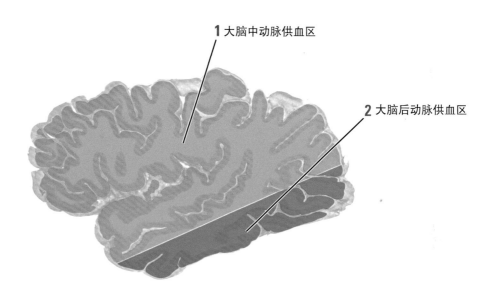

1 大脑中动脉供血区

2 大脑后动脉供血区

图3-36　经颞上回、颞中回、颞下回血管分布

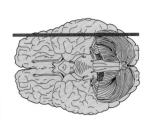

经岛叶与MRI矢状面

见图3-37和图3-38。

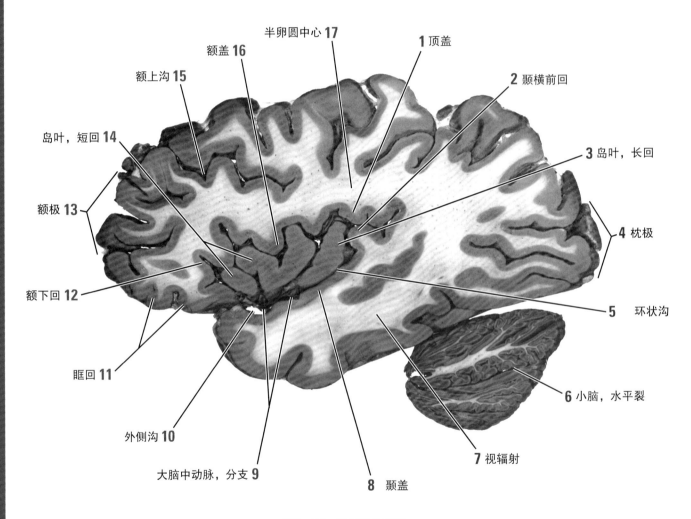

半卵圆中心 17

额盖 16

额上沟 15

1 顶盖

2 颞横前回

岛叶，短回 14

3 岛叶，长回

额极 13

4 枕极

额下回 12

5 环状沟

眶回 11

6 小脑，水平裂

外侧沟 10

7 视辐射

大脑中动脉，分支 9

8 颞盖

图3-37 经岛叶矢状面

Anterior transverse temporal gyrus 2
Centrum semiovale 17
Cerebellum, horizontal fissure 6
Circular sulcus 5
Frontal operculum 16
Frontal pole 13

Inferior frontal gyrus 12
Insula, long gyrus 3
Insula, short gyri 14
Lateral sulcus (*Sylvian* fissure) 10
Middle cerebral artery, branches 9
Occipital pole 4

Optic radiation 7
Orbital gyri 11
Parietal operculum 1
Superior frontal sulcus 15
Temporal operculum 8

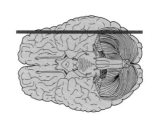

10 额盖　　　　　　　　1 中央沟　　　　　　　2 顶盖

3 颞横回

岛叶，短回 9

4 岛叶，长回

眶回 8

外侧沟 7　　　　　　6 枕颞沟　　　　　　5 颞下回

图3-38　经岛叶MRI

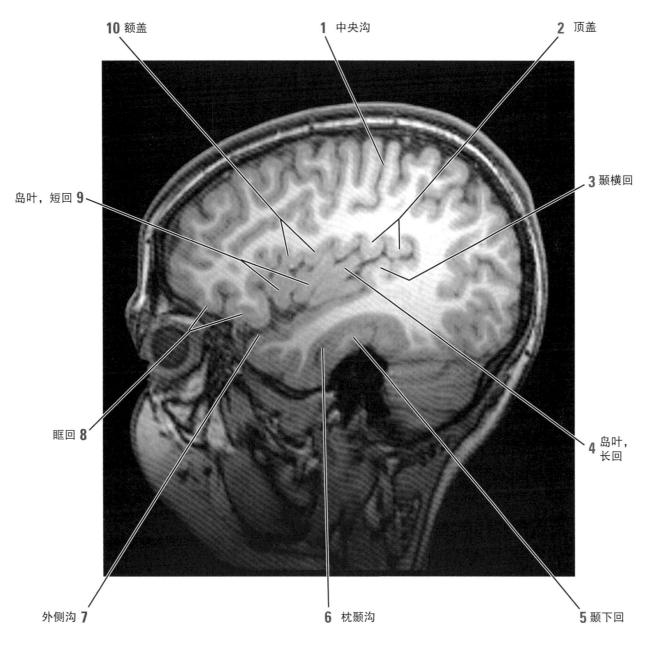

Central sulcus **1**　　　　Insula, short gyri **9**　　　　Parietal operculum **2**
Frontal operculum **10**　　Lateral sulcus (*Sylvian* fissure) **7**　　Transverse gyrus (*Heschl's* gyrus) **3**
Inferior temporal gyrus **5**　Occipitotemporal sulcus **6**
Insula, long gyrus **4**　　　Orbital gyri **8**

第三章　脑片

91

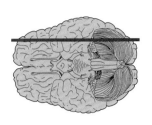

经屏状核和壳核外侧与血管分布矢状面

见图3-39和图3-40。

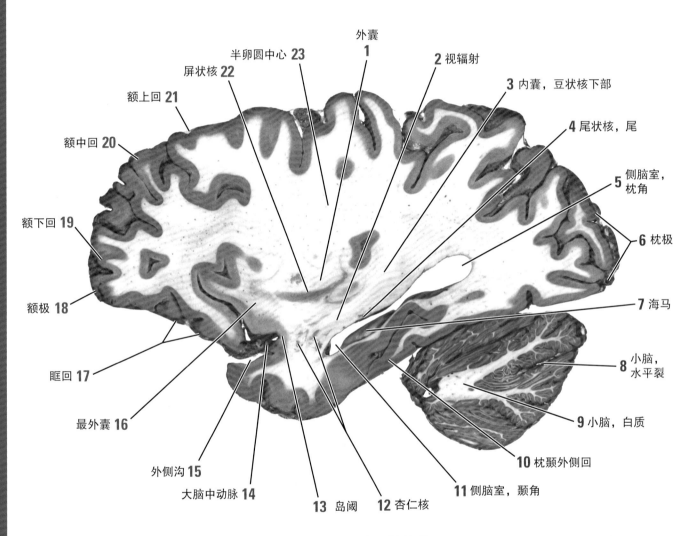

图3-39　经屏状核和壳核外侧矢状面

Amygdala **12**
Caudate nucleus, tail **4**
Centrum semiovale **23**
Cerebellum, horizontal fissure **8**
Cerebellum, white matter **9**
Claustrum **22**
External capsule **1**
Extreme capsule **16**

Frontal pole **18**
Hippocampus **7**
Inferior frontal gyrus **19**
Internal capsule, sublenticular limb (acoustic radiation) **3**
Lateral occipitotemporal gyrus **10**
Lateral sulcus (*Sylvian* fissure) **15**
Lateral ventricle, occipital (posterior) horn **5**

Lateral ventricle, temporal (inferior) horn **11**
Limen of insula (stem of temporal lobe) **13**
Middle cerebral artery **14**
Middle frontal gyrus **20**
Occipital lobe **6**
Optic radiation **2**
Orbital gyri **17**
Superior frontal gyrus **21**

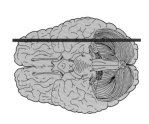

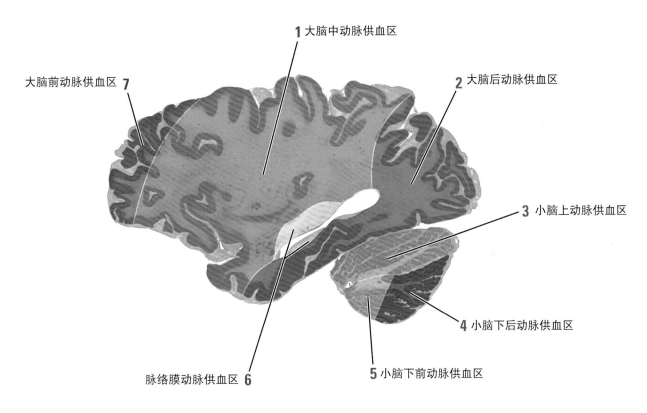

7 大脑前动脉供血区

1 大脑中动脉供血区

2 大脑后动脉供血区

3 小脑上动脉供血区

4 小脑下后动脉供血区

5 小脑下前动脉供血区

6 脉络膜动脉供血区

图3-40 经屏状核和壳核外侧血管分布

Anterior cerebral artery territory **7**
Anterior inferior cerebellar artery territory **5**
Choroidal arteries territory **6**

Middle cerebral artery territory **1**
Posterior cerebral artery territory **2**

Posterior inferior cerebellar artery territory **4**
Superior cerebellar artery territory **3**

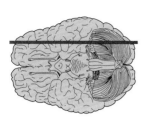

经壳核外侧与MRI矢状面

见图3-41和图3-42。

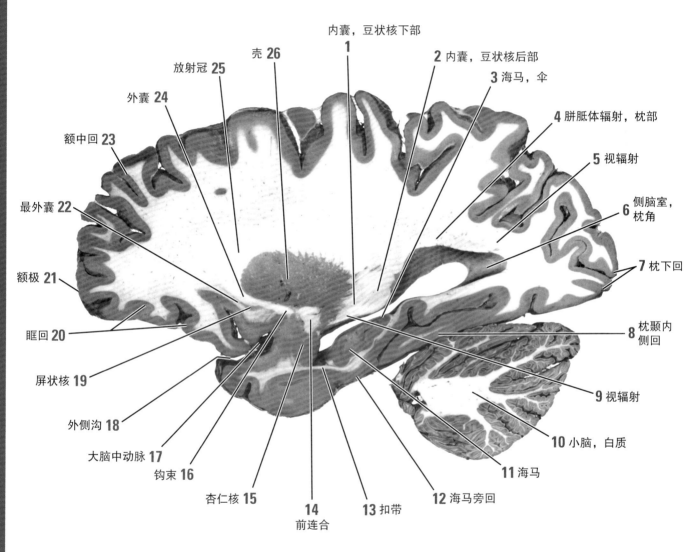

内囊，豆状核下部 **1**
壳 **26**
放射冠 **25**
外囊 **24**
额中回 **23**
最外囊 **22**
额极 **21**
眶回 **20**
屏状核 **19**
外侧沟 **18**
大脑中动脉 **17**
钩束 **16**
杏仁核 **15**
14 前连合
13 扣带
2 内囊，豆状核后部
3 海马，伞
4 胼胝体辐射，枕部
5 视辐射
6 侧脑室，枕角
7 枕下回
8 枕颞内侧回
9 视辐射
10 小脑，白质
11 海马
12 海马旁回

图3-41 经壳核外侧矢状面

Amygdala **15**
Anterior commissure **14**
Cerebellum, white matter **10**
Cingulum **13**
Claustrum **19**
Corona radiata **25**
Corpus callosum, forceps major **4**
External capsule **24**
Extreme capsule **22**
Frontal pole **21**

Hippocampus **11**
Hippocampus, fimbria **3**
Internal capsule, retrolenticular part **2**
Internal capsule, sublenticular limb (acoustic radiation) **1**
Lateral sulcus (*Sylvian* fissure) **18**
Lateral ventricle, occipital (posterior) horn **6**
Medial occipitotemporal (lingual) gyrus **8**
Middle cerebral artery **17**
Middle frontal gyrus **23**

Occipital gyri **7**
Optic radiation **5, 9**
Orbital gyri **20**
Parahippocampal gyrus **12**
Putamen **26**
Uncinate fasciculus **16**

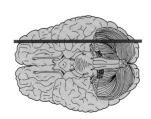

壳 11　　　放射冠 12　　　苍白球，外侧部 1　　　视束和丘脑，背外侧膝状体核 2

外囊 10

最外囊 9

侧脑室，枕角 3

海马，槽 4

海马 5

屏状核 8　　　杏仁核 7　　　海马旁回 6

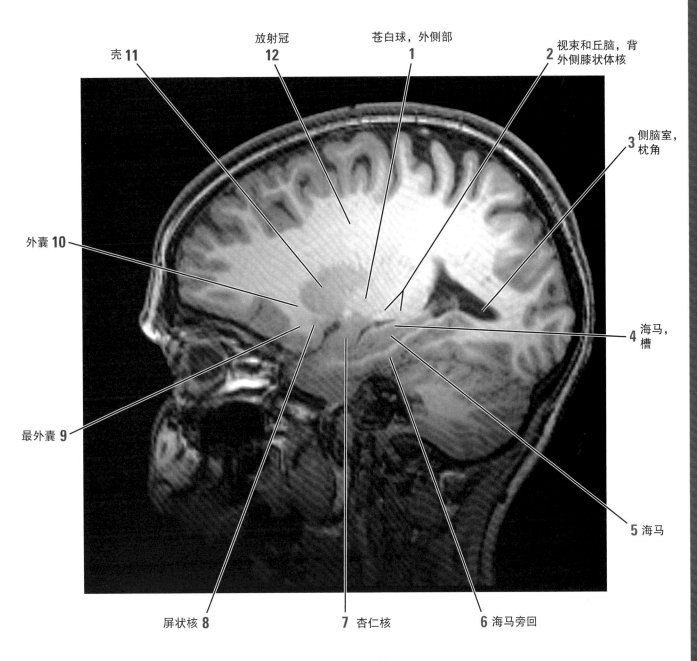

图3-42　经壳核外侧MRI

Amygdala 7
Claustrum 8
Corona radiata 12
External capsule 10

Extreme capsule 9
Globus pallidus, external (lateral) segment (GPe) 1
Hippocampus 5
Hippocampus, alveus 4

Lateral ventricle, occipital (posterior) horn 3
Optic Tract and thalamus, dLGN 2
Parahippocampal gyrus 6
Putamen 11

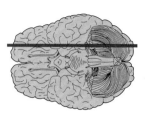

经视束终端与MRI矢状面

见图3-43和图3-44。

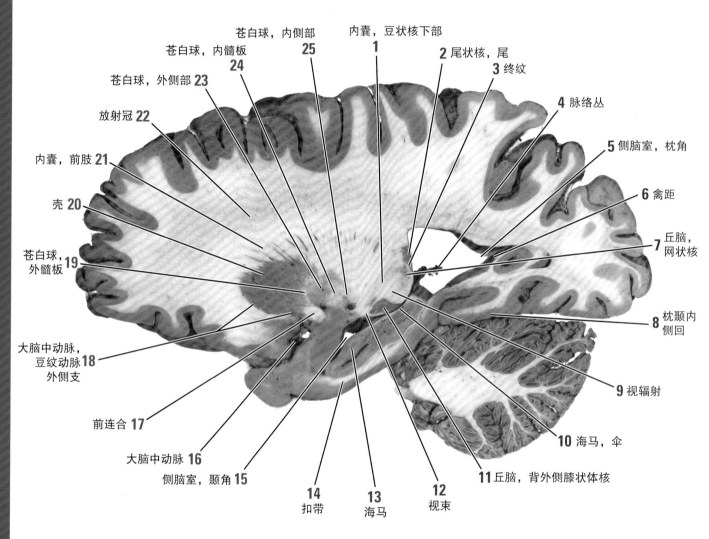

苍白球，内侧部 **25**
内囊，豆状核下部 **1**
苍白球，内髓板 **24**
苍白球，外侧部 **23**
2 尾状核，尾
3 终纹
放射冠 **22**
4 脉络丛
内囊，前肢 **21**
5 侧脑室，枕角
壳 **20**
6 禽距
苍白球，外髓板 **19**
7 丘脑，网状核
8 枕颞内侧回
大脑中动脉，豆纹动脉外侧支 **18**
9 视辐射
前连合 **17**
10 海马，伞
大脑中动脉 **16**
11 丘脑，背外侧膝状体核
侧脑室，颞角 **15**
14 扣带
13 海马
12 视束

图3-43 经视束终端矢状面

Anterior commissure **17**
Calcar avis (calcarine spur) **6**
Caudate nucleus, tail **2**
Choroid plexus **4**
Cingulum **14**
Corona radiata **22**
Globus pallidus, external (lateral) segment (GPe) **23**
Globus pallidus, internal (medial) segment (GPi) **25**
Globus pallidus, lateral medullary lamina **19**
Globus pallidus, medial medullary lamina **24**

Hippocampus **13**
Hippocampus, fimbria **10**
Internal capsule, anterior limb **21**
Internal capsule, sublenticular limb (acoustic radiation) **1**
Lateral ventricle, occipital (posterior) horn **5**
Lateral ventricle, temporal (inferior) horn **15**
Medial occipitotemporal (lingual) gyrus **8**
Middle cerebral artery **16**

Middle cerebral artery, lateral lenticulostriate branches [medial lenticulostriate branches originate from the anterior cerebral artery] **18**
Optic radiation **9**
Optic tract **12**
Putamen **20**
Stria terminalis **3**
Thalamus, dorsal lateral geniculate nucleus (dLGN) (lateral geniculate body) **11**
Thalamus, reticular nucleus **7**

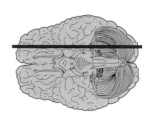

内囊，前肢 **13**　放射冠 **14**　尾状核，尾 **1**　侧脑室，三角区 **2**　**3** 侧脑室，脉络丛

尾状核，头 **12**

4 侧脑室，枕角

壳 **11**

5 距状裂

前连合 **10**

6 枕颞内侧回

钩 **9**　　**8** 侧脑室，颞角　　**7** 海马

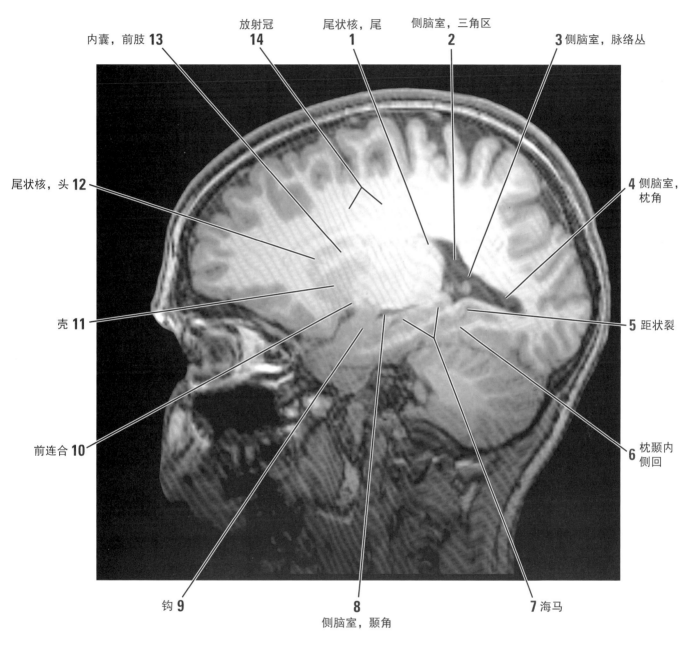

图3-44　经视束终端MRI

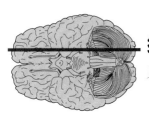

经丘脑枕与血管分布矢状面

见图3-45和图3-46。

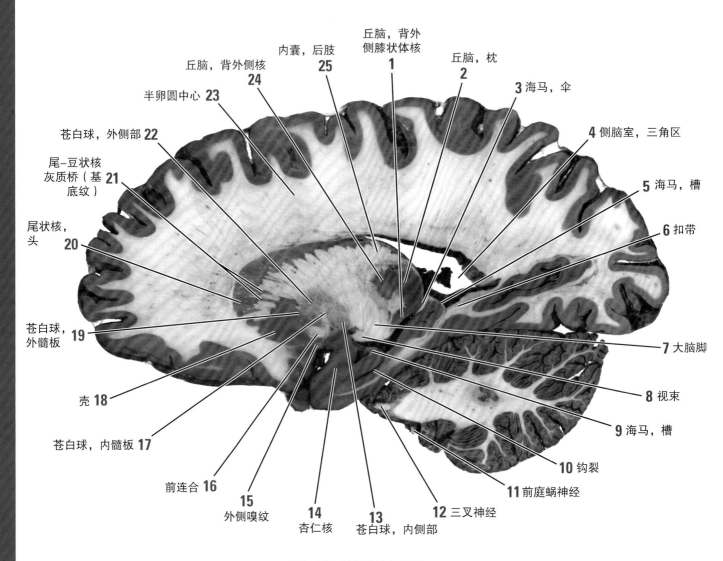

丘脑，背外侧膝状体核 **1**
丘脑，枕 **2**
3 海马，伞
内囊，后肢 **25**
丘脑，背外侧核 **24**
半卵圆中心 **23**
苍白球，外侧部 **22**
尾-豆状核灰质桥（基底纹）**21**
尾状核，头 **20**
苍白球，外髓板 **19**
壳 **18**
苍白球，内髓板 **17**
前连合 **16**
15 外侧嗅纹
14 杏仁核
13 苍白球，内侧部
12 三叉神经
11 前庭蜗神经
10 钩裂
9 海马，槽
8 视束
7 大脑脚
6 扣带
5 海马，槽
4 侧脑室，三角区

图3-45 经丘脑枕矢状面

Amygdala **14**
Anterior commissure **16**
Caudate nucleus, head **20**
Caudatolenticular gray bridges **21**
Centrum semiovale **23**
Cerebral peduncle **7**
Cingulum **6**
Globus pallidus, external (lateral) segment (GPe) **22**
Globus pallidus, internal (medial) segment (GPi) **13**

Globus pallidus, lateral medullary lamina **19**
Globus pallidus, medial medullary lamina **17**
Hippocampus, alveus **5, 9**
Hippocampus, fimbria **3**
Internal capsule, posterior limb **25**
Lateral olfactory stria **15**
Lateral ventricle, trigone (atrium) **4**
Optic tract **8**
Putamen **18**

Thalamus, dorsal lateral geniculate nucleus (dLGN) (lateral geniculate body) **1**
Thalamus, lateroposterior nucleus (LP) **24**
Thalamus, pulvinar (Pul) **2**
Trigeminal nerve (CN V) **12**
Uncal fissure **10**
Vestibulocochlear nerve (CN VIII) **11**

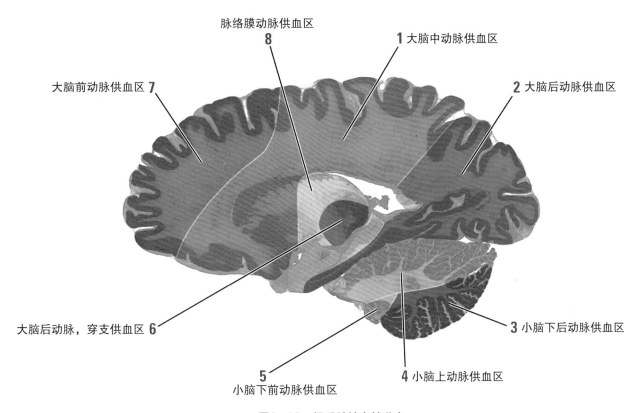

脉络膜动脉供血区
8

1 大脑中动脉供血区

大脑前动脉供血区 **7**

2 大脑后动脉供血区

3 小脑下后动脉供血区

大脑后动脉，穿支供血区 **6**

5

小脑下前动脉供血区

4 小脑上动脉供血区

图3-46　经丘脑枕血管分布

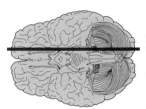

经环池与MRI矢状面

见图3-47和图3-48。

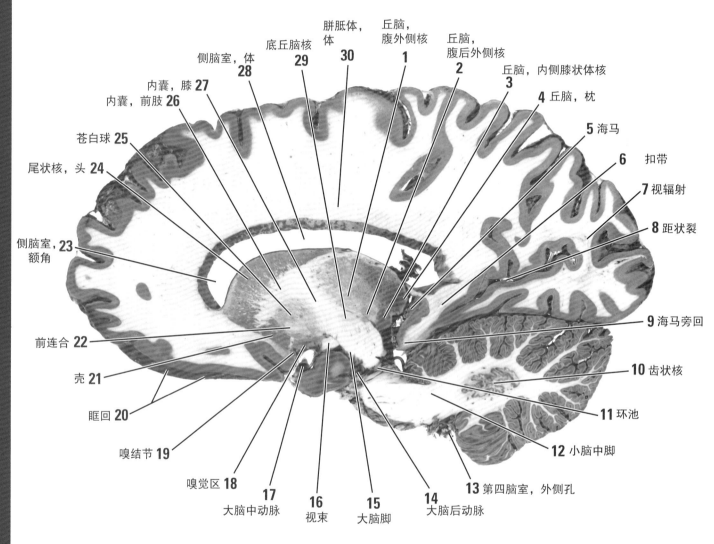

图3-47　经环池矢状面

1	丘脑，腹外侧核
2	丘脑，腹后外侧核
3	丘脑，内侧膝状体核
4	丘脑，枕
5	海马
6	扣带
7	视辐射
8	距状裂
9	海马旁回
10	齿状核
11	环池
12	小脑中脚
13	第四脑室，外侧孔
14	大脑后动脉
15	大脑脚
16	视束
17	大脑中动脉
18	嗅觉区
19	嗅结节
20	眶回
21	壳
22	前连合
23	侧脑室，额角
24	尾状核，头
25	苍白球
26	内囊，前肢
27	内囊，膝
28	侧脑室，体
29	底丘脑核
30	胼胝体，体

Ambient (circum-mesencephalic) cistern 11
Anterior commissure 22
Calcarine fissure 8
Caudate nucleus, head 24
Cerebral peduncle 15
Cingulum 6
Corpus callosum, body 30
Dentate nucleus 10
Fourth ventricle (IV), lateral aperture (foramen of *Luschka*) 13
Globus pallidus 25

Hippocampus 5
Internal capsule, anterior limb 26
Internal capsule, genu 27
Lateral ventricle, body 28
Lateral ventricle, frontal (anterior) horn 23
Middle cerebellar peduncle (brachium pontis) 12
Middle cerebral artery 17
Olfactory area 18
Olfactory tubercle 19
Optic radiation 7
Optic tract 16

Orbital gyri 20
Parahippocampal gyrus 9
Posterior cerebral artery 14
Putamen 21
Subthalamic nucleus 29
Thalamus, medial geniculate nucleus (MG) (medial geniculate body) 3
Thalamus, pulvinar (Pul) 4
Thalamus, ventrolateral nucleus (VL) 1
Thalamus, ventroposterolateral nucleus (VPL) 2

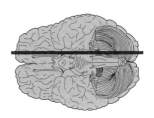

侧脑室，额角 **13**　　内囊，前肢 **14**　　苍白球 **15**　　侧脑室，体 **1**　　**2** 丘脑，枕

尾状核，头 **12**

3 顶枕沟

前连合 **11**

4 丘脑，内侧膝状体核

眶回 **10**

视束 **9**

5 齿状核

环池 **8**

7

6 小脑下后动脉

小脑中脚

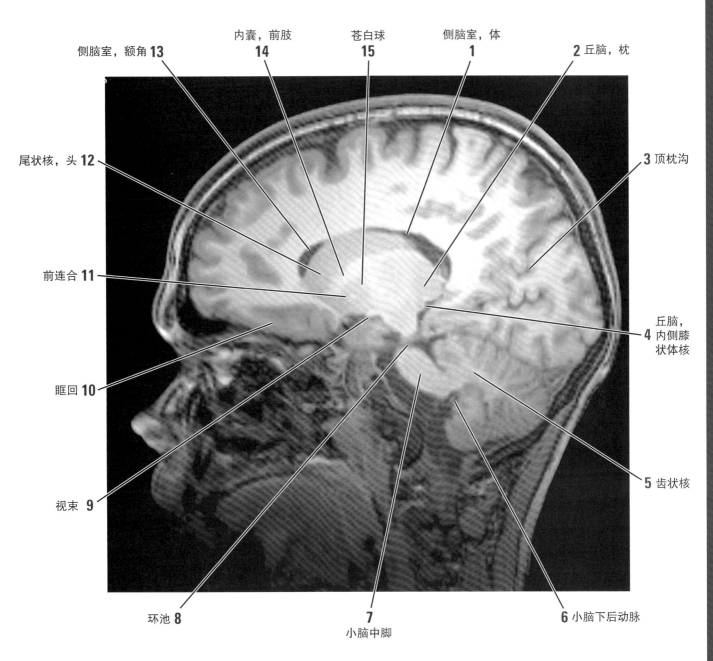

图3-48　经环池MRI

Ambient (circum-mesencephalic) cistern **8**　　Internal capsule, anterior limb **14**　　Orbital gyri **10**
Anterior commissure **11**　　Lateral ventricle, body **1**　　Parieto-occipital sulcus **3**
Caudate nucleus, head **12**　　Lateral ventricle, frontal horn **13**　　Posterior inferior cerebellar artery **6**
Dentate nucleus **5**　　Middle cerebellar peduncle (brachium pontis) **7**　　Thalamus, MG **4**
Globus pallidus **15**　　Optic tract **9**　　Thalamus, pulvinar (Pul) **2**

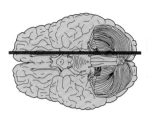

经嗅束与血管分布矢状面

见图3-49和图3-50。

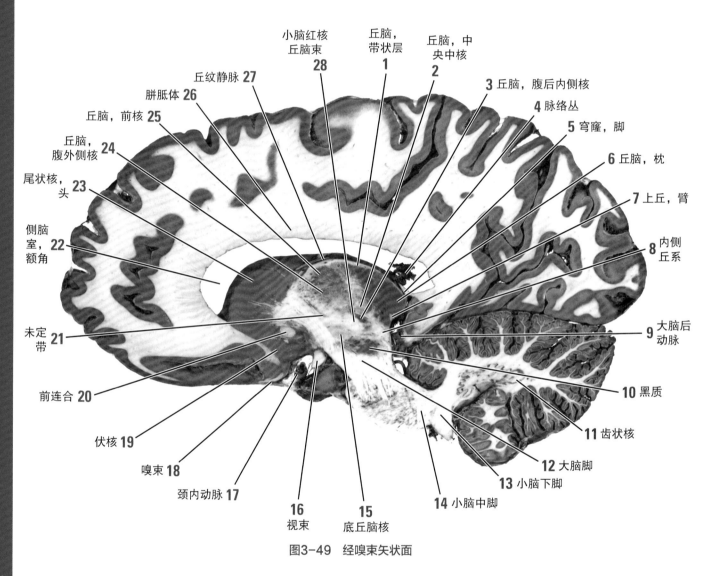

小脑红核
丘脑束
28

丘脑，
带状层
1

丘脑，中
央中核
2

丘纹静脉 **27**

3 丘脑，腹后内侧核

胼胝体 **26**

4 脉络丛

丘脑，前核 **25**

5 穹窿，脚

丘脑，
腹外侧核 **24**

6 丘脑，枕

尾状核，
头 **23**

7 上丘，臂

侧脑
室，
额角 **22**

8 内侧
丘系

9 大脑后
动脉

未定
带 **21**

10 黑质

前连合 **20**

11 齿状核

伏核 **19**

12 大脑脚

嗅束 **18**

13 小脑下脚

颈内动脉 **17**

14 小脑中脚

16
视束

15
底丘脑核

图3-49 经嗅束矢状面

Anterior commissure **20**
Caudate nucleus, head **23**
Cerebellorubrothalamic tract **28**
Cerebral peduncle **12**
Choroid plexus **4**
Corpus callosum **26**
Dentate nucleus **11**
Fornix, crus **5**
Inferior cerebellar peduncle (restiform body) **13**
Internal carotid artery **17**

Lateral ventricle, frontal (anterior) horn **22**
Medial lemniscus **8**
Middle cerebellar peduncle (brachium pontis) **14**
Nucleus accumbens **19**
Olfactory tract **18**
Optic tract **16**
Posterior cerebral artery **9**
Substantia nigra **10**
Subthalamic nucleus **15**
Superior colliculus, brachium **7**

Thalamostriate vein **27**
Thalamus, anterior nucleus (A) **25**
Thalamus, centromedian nucleus (CM) **2**
Thalamus, pulvinar (Pul) **6**
Thalamus, stratum zonale **1**
Thalamus, ventrolateral nucleus (VL) **24**
Thalamus, ventroposteromedial nucleus (VPM) **3**
Zona incerta **21**

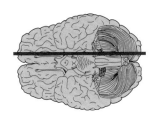

大脑后动脉，
穿支供血区
1

大脑前动脉供血区 **8**

2 大脑后动脉供血区

3 小脑上动脉供血区

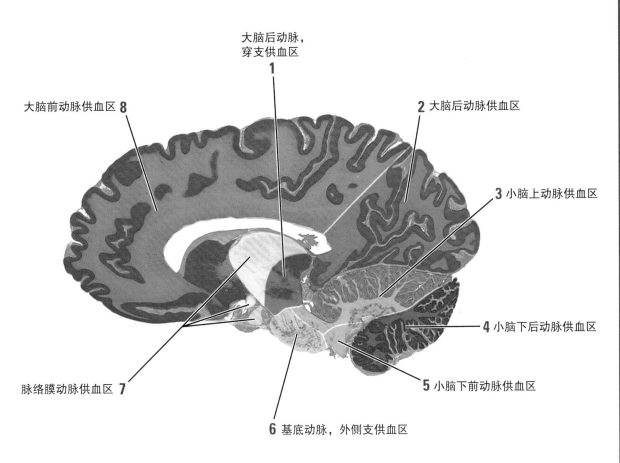

4 小脑下后动脉供血区

5 小脑下前动脉供血区

脉络膜动脉供血区 **7**

6 基底动脉，外侧支供血区

图3-50　经嗅束血管分布

Anterior cerebral artery territory **8**　　　　Choroidal arteries territory **7**　　　　Posterior cerebral artery territory **2**
Anterior inferior cerebellar artery territory **5**　　Posterior cerebral artery, perforating branches　Posterior inferior cerebellar artery territory **4**
Basilar artery, lateral branches territory **6**　　　 territory **1**　　　　　　　　　　　　Superior cerebellar artery territory **3**

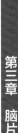

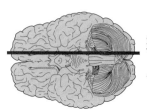

经小脑下脚（绳状体）与血管分布矢状面

见图3-51和图3-52。

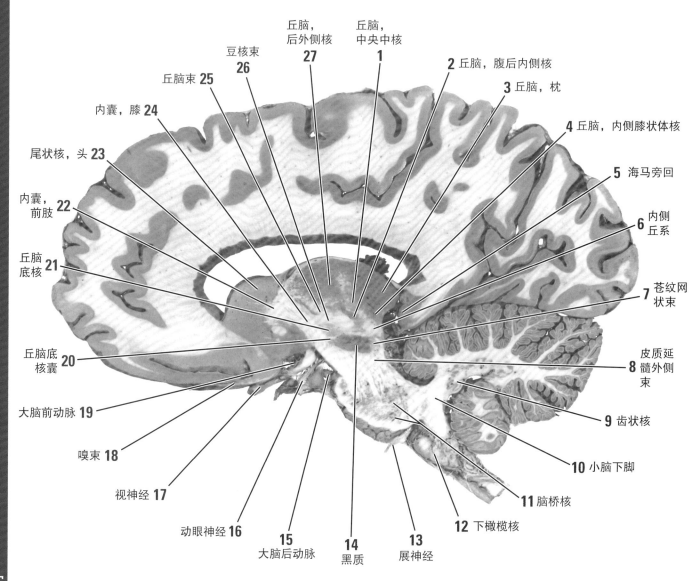

丘脑，后外侧核 **27**

丘脑，中央中核 **1**

豆核束 **26**

丘脑束 **25**

2 丘脑，腹后内侧核

内囊，膝 **24**

3 丘脑，枕

尾状核，头 **23**

4 丘脑，内侧膝状体核

5 海马旁回

内囊，前肢 **22**

6 内侧丘系

丘脑底核 **21**

7 苍纹网状束

丘脑底核囊 **20**

8 皮质延髓外侧束

大脑前动脉 **19**

9 齿状核

嗅束 **18**

10 小脑下脚

视神经 **17**

11 脑桥核

动眼神经 **16**

12 下橄榄核

15 大脑后动脉

14 黑质

13 展神经

图3-51　经小脑下脚（绳状体）矢状面

Abducens nerve (CN VI) **13**
Anterior cerebral artery **19**
Capsule of subthalamic nucleus **20**
Caudate nucleus, head **23**
Dentate nucleus **9**
Inferior cerebellar peduncle (restiform body) **10**
Inferior olive **12**
Internal capsule, anterior limb **22**
Internal capsule, genu **24**
Lateral corticobulbar fibers **8**

Lenticular fasciculus (H$_2$ field of *Forel*) **26**
Medial lemniscus **6**
Oculomotor nerve (CN III) **16**
Olfactory tract **18**
Pallidoreticular (lenticulonigral) tracts **7**
Parahippocampal gyrus **5**
Pontine nuclei (pontine gray) **11**
Posterior cerebral artery **15**
Substantia nigra **14**

Subthalamic nucleus **21**
Thalamic fasciculus (H$_1$ field of *Forel*) **25**
Thalamus, centromedian nucleus (CM) **1**
Thalamus, lateroposterior nucleus (LP) **27**
Thalamus, medial geniculate nucleus (MG) (medial geniculate body) **4**
Thalamus, pulvinar (Pul) **3**
Thalamus, ventroposteromedial nucleus (VPM) **2**

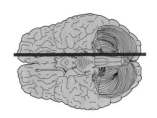

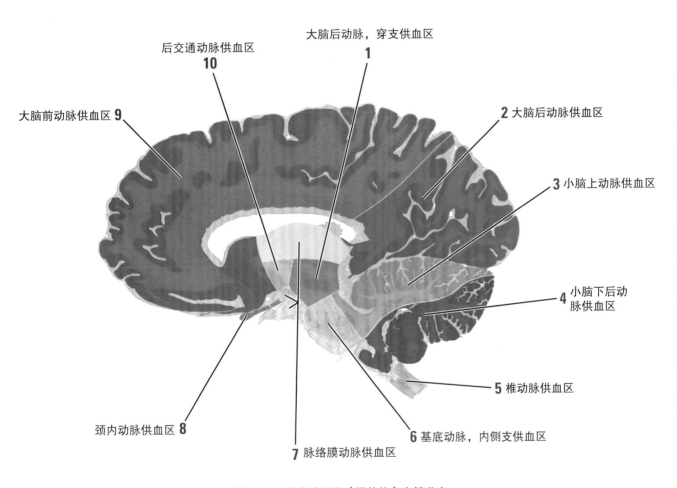

大脑后动脉，穿支供血区
1

后交通动脉供血区
10

2 大脑后动脉供血区

大脑前动脉供血区 **9**

3 小脑上动脉供血区

4 小脑下后动脉供血区

5 椎动脉供血区

颈内动脉供血区 **8**

6 基底动脉，内侧支供血区

7 脉络膜动脉供血区

图3-52　经小脑下脚（绳状体）血管分布

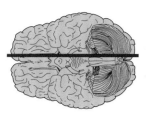

经小脑上脚（结合臂）与MRI矢状面

见图3-53和图3-54。

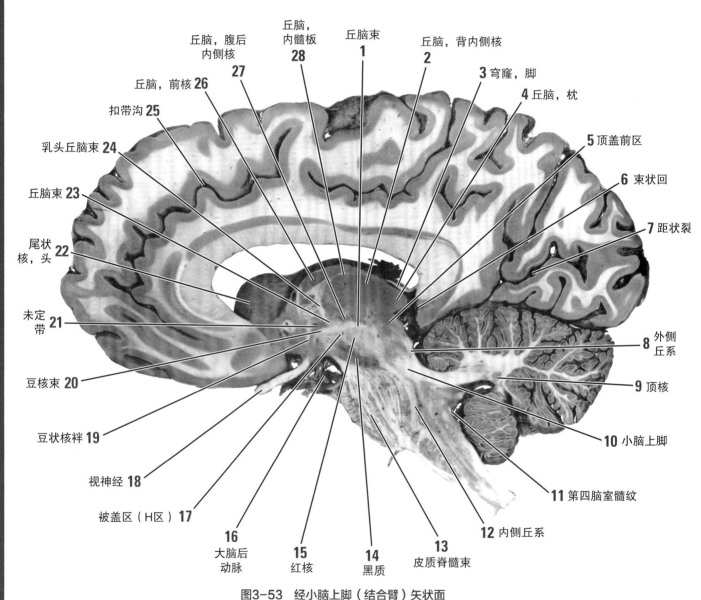

丘脑，腹后内侧核 **27**

丘脑，内髓板 **28**

丘脑束 **1**

丘脑，背内侧核 **2**

丘脑，前核 **26**

3 穹窿，脚

扣带沟 **25**

4 丘脑，枕

乳头丘脑束 **24**

5 顶盖前区

丘脑束 **23**

6 束状回

尾状核，头 **22**

7 距状裂

未定带 **21**

8 外侧丘系

豆核束 **20**

9 顶核

豆状核袢 **19**

10 小脑上脚

视神经 **18**

11 第四脑室髓纹

被盖区（H区）**17**

12 内侧丘系

16 大脑后动脉

15 红核

14 黑质

13 皮质脊髓束

图3-53 经小脑上脚（结合臂）矢状面

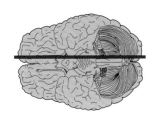

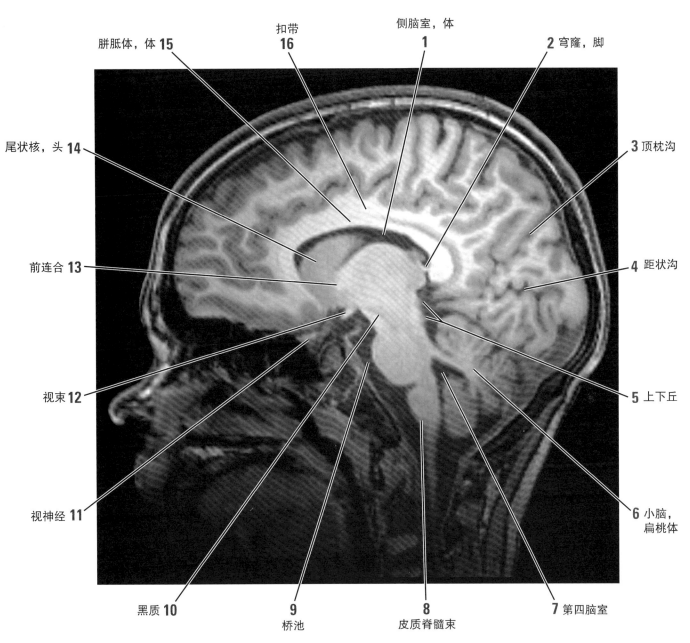

肱胝体，体 **15**　　　扣带 **16**　　　侧脑室，体 **1**　　　**2** 穹窿，脚

尾状核，头 **14**

3 顶枕沟

前连合 **13**

4 距状沟

视束 **12**

5 上下丘

视神经 **11**

6 小脑，扁桃体

黑质 **10**　　　**9** 桥池　　　**8** 皮质脊髓束　　　**7** 第四脑室

图3-54　经小脑上脚（结合臂）MRI

Anterior commissure **13**
Calcarine fissure **4**
Caudate nucleus, head **14**
Cerebellum, tonsil **6**
Cingulum **16**
Corpus callosum, body **15**

Corticospinal tract **8**
Fornix, crus **2**
Fourth ventricle **7**
Lateral ventricle, body **1**
Optic nerve (CN II) **11**
Optic tract **12**

Parieto-occipital sulcus **3**
Pontine cistern **9**
Substantia nigra **10**
Superior and inferior colliculi (quadrigeminal plate, tectum) **5**

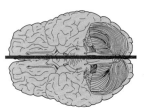

经红核与血管分布矢状面

见图3-55和图3-56。

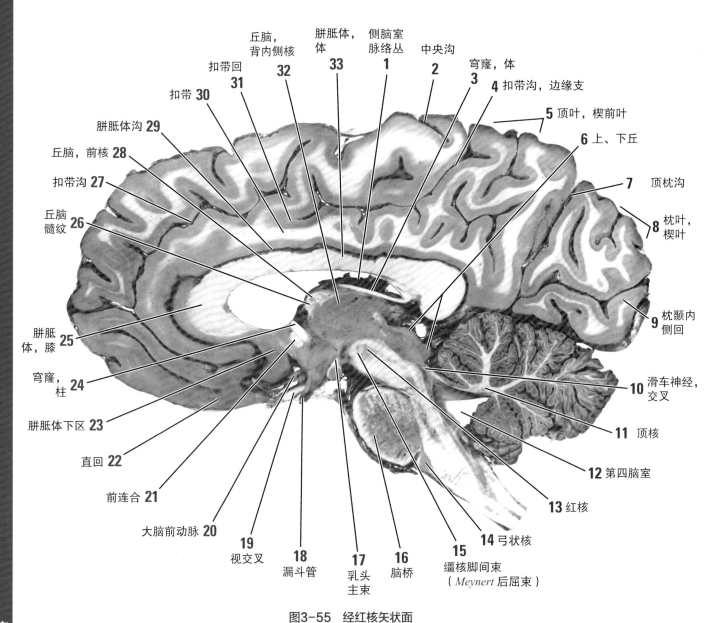

图3-55 经红核矢状面

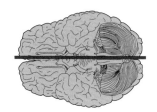

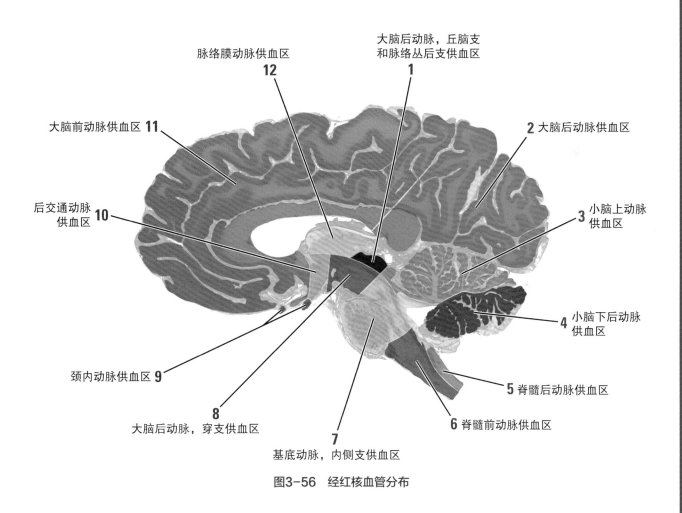

脉络膜动脉供血区 **12**

大脑后动脉，丘脑支
和脉络丛后支供血区 **1**

大脑前动脉供血区 **11**

2 大脑后动脉供血区

后交通动脉
供血区 **10**

3 小脑上动脉
供血区

4 小脑下后动脉
供血区

颈内动脉供血区 **9**

5 脊髓后动脉供血区

8

6 脊髓前动脉供血区

大脑后动脉，穿支供血区

7

基底动脉，内侧支供血区

图3-56 经红核血管分布

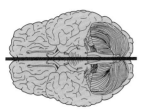

经中脑导水管（西耳维厄斯水管）与MRI矢状面

见图3-57和图3-58。

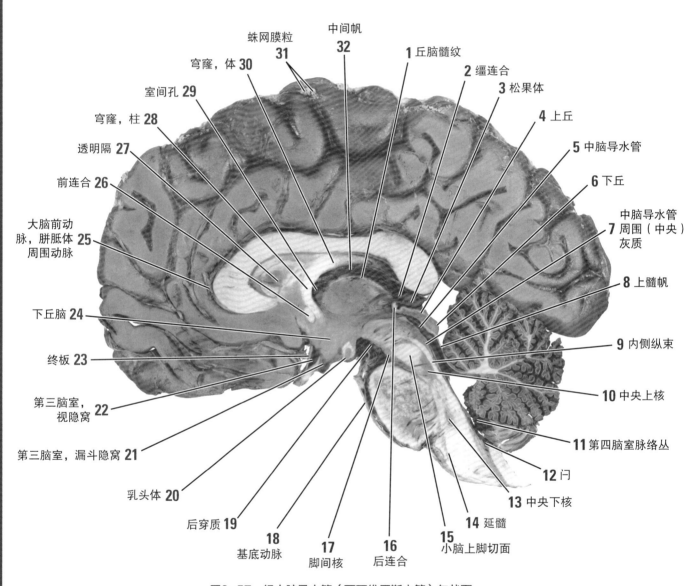

蛛网膜粒 31
中间帆 32
穹窿，体 30
室间孔 29
1 丘脑髓纹
2 缰连合
3 松果体
穹窿，柱 28
4 上丘
透明隔 27
5 中脑导水管
前连合 26
6 下丘
大脑前动脉，胼胝体周围动脉 25
中脑导水管周围（中央）灰质 7
下丘脑 24
8 上髓帆
终板 23
9 内侧纵束
第三脑室，视隐窝 22
10 中央上核
第三脑室，漏斗隐窝 21
11 第四脑室脉络丛
乳头体 20
12 闩
后穿质 19
13 中央下核
基底动脉 18
14 延髓
脚间核 17
后连合 16
15 小脑上脚切面

图3-57　经中脑导水管（西耳维厄斯水管）矢状面

Anterior cerebral artery, pericallosal artery 25
Anterior commissure 26
Arachnoid granulations 31
Basilar artery 18
Cerebral aqueduct (aqueduct of *Sylvius*) 5
Choroid plexus of fourth ventricle (IV) 11
Fornix, body 30
Fornix, column 28
Habenular commissure 2
Hypothalamus 24
Inferior central nucleus 13

Inferior colliculus 6
Interpeduncular nucleus 17
Interventricular foramen (foramen of *Monro*) 29
Lamina terminalis 23
Mamillary body 20
Medial longitudinal fasciculus 9
Medulla oblongata 14
Obex 12
Periaqueductal (central) gray substance 7
Pineal gland 3
Posterior commissure 16

Posterior perforated substance 19
Septum pellucidum 27
Stria medullaris of thalamus 1
Superior central nucleus 10
Superior cerebellar peduncle (brachium conjunctivum), decussation 15
Superior colliculus 4
Superior medullary velum 8
Third ventricle (III), infundibular recess 21
Third ventricle (III), optic (supraoptic) recess 22
Velum interpositum 32

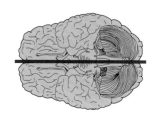

穿窿，柱 **19**　　透明隔 **20**　　丘脑 **1**　　穹窿，体 **2**　　**3** 丘脑髓纹

胼胝体，膝 **18**

前连合 **17**

大脑前动脉 **16**

视交叉 **15**

垂体 **14**

脚间池 **13**　　**12** 脑桥　　**11** 延髓　　**10** 闩　　**9** 小脑延髓池

4 胼胝体，压部

5 后连合

6 中脑导水管（西耳维厄斯水管）

7 第四脑室

8 小脑，扁桃体

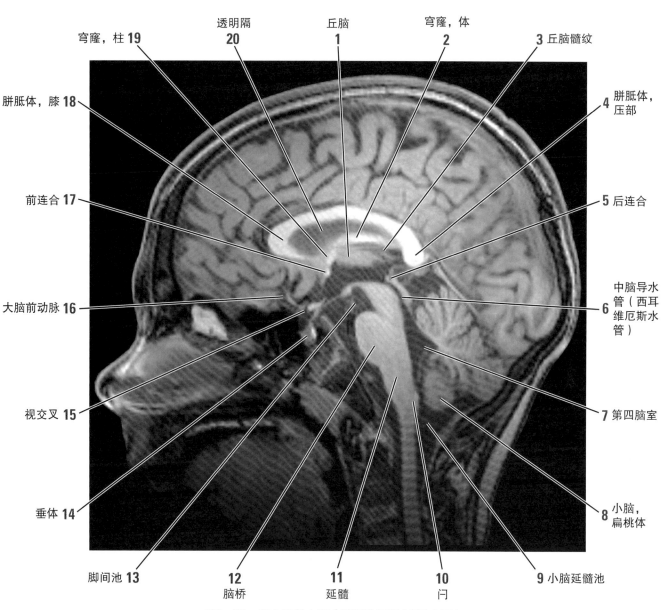

图3-58　经中脑导水管（西耳维厄斯水管）MRI

Anterior cerebral artery, pericallosal artery **16**
Anterior commissure **17**
Cerebellum, tonsil **8**
Cerebral aqueduct (aqueduct of *Sylvius*) **6**
Cisterna magna **9**
Corpus callosum, genu **18**
Corpus callosum, splenium **4**

Fornix, body **2**
Fornix, column **19**
Fourth ventricle (IV) **7**
Interpeduncular cistern **13**
Medulla oblongata **11**
Obex **10**
Optic chiasm **15**

Pituitary gland **14**
Pons **12**
Posterior commissure **5**
Thalamus **1**
Septum pellucidum **20**
Stria medullaris of thalamus **3**

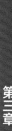

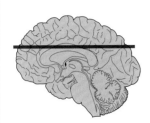

三、横断面

经尾状核上部与MRI横断面

见图3-59和图3-60。

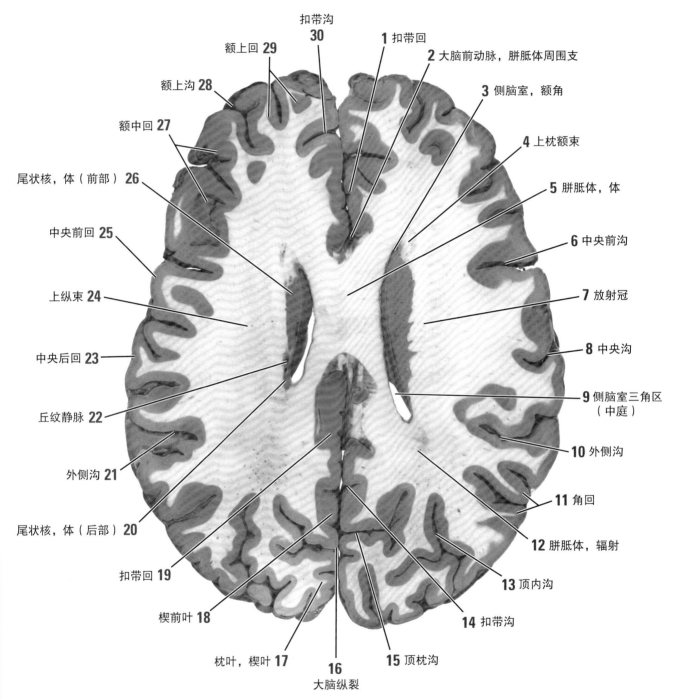

扣带沟 30

额上回 29

1 扣带回

2 大脑前动脉，胼胝体周围支

额上沟 28

3 侧脑室，额角

额中回 27

4 上枕额束

尾状核，体（前部）26

5 胼胝体，体

中央前回 25

6 中央前沟

上纵束 24

7 放射冠

中央后回 23

8 中央沟

丘纹静脉 22

9 侧脑室三角区（中庭）

外侧沟 21

10 外侧沟

尾状核，体（后部）20

11 角回

扣带回 19

12 胼胝体，辐射

楔前叶 18

13 顶内沟

枕叶，楔叶 17

14 扣带沟

16 大脑纵裂

15 顶枕沟

图3-59 经尾状核上部横断面

Angular gyrus **11**
Anterior cerebral artery, pericallosal branch **2**
Caudate nucleus, body **20, 26**
Central sulcus (fissure of *Rolando*) **8**
Cingulate gyrus **1, 19**
Cingulate sulcus **14, 30**
Corona radiata **7**
Corpus callosum, body **5**
Corpus callosum, radiations **12**

Intraparietal sulcus **13**
Lateral sulcus (*Sylvian* fissure) **10, 21**
Lateral ventricle, frontal (anterior) horn **3**
Lateral ventricle, trigone (atrium) **9**
Longitudinal cerebral (interhemispheric) fissure **16**
Middle frontal gyrus **27**
Occipital lobe, cuneus **17**
Parieto-occipital sulcus **15**
Postcentral gyrus **23**

Precentral gyrus **25**
Precentral sulcus **6**
Precuneus **18**
Superior frontal gyrus **29**
Superior frontal sulcus **28**
Superior longitudinal fasciculus **24**
Superior occipitofrontal fasciculus **4**
Thalamostriate vein **22**

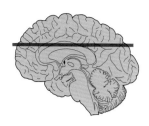

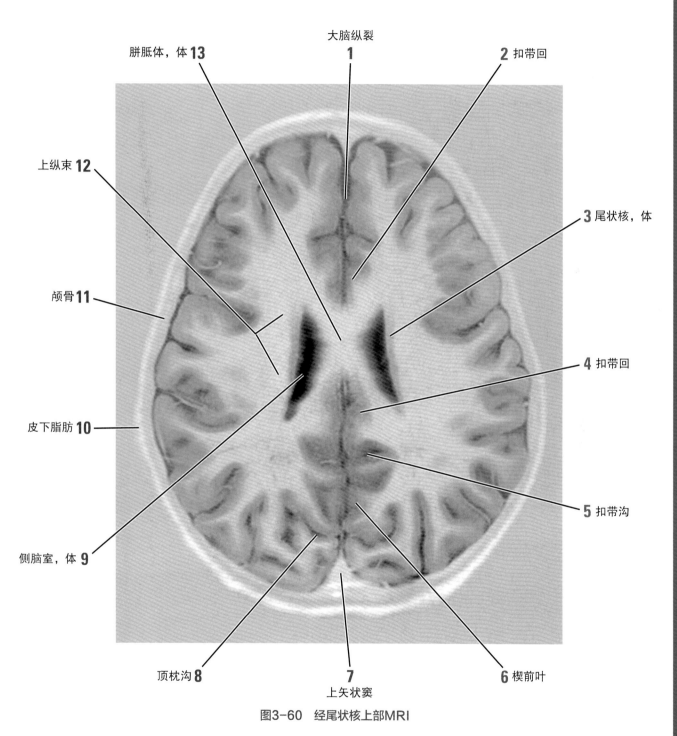

胼胝体，体 **13**

大脑纵裂
1

2 扣带回

上纵束 **12**

3 尾状核，体

颅骨 **11**

4 扣带回

皮下脂肪 **10**

5 扣带沟

侧脑室，体 **9**

顶枕沟 **8**

7
上矢状窦

6 楔前叶

图3-60 经尾状核上部MRI

Calvarium **11**
Caudate nucleus, body **3**
Cingulate gyrus **2, 4**
Cingulate sulcus **5**

Corpus callosum, body **13**
Lateral ventricle, body **9**
Longitudinal cerebral fissure **1**
Parieto-occipital sulcus **8**

Precuneus **6**
Subcutaneous fat **10**
Superior longitudinal fasciculus **12**
Superior sagittal sinus **7**

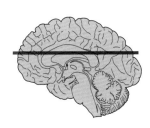

经胼胝体下部与血管分布横断面

见图3-61和图3-62。

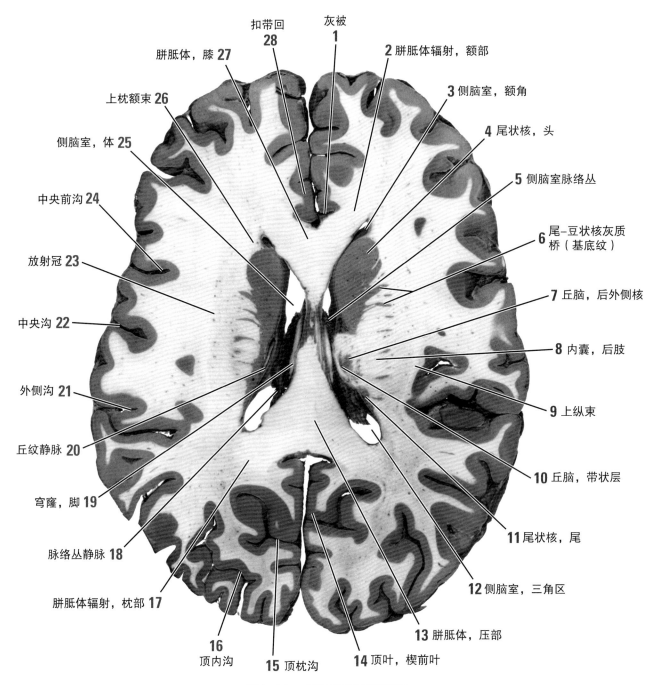

扣带回 **28**
灰被 **1**
胼胝体，膝 **27**
2 胼胝体辐射，额部
上枕额束 **26**
3 侧脑室，额角
侧脑室，体 **25**
4 尾状核，头
中央前沟 **24**
5 侧脑室脉络丛
放射冠 **23**
6 尾-豆状核灰质桥（基底纹）
中央沟 **22**
7 丘脑，后外侧核
外侧沟 **21**
8 内囊，后肢
丘纹静脉 **20**
9 上纵束
穹隆，脚 **19**
10 丘脑，带状层
脉络丛静脉 **18**
11 尾状核，尾
胼胝体辐射，枕部 **17**
12 侧脑室，三角区
16 顶内沟
13 胼胝体，压部
15 顶枕沟
14 顶叶，楔前叶

图3-61 经胼胝体下部横断面

Caudate nucleus, head **4**
Caudate nucleus, tail **11**
Caudatolenticular gray bridges **6**
Central sulcus (fissure of *Rolando*) **22**
Choroid plexus of lateral ventricle **5**
Choroidal vein **18**
Cingulate gyrus **28**
Corona radiata **23**
Corpus callosum, forceps major **17**
Corpus callosum, forceps minor **2**

Corpus callosum, genu **27**
Corpus callosum, splenium **13**
Fornix, crus **19**
Indusium griseum **1**
Internal capsule, posterior limb **8**
Intraparietal sulcus **16**
Lateral sulcus (*Sylvian* fissure) **21**
Lateral ventricle, body **25**
Lateral ventricle, frontal (anterior) horn **3**
Lateral ventricle, trigone (atrium) **12**

Parietal lobe, precuneus **14**
Parieto-occipital sulcus **15**
Precentral sulcus **24**
Superior longitudinal fasciculus **9**
Superior occipitofronal fasciculus **26**
Thalamostriate vein **20**
Thalamus, lateroposterior nucleus (LP) **7**
Thalamus, stratum zonale **10**

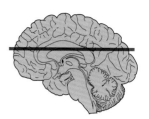

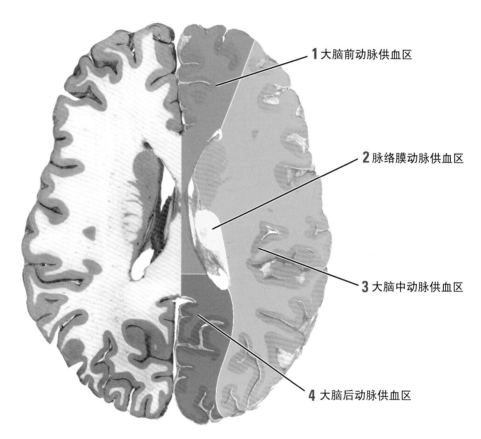

1 大脑前动脉供血区

2 脉络膜动脉供血区

3 大脑中动脉供血区

4 大脑后动脉供血区

图3-62　经胼胝体下部血管分布

Anterior cerebral artery territory 1
Choroidal arteries territory 2

Middle cerebral artery territory 3

Posterior cerebral artery territory 4

第三章　脑片

115

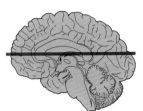

经壳核上部与MRI横断面

见图3-63和图3-64。

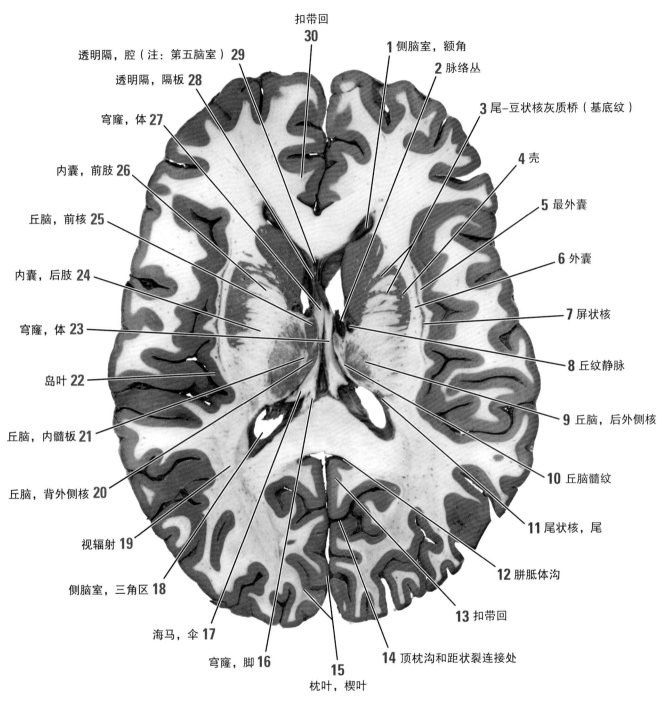

扣带回 **30**

透明隔，腔（注：第五脑室）**29**
透明隔，隔板 **28**
穹窿，体 **27**
内囊，前肢 **26**
丘脑，前核 **25**
内囊，后肢 **24**
穹窿，体 **23**
岛叶 **22**
丘脑，内髓板 **21**
丘脑，背外侧核 **20**
视辐射 **19**
侧脑室，三角区 **18**
海马，伞 **17**
穹窿，脚 **16**
15 枕叶，楔叶

1 侧脑室，额角
2 脉络丛
3 尾-豆状核灰质桥（基底纹）
4 壳
5 最外囊
6 外囊
7 屏状核
8 丘纹静脉
9 丘脑，后外侧核
10 丘脑髓纹
11 尾状核，尾
12 胼胝体沟
13 扣带回
14 顶枕沟和距状裂连接处

图3-63 经壳核上部横断面

Callosal sulcus **12**
Caudate nucleus, tail **11**
Caudatolenticular gray bridges **3**
Choroid plexus **2**
Cingulate gyrus **13**
Cingulum **30**
Claustrum **7**
External capsule **6**
Extreme capsule **5**
Fornix, body **23, 27**

Fornix, crus **16**
Hippocampus, fimbria **17**
Insula **22**
Internal capsule, anterior limb **26**
Internal capsule, posterior limb **24**
Junction of parieto-occipital sulcus and calcarine fissure **14**
Lateral ventricle, frontal (anterior) horn **1**
Lateral ventricle, trigone (atrium) **18**
Occipital lobe, cuneus **15**

Optic radiation **19**
Putamen **4**
Septum pellucidum, cavum **29**
Septum pellucidum, lamina **28**
Stria medullaris of thalamus **10**
Thalamostriate vein **8**
Thalamus, anterior nucleus (A) **25**
Thalamus, internal medullary lamina **21**
Thalamus, laterodorsal nucleus (LD) **20**
Thalamus, lateroposterior nucleus (LP) **9**

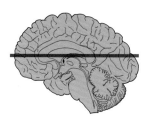

室管膜下静脉 **14**　　　　　　　　　　　　　　　**1** 侧脑室，前角

壳 **13**　　　　　　　　　　　　　　　　　　　**2** 尾状核，头

丘脑，后外侧核 **12**　　　　　　　　　　　　　**3** 穹窿，体

　　　　　　　　　　　　　　　　　　　　　　4 外囊

侧脑室，三角区 **11**

顶枕沟 **10**　　　　　　　　　　　　　　　　　**5** 穹窿，脚

颅盖 **9**　　　　**8**　　　　**7**　　　　**6** 扣带回

上矢状窦　　皮下脂肪

图3-64　经壳核上部MRI

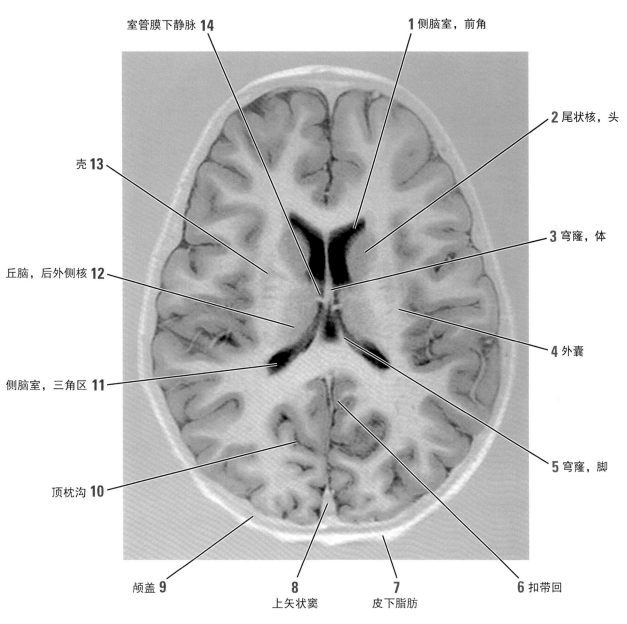

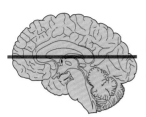

经壳核与血管分布横断面

见图3-65和图3-66。

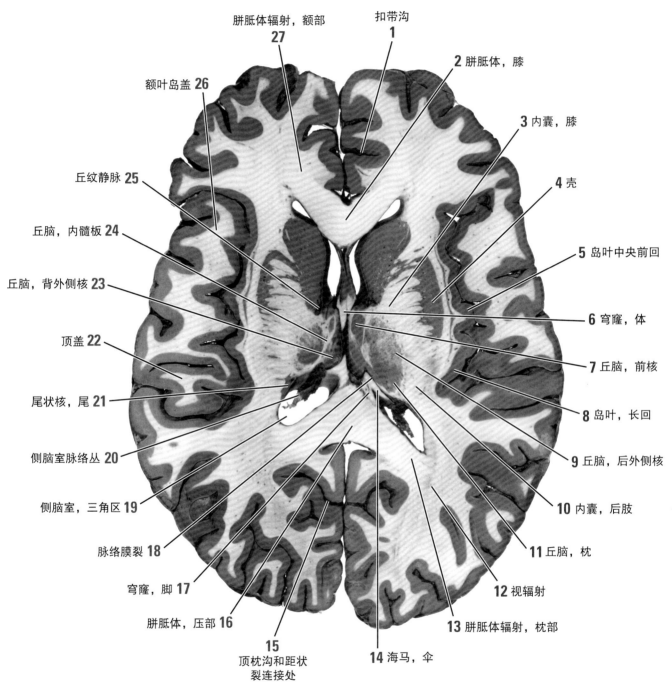

胼胝体辐射，额部 **27**
扣带沟 **1**
2 胼胝体，膝
3 内囊，膝
4 壳
5 岛叶中央前回
6 穹窿，体
7 丘脑，前核
8 岛叶，长回
9 丘脑，后外侧核
10 内囊，后肢
11 丘脑，枕
12 视辐射
13 胼胝体辐射，枕部
14 海马，伞
额叶岛盖 **26**
丘纹静脉 **25**
丘脑，内髓板 **24**
丘脑，背外侧核 **23**
顶盖 **22**
尾状核，尾 **21**
侧脑室脉络丛 **20**
侧脑室，三角区 **19**
脉络膜裂 **18**
穹窿，脚 **17**
胼胝体，压部 **16**
15 顶枕沟和距状裂连接处

图3-65 经壳核横断面

Caudate nucleus, tail 21
Choroid plexus of lateral ventricle 20
Choroidal fissure 18
Cingulate sulcus 1
Corpus callosum, forceps major 13
Corpus callosum, forceps minor 27
Corpus callosum, genu 2
Corpus callosum, splenium 16
Fornix, body 6
Fornix, crus 17

Frontal operculum 26
Hippocampus, fimbria 14
Insula, long gyrus 8
Internal capsule, genu 3
Internal capsule, posterior limb 10
Junction of parieto-occipital sulcus and calcarine fissure 15
Lateral ventricle, trigone (atrium) 19
Optic radiation 12
Parietal operculum 22

Precentral gyrus of insula 5
Putamen 4
Thalamostriate vein 25
Thalamus, anterior nucleus (A) 7
Thalamus, internal medullary lamina 24
Thalamus, laterodorsal nucleus (LD) 23
Thalamus, lateroposterior nucleus (LP) 9
Thalamus, pulvinar (Pul) 11

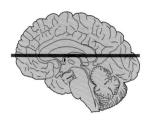

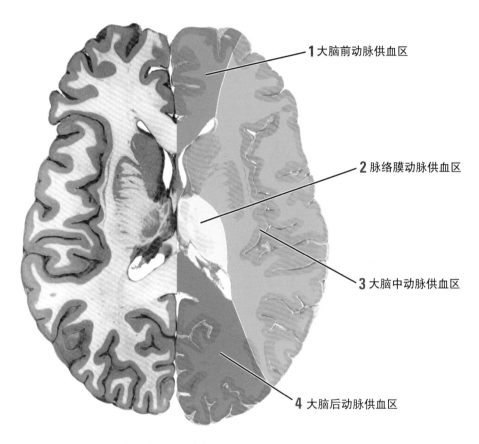

1 大脑前动脉供血区

2 脉络膜动脉供血区

3 大脑中动脉供血区

4 大脑后动脉供血区

图3-66　经壳核血管分布

Anterior cerebral artery territory 1
Choroidal arteries territories 2

Middle cerebral artery territory 3

Posterior cerebral artery territory 4

第三章　脑片

119

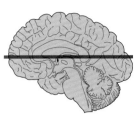

经岛盖顶部与MRI横断面

见图3-67和图3-68。

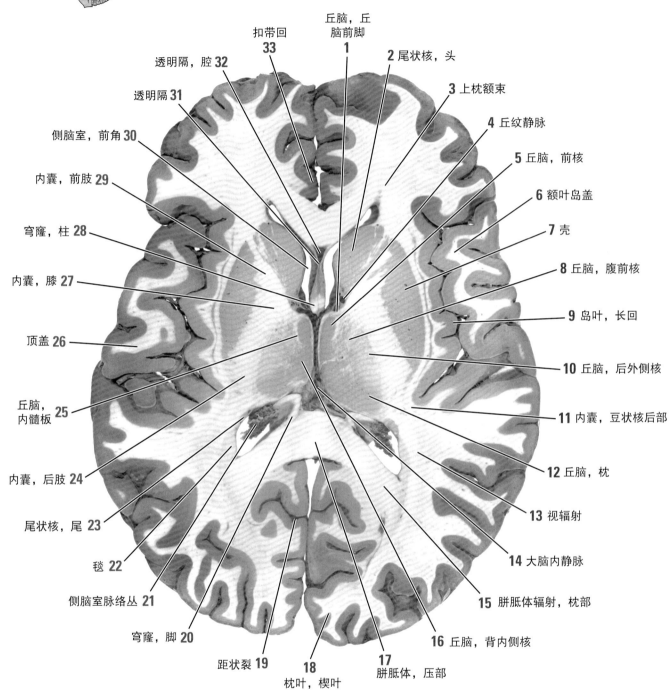

扣带回 **33**

丘脑，丘脑前脚 **1**

透明隔，腔 **32**

2 尾状核，头

透明隔 **31**

3 上枕额束

侧脑室，前角 **30**

4 丘纹静脉

内囊，前肢 **29**

5 丘脑，前核

穹窿，柱 **28**

6 额叶岛盖

内囊，膝 **27**

7 壳

顶盖 **26**

8 丘脑，腹前核

丘脑，内髓板 **25**

9 岛叶，长回

内囊，后肢 **24**

10 丘脑，后外侧核

尾状核，尾 **23**

11 内囊，豆状核后部

毯 **22**

12 丘脑，枕

侧脑室脉络丛 **21**

13 视辐射

穹窿，脚 **20**

14 大脑内静脉

距状裂 **19**

15 胼胝体辐射，枕部

18 枕叶，楔叶

16 丘脑，背内侧核

17 胼胝体，压部

图3-67 经岛盖顶部横断面

Calcarine fissure **19**
Caudate nucleus, head **2**
Caudate nucleus, tail **23**
Choroid plexus of lateral ventricle **21**
Cingulate gyrus **33**
Corpus callosum, forceps major **15**
Corpus callosum, splenium **17**
Fornix, column **28**
Fornix, crus **20**
Frontal operculum **6**
Insula, long gyrus **9**

Internal capsule, anterior limb **29**
Internal capsule, genu **27**
Internal capsule, posterior limb **24**
Internal capsule, retrolenticular part **11**
Internal cerebral vein **14**
Lateral ventricle, frontal (anterior) horn **30**
Occipital lobe, cuneus **18**
Optic radiation **13**
Parietal operculum **26**
Putamen **7**
Septum pellucidum **31**

Septum pellucidum, cavum **32**
Superior occipitofrontal fasciculus **3**
Tapetum **22**
Thalamostriate vein **4**
Thalamus, anterior nucleus (A) **5**
Thalamus, anterior thalamic peduncle **1**
Thalamus, dorsomedial nucleus (DM) **16**
Thalamus, internal medullary lamina **25**
Thalamus, lateroposterior nucleus (LP) **10**
Thalamus, pulvinar (Pul) **12**
Thalamus, ventroanterior nucleus (VA) **8**

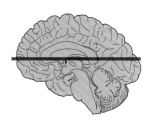

内囊，前肢 **16**　　尾状核，头 **17**　　侧脑室，额角 **1**　　穹窿，柱 **2**

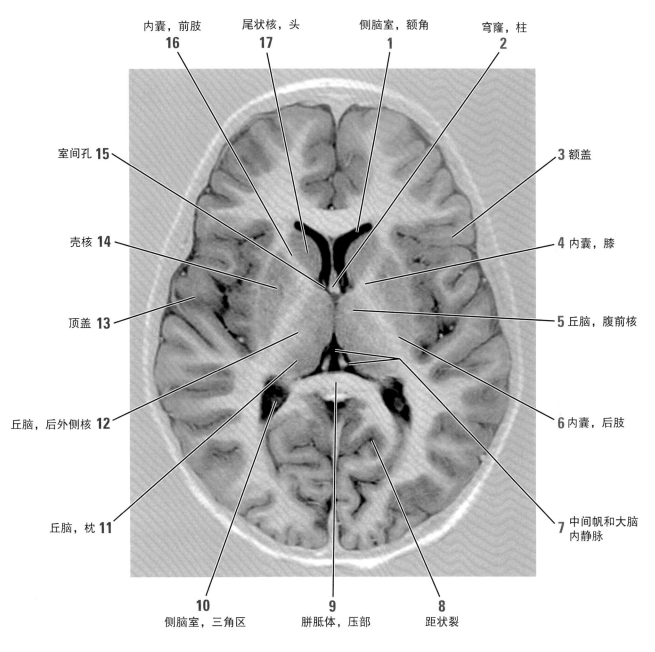

室间孔 **15**

壳核 **14**

顶盖 **13**

丘脑，后外侧核 **12**

丘脑，枕 **11**

3 额盖

4 内囊，膝

5 丘脑，腹前核

6 内囊，后肢

7 中间帆和大脑内静脉

10
侧脑室，三角区

9
胼胝体，压部

8
距状裂

图3-68　经岛盖顶部MRI

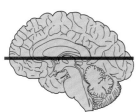

经间脑中部与血管分布横断面

见图3-69和图3-70。

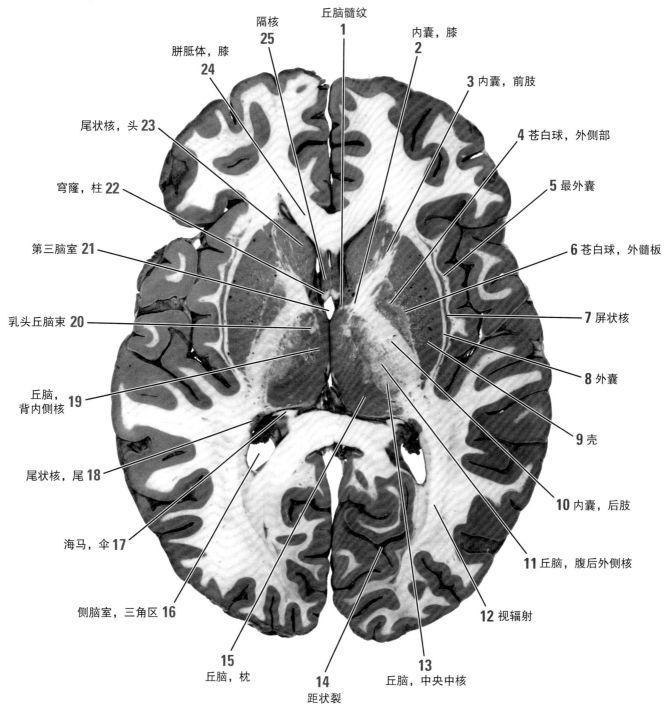

隔核 **25**

丘脑髓纹 **1**

胼胝体，膝 **24**

内囊，膝 **2**

3 内囊，前肢

尾状核，头 **23**

4 苍白球，外侧部

穹窿，柱 **22**

5 最外囊

第三脑室 **21**

6 苍白球，外髓板

乳头丘脑束 **20**

7 屏状核

丘脑，
背内侧核 **19**

8 外囊

9 壳

尾状核，尾 **18**

10 内囊，后肢

海马，伞 **17**

11 丘脑，腹后外侧核

侧脑室，三角区 **16**

12 视辐射

15
丘脑，枕

14
距状裂

13
丘脑，中央中核

图3-69　经间脑中部横断面

Calcarine fissure **14**
Caudate nucleus, head **23**
Caudate nucleus, tail **18**
Claustrum **7**
Corpus callosum, genu **24**
External capsule **8**
Extreme capsule **5**
Fornix, column **22**
Globus pallidus, external (lateral) segment (GPe) **4**

Globus pallidus, lateral medullary lamina **6**
Hippocampus, fimbria **17**
Internal capsule, anterior limb **3**
Internal capsule, genu **2**
Internal capsule, posterior limb **10**
Lateral ventricle, trigone (atrium) **16**
Mamillothalamic tract **20**
Optic radiation **12**
Putamen **9**

Septal nucleus **25**
Stria medullaris of thalamus **1**
Thalamus, centromedian nucleus (CM) **13**
Thalamus, dorsomedial nucleus (DM) **19**
Thalamus, pulvinar (Pul) **15**
Thalamus, ventroposterolateral nucleus (VPL) **11**
Third ventricle (III) **21**

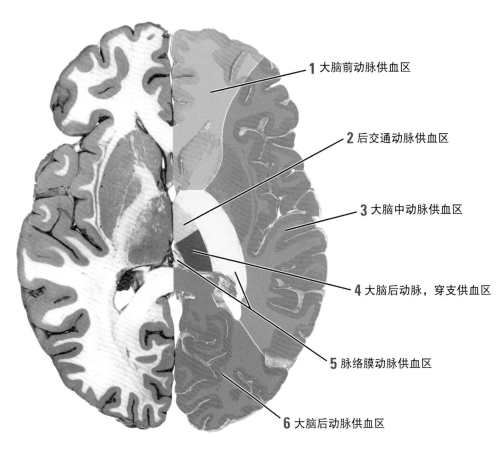

图3-70 经间脑中部血管分布

1 大脑前动脉供血区
2 后交通动脉供血区
3 大脑中动脉供血区
4 大脑后动脉，穿支供血区
5 脉络膜动脉供血区
6 大脑后动脉供血区

Anterior cerebral artery territory 1
Choroidal arteries territory 5

Middle cerebral artery territory 3
Posterior cerebral artery, perforating branches territory 4

Posterior cerebral artery territory 6
Posterior communicating artery territory 2

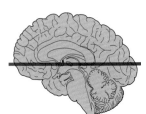

经前连合与MRI横断面

见图3-71和图3-72。

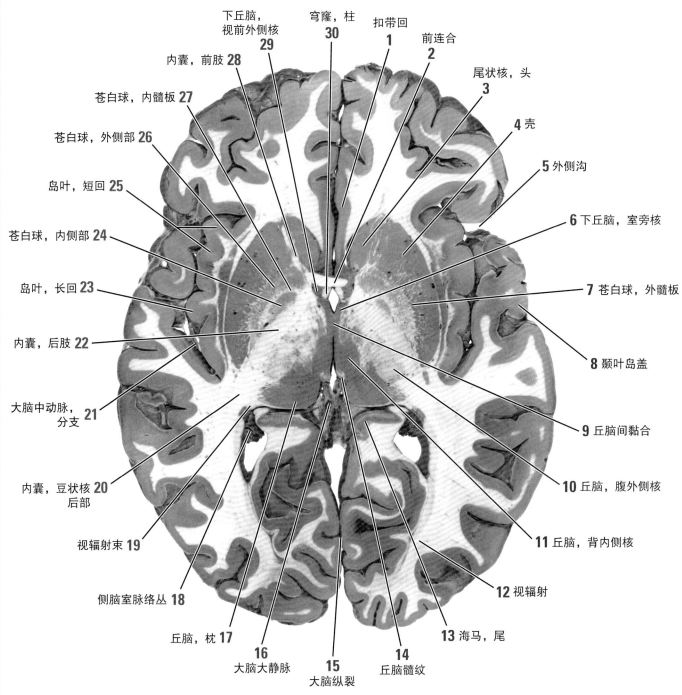

下丘脑，视前外侧核 **29**
穹窿，柱 **30**
扣带回 **1**
前连合 **2**
内囊，前肢 **28**
尾状核，头 **3**
苍白球，内髓板 **27**
壳 **4**
苍白球，外侧部 **26**
5 外侧沟
岛叶，短回 **25**
6 下丘脑，室旁核
苍白球，内侧部 **24**
7 苍白球，外髓板
岛叶，长回 **23**
8 颞叶岛盖
内囊，后肢 **22**
大脑中动脉，分支 **21**
9 丘脑间黏合
10 丘脑，腹外侧核
内囊，豆状核后部 **20**
11 丘脑，背内侧核
视辐射束 **19**
12 视辐射
侧脑室脉络丛 **18**
13 海马，尾
丘脑，枕 **17**
14 丘脑髓纹
16 大脑大静脉
15 大脑纵裂

图3-71　经前连合横断面

Anterior commissure 2
Caudate nucleus, head 3
Choroid plexus of lateral ventricle 18
Cingulate gyrus 1
Fornix, column 30
Globus pallidus, external (lateral) segment (GPe) 26
Globus pallidus, internal (medial) segment (GPi) 24
Globus pallidus, lateral medullary lamina 7
Globus pallidus, medial medullary lamina 27
Great cerebral vein (vein of *Galen*) 16

Hippocampus, tail 13
Hypothalamus, lateral preoptic nucleus 29
Hypothalamus, paraventricular nucleus 6
Insula, long gyrus 23
Insula, short gyri 25
Internal capsule, anterior limb 28
Internal capsule, posterior limb 22
Internal capsule, retrolenticular part 20
Interthalamic adhesion (massa intermedia) 9
Lateral sulcus (*Sylvian* fissure) 5

Longitudinal cerebral (interhemispheric) fissure 15
Middle cerebral artery, branch 21
Optic radiation 12
Putamen 4
Stria medullaris of thalamus 14
Temporal operculum 8
Thalamo-occipital fasciculus 19
Thalamus, dorsomedial nucleus (DM) 11
Thalamus, pulvinar (Pul) 17
Thalamus, ventrolateral nucleus (VL) 10

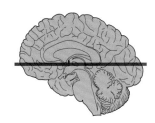

尾状核，头 **17**　　扣带回 **1**　　透明隔 **2**

壳 **16**

3 内囊，前肢

穹窿，柱 **15**

4 额叶岛盖

丘脑，背内侧核 **14**

5 颞叶岛盖

丘脑髓纹 **13**

6 苍白球，外侧部

海马，尾 **12**

7 内囊，豆状核后部

11　　　**10**　　　**9**　　　**8**
视辐射　　松果体　　丘脑，枕　　侧脑室，三角区

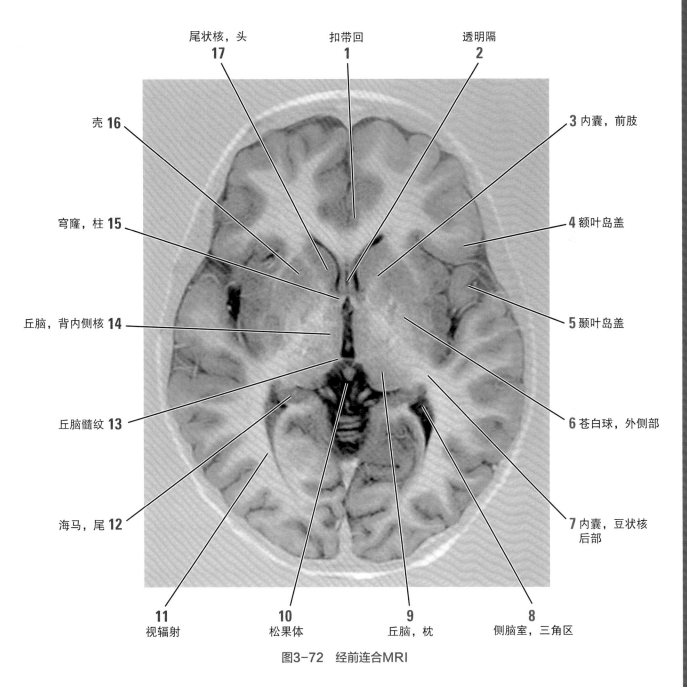

图3-72　经前连合MRI

Caudate nucleus, head **17**
Cingulate gyrus **1**
Fornix, column **15**
Frontal operculum **4**
Globus pallidus, external (lateral) segment (GPe) **6**
Hippocampus, tail **12**

Internal capsule, anterior limb **3**
Internal capsule, retrolenticular part **7**
Lateral ventricle, trigone **8**
Optic radiation **11**
Pineal gland **10**
Putamen **16**

Septum pellucidum **2**
Stria medullaris of thalamus **13**
Temporal operculum **5**
Thalamus, dorsomedial nucleus (DM) **14**
Thalamus, pulvinar (Pul) **9**

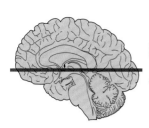

经缰连合与血管分布横断面

见图3-73和图3-74。

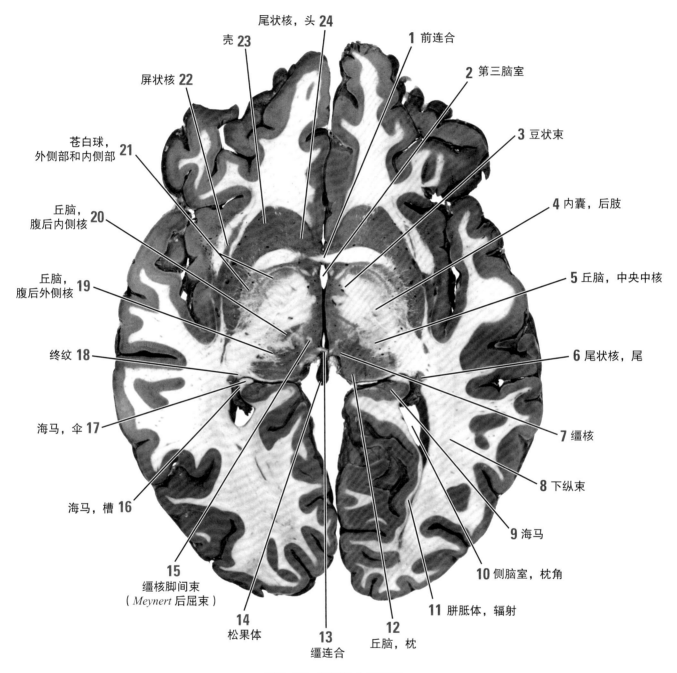

尾状核，头 24
壳 23
屏状核 22
苍白球，外侧部和内侧部 21
丘脑，腹后内侧核 20
丘脑，腹后外侧核 19
终纹 18
海马，伞 17
海马，槽 16
缰核脚间束（Meynert 后屈束）15
松果体 14
缰连合 13

1 前连合
2 第三脑室
3 豆状束
4 内囊，后肢
5 丘脑，中央中核
6 尾状核，尾
7 缰核
8 下纵束
9 海马
10 侧脑室，枕角
11 胼胝体，辐射
12 丘脑，枕

图3-73 经缰连合横断面

Anterior commissure **1**
Caudate nucleus, head **24**
Caudate nucleus, tail **6**
Claustrum **22**
Corpus callosum, radiations **11**
Globus pallidus, external (lateral) and internal (medial) segments (GPe and GPi) **21**
Habenula **7**
Habenular commissure **13**

Habenulo-interpeduncular tract (fasciculus retroflexus of *Meynert*) **15**
Hippocampus **9**
Hippocampus, alveus **16**
Hippocampus, fimbria **17**
Inferior longitudinal fasciculus **8**
Internal capsule, posterior limb **4**
Lateral ventricle, occipital (posterior) horn **10**
Lenticular fasciculus (H2 field of *Forel*) **3**

Pineal gland **14**
Putamen **23**
Stria terminalis **18**
Thalamus, centromedian nucleus (CM) **5**
Thalamus, pulvinar (Pul) **12**
Thalamus, ventroposterolateral nucleus (VPL) **19**
Thalamus, ventroposteromedial nucleus (VPM) **20**
Third ventricle (III) **2**

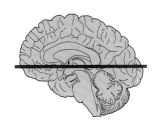

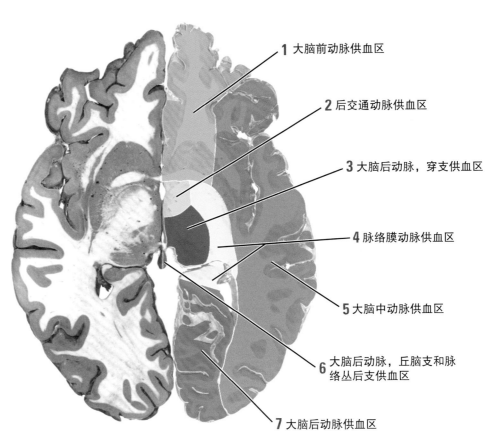

1 大脑前动脉供血区

2 后交通动脉供血区

3 大脑后动脉，穿支供血区

4 脉络膜动脉供血区

5 大脑中动脉供血区

6 大脑后动脉，丘脑支和脉络丛后支供血区

7 大脑后动脉供血区

图3-74　经缰连合血管分布

Anterior cerebral artery territory 1
Choroidal arteries territory 4
Middle cerebral artery territory 5

Posterior cerebral artery, collicular and posterior choroidal branches territory 6
Posterior cerebral artery, perforating branches territory 3

Posterior cerebral artery territory 7
Posterior communicating artery territory 2

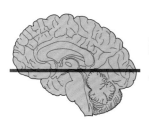

经上丘与MRI横断面

见图3-75和图3-76。

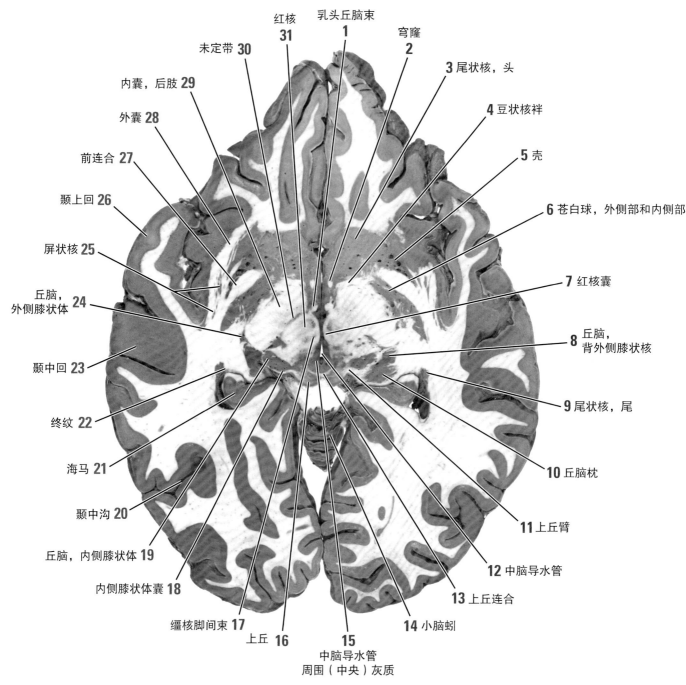

红核 31
乳头丘脑束 1
穹窿 2
3 尾状核，头
4 豆状核襻
5 壳
6 苍白球，外侧部和内侧部
7 红核囊
8 丘脑，背外侧膝状核
9 尾状核，尾
10 丘脑枕
11 上丘臂
12 中脑导水管
13 上丘连合
14 小脑蚓
15 中脑导水管周围（中央）灰质
16 上丘
缰核脚间束 17
内侧膝状体囊 18
丘脑，内侧膝状体 19
颞中沟 20
海马 21
终纹 22
颞中回 23
丘脑，外侧膝状体 24
屏状核 25
颞上回 26
前连合 27
外囊 28
内囊，后肢 29
未定带 30

图3-75 经上丘横断面

Ansa lenticularis 4
Anterior commissure 27
Capsule of medial geniculate nucleus (MG) (fibers from brachium of superior colliculus) 18
Capsule of red nucleus 7
Caudate nucleus, head 3
Caudate nucleus, tail 9
Cerebellum, vermis 14
Cerebral aqueduct (aquaduct of *Sylvius*) 12
Claustrum 25
Commissure of superior colliculi 13
External capsule 28

Fornix, column 2
Globus pallidus, external (lateral) segment (GPe) 6
Habenulo-interpeduncular tract (fasciculus retroflexus of *Meynert*) 17
Hippocampus 21
Internal capsule, posterior limb 29
Mamillothalamic tract 1
Middle temporal gyrus 23
Middle temporal sulcus 20
Periaqueductal (central) gray substance 15
Putamen 5
Red nucleus 31

Stria terminalis 22
Superior colliculus 16
Superior colliculus, brachium 11
Superior temporal gyrus 26
Thalamus, dorsal lateral geniculate nucleus (dLGN) (lateral geniculate body) 8
Thalamus, medial geniculate nucleus (MG) (medial geniculate body) 19
Thalamus, pregeniculate nucleus 24
Thalamus, pulvinar (Pul) 10
Zona incerta 30

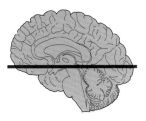

尾状核，头 **17**　　穹窿柱 **18**　　额极 **1**　　乳头丘脑束 **2**

外囊 **16**

3 壳

前连合 **15**

4 岛叶

苍白球，外侧部 **14**

5 大脑中动脉

丘脑，
背外侧膝状核 **13**

6 内囊，后肢

中脑导水管 **12**

7 侧脑室下角

11
四叠体池　　**10**
上丘　　**9**
丘脑，内侧膝状体　　**8**
海马

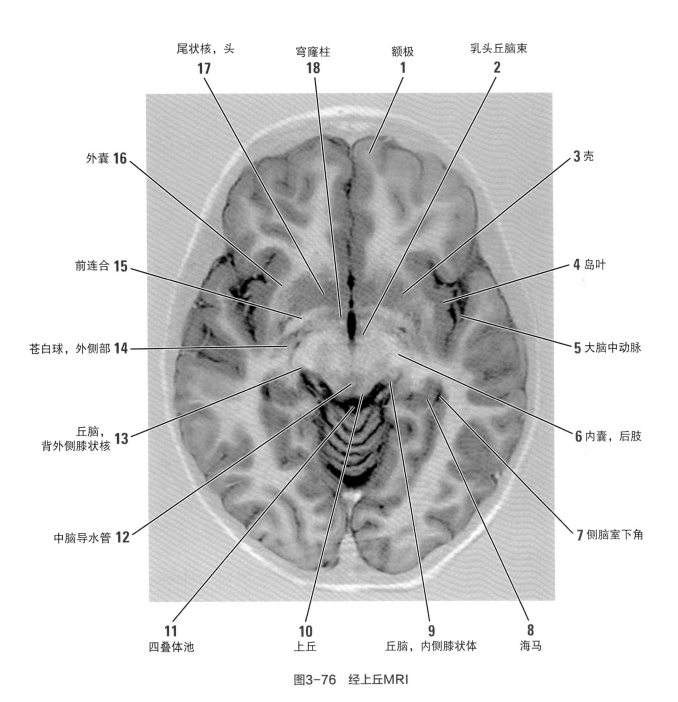

图3-76　经上丘MRI

Anterior commissure **15**
Caudate nucleus, head **17**
Cerebral aqueduct (aquaduct of *Sylvius*) **12**
External capsule **16**
Fornix, column **18**
Frontal pole **1**
Globus pallidus, external (lateral) segment (GPe) **14**

Hippocampus **8**
Insula **4**
Internal capsule, posterior limb **6**
Lateral ventricle, temporal (inferior) horn **7**
Mamillothalamic tract **2**
Middle cerebral artery branch **5**
Putamen **3**

Quadrigeminal cistern **11**
Superior colliculus **10**
Thalamus, dorsal lateral geniculate nucleus (dLGN)
　(lateral geniculate body) **13**
Thalamus, medial geniculate nucleus (MG) (medial
　geniculate body) **9**

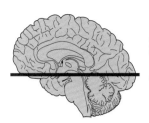

经前穿质与血管区横断面

见图3-77和图3-78。

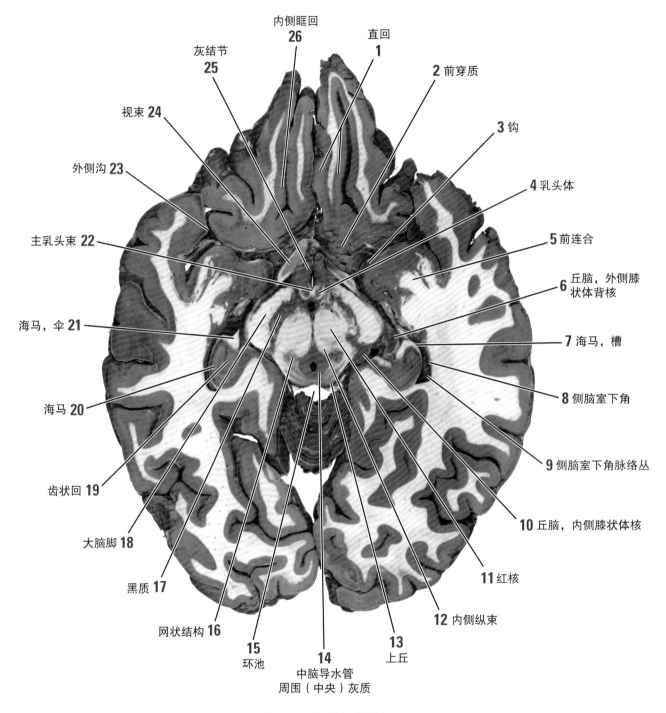

内侧眶回 **26**

直回 **1**

灰结节 **25**

2 前穿质

视束 **24**

3 钩

外侧沟 **23**

4 乳头体

5 前连合

主乳头束 **22**

6 丘脑，外侧膝状体背核

海马，伞 **21**

7 海马，槽

8 侧脑室下角

海马 **20**

9 侧脑室下角脉络丛

齿状回 **19**

10 丘脑，内侧膝状体核

大脑脚 **18**

11 红核

黑质 **17**

12 内侧纵束

网状结构 **16**

13 上丘

15 环池

14 中脑导水管周围（中央）灰质

图3-77　经前穿质横断面

Ambient (circum-mesencephalic) cistern **15**
Anterior commissure **5**
Anterior perforated substance **2**
Cerebral peduncle **18**
Choroid plexus of lateral ventricle, temporal (inferior) horn **9**
Dentate gyrus **19**
Gyrus rectus (straight gyrus) **1**
Hippocampus **20**
Hippocampus, alveus **7**

Hippocampus, fimbria **21**
Lateral sulcus (*Sylvian* fissure) **23**
Lateral ventricle, temporal (inferior) horn **8**
Mamillary body **4**
Medial longitudinal fasciculus **12**
Medial orbital gyrus **26**
Optic tract **24**
Periaqueductal (central) gray substance **14**
Principal mamillary fasciculus **22**
Red nucleus **11**

Reticular formation (cuneiform nucleus) **16**
Substantia nigra **17**
Superior colliculus **13**
Thalamus, dorsal lateral geniculate nucleus (dLGN) (lateral geniculate body) **6**
Thalamus, medial geniculate nucleus (MG) (medial geniculate body) **10**
Tuber cinereum **25**
Uncus **3**

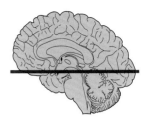

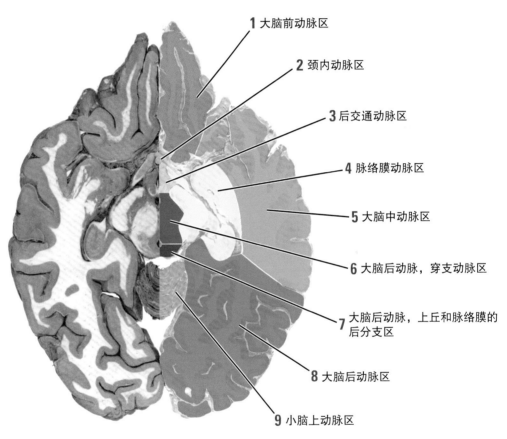

1 大脑前动脉区

2 颈内动脉区

3 后交通动脉区

4 脉络膜动脉区

5 大脑中动脉区

6 大脑后动脉，穿支动脉区

7 大脑后动脉，上丘和脉络膜的后分支区

8 大脑后动脉区

9 小脑上动脉区

图3-78　经前穿质血管区

Anterior cerebral artery territory **1**
Choroidal arteries territory **4**
Internal carotid artery territory **2**
Middle cerebral artery territory **5**

Posterior cerebral artery, collicular and posterior choroidal branches territory **7**
Posterior cerebral artery, perforating branches territory **6**

Posterior cerebral artery territory **8**
Posterior communicating artery territory **3**
Superior cerebellar artery territory **9**

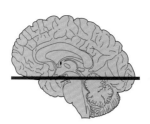

经下丘与MRI横断面

见图3-79和图3-80。

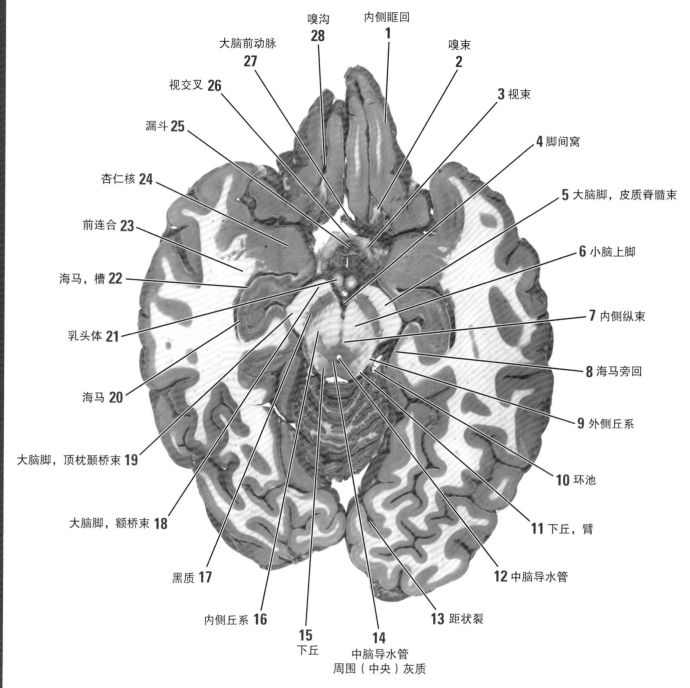

嗅沟 **28**
内侧眶回 **1**
大脑前动脉 **27**
嗅束 **2**
视交叉 **26**
3 视束
漏斗 **25**
4 脚间窝
杏仁核 **24**
5 大脑脚，皮质脊髓束
前连合 **23**
6 小脑上脚
海马，槽 **22**
7 内侧纵束
乳头体 **21**
8 海马旁回
海马 **20**
9 外侧丘系
大脑脚，顶枕颞桥束 **19**
10 环池
大脑脚，额桥束 **18**
11 下丘，臂
黑质 **17**
12 中脑导水管
内侧丘系 **16**
13 距状裂
下丘 **15**
中脑导水管周围（中央）灰质 **14**

图3-79 经下丘横断面

Ambient (circum-mesencephalic) cistern **10**
Amygdala **24**
Anterior cerebral artery **27**
Anterior commissure **23**
Calcarine fissure **13**
Cerebral aqueduct (aqueduct of *Sylvius*) **12**
Cerebral peduncle, corticospinal (pyramidal) tract **5**
Cerebral peduncle, frontopontine tract **18**
Cerebral peduncle, parietotemporo-occipitopontine tract **19**
Hippocampus **20**

Hippocampus, alveus **22**
Inferior colliculus **15**
Inferior colliculus, brachium **11**
Infundibulum (pituitary stalk) **25**
Interpeduncular fossa **4**
Lateral lemniscus **9**
Mamillary body **21**
Medial lemniscus **16**
Medial longitudinal fasciculus **7**
Medial orbital gyrus **1**
Olfactory sulcus **28**

Olfactory tract **2**
Optic chiasm **26**
Optic tract **3**
Parahippocampal gyrus **8**
Periaqueductal (central) gray substance **14**
Substantia nigra **17**
Superior cerebellar peduncle (brachium conjunctivum) **6**

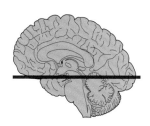

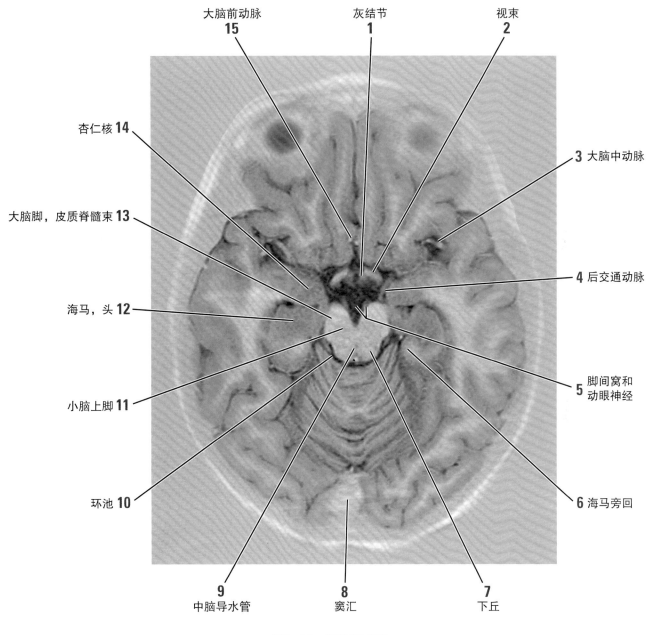

大脑前动脉 **15**　　　灰结节 **1**　　　视束 **2**

杏仁核 **14**

3 大脑中动脉

大脑脚，皮质脊髓束 **13**

4 后交通动脉

海马，头 **12**

5 脚间窝和
动眼神经

小脑上脚 **11**

6 海马旁回

环池 **10**

9　　　　　**8**　　　　　**7**
中脑导水管　　　窦汇　　　　下丘

图3-80　经下丘MRI

Ambient (circum-mesencephalic) cistern **10**　　　Hippocampus, head **12**　　　Posterior communicating artery **4**
Amygdala **14**　　　Inferior colliculus **7**　　　Superior cerebellar peduncle (brachium
Anterior cerebral artery **15**　　　Interpeduncular fossa **5**　　　　conjunctivum) **11**
Cerebral aqueduct (aqueduct of *Sylvius*) **9**　　　Middle cerebral artery, stem **3**　　　Tuber cinereum **1**
Cerebral peduncle, corticospinal (pyramidal) tract **13**　　　Optic tract **2**
Confluence of sinuses **8**　　　Parahippocampal gyrus **6**

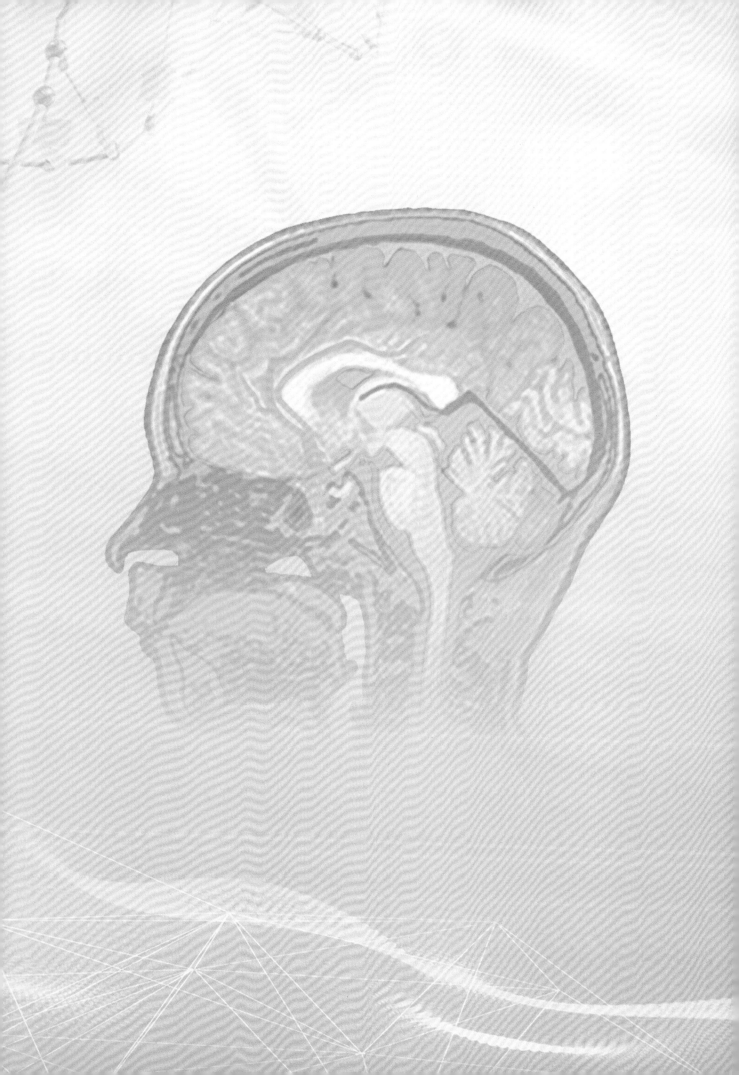

第四章

组织学切片

　　第四章展示中枢神经组织染色切片中的结构细节。采用髓鞘染色，横断面通过小脑、脑干和脊髓，从上至下依次排列，且延续了轴向切片、MRI和血管区域的排列顺序。切片通过基底神经节、丘脑和下丘脑，在冠状面从前至后依次排列。在冠状面上的切片通过基底前脑和海马。第三章展示了脑干、脊髓中常见动脉血管区域的模式图，以及用以对照说明与组织学切片相关性的磁共振图像。这些切片所显示的特征，为解释和理解第二章所述的表面特征，以及第三章所述的内部结构提供更多细节，并在第五章中用于阐述传导通路。

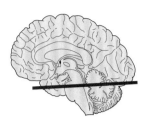

一、小脑

经小脑顶核与血管分布横断面

见图4-1和图4-2。

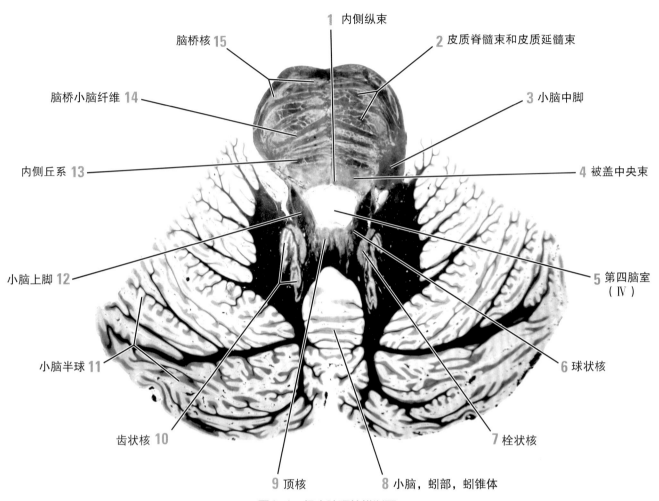

1 内侧纵束
2 皮质脊髓束和皮质延髓束
脑桥核 15
脑桥小脑纤维 14
3 小脑中脚
内侧丘系 13
4 被盖中央束
小脑上脚 12
5 第四脑室（Ⅳ）
小脑半球 11
6 球状核
齿状核 10
7 栓状核
9 顶核
8 小脑，蚓部，蚓锥体

图4-1 经小脑顶核横断面

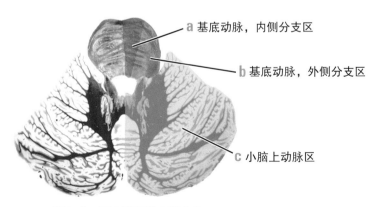

a 基底动脉，内侧分支区
b 基底动脉，外侧分支区
c 小脑上动脉区

图4-2 经小脑顶核血管分布

经小脑齿状核与MRI横断面

见图4-3和图4-4。

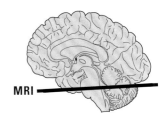

MRI ━━━━━

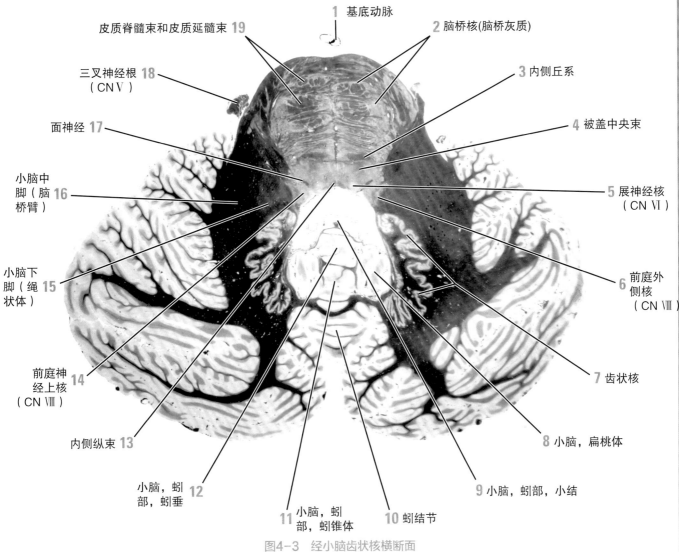

皮质脊髓束和皮质延髓束 **19**

三叉神经根 **18**
（CN Ⅴ）

面神经 **17**

小脑中
脚（脑 **16**
桥臂）

小脑下
脚（绳 **15**
状体）

前庭神
经上核 **14**
（CN Ⅷ）

内侧纵束 **13**

小脑，蚓
部，蚓垂 **12**

11 小脑，蚓
部，蚓锥体

10 蚓结节

1 基底动脉

2 脑桥核(脑桥灰质)

3 内侧丘系

4 被盖中央束

5 展神经核
（CN Ⅵ）

6 前庭外
侧核
（CN Ⅷ）

7 齿状核

8 小脑，扁桃体

9 小脑，蚓部，小结

图4-3 经小脑齿状核横断面

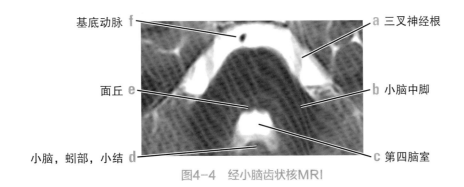

基底动脉 **f**

面丘 **e**

小脑，蚓部，小结 **d**

a 三叉神经根

b 小脑中脚

c 第四脑室

图4-4 经小脑齿状核MRI

Abducent nucleus (CN VI) 5
Basilar artery 1, f
Central tegmental tract 4
Cerebellum, tonsil (ventral paraflocculus) 8
Cerebellum, vermis, nodule 9, d
Cerebellum, vermis, pyramis 11
Cerebellum, vermis, uvula 12

Corticospinal (pyramidal) and corticobular tracts 19
Dentate nucleus 7
Facial colliculus (CN VII) e
Facial nerve (CN VII) 17
Fourth ventricle (IV) c
Inferior cerebellar peduncle, (restiform body) 15
Lateral vestibular nucleus (CN VIII) 6

Medial lemniscus 3
Medial longitudinal fasciculus 13
Middle cerebellar peduncle (brachium pontis) 16, b
Pontine nuclei (pontine gray) 2
Superior vestibular nucleus (CN VIII) 14
Trigeminal root (CN V) 18, a
Tuber vermis 10

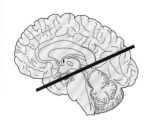

二、脑干

经上丘与血管分布横断面

见图4-5和图4-6。

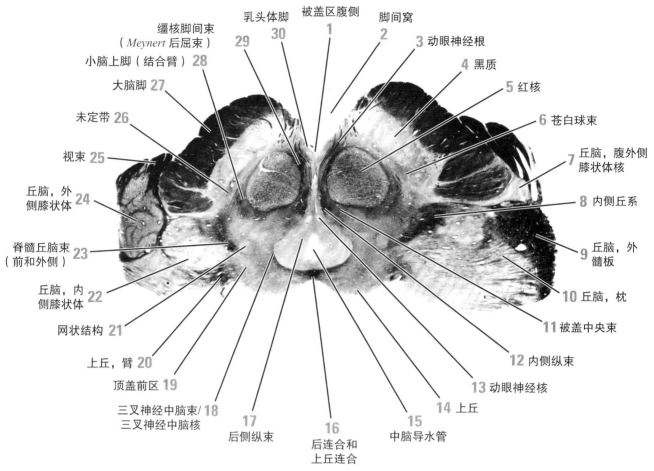

乳头体脚 30
缰核脚间束（*Meynert* 后屈束）29
被盖区腹侧 1
脚间窝 2
动眼神经根 3
小脑上脚（结合臂）28
黑质 4
大脑脚 27
红核 5
未定带 26
苍白球束 6
视束 25
丘脑，腹外侧膝状体核 7
丘脑，外侧膝状体 24
内侧丘系 8
脊髓丘脑束（前和外侧）23
丘脑，外髓板 9
丘脑，内侧膝状体 22
丘脑，枕 10
网状结构 21
被盖中央束 11
上丘，臂 20
内侧纵束 12
顶盖前区 19
动眼神经核 13
三叉神经中脑束/三叉神经中脑核 18
上丘 14
后侧纵束 17
中脑导水管 15
后连合和上丘连合 16

图4-5 经上丘横断面

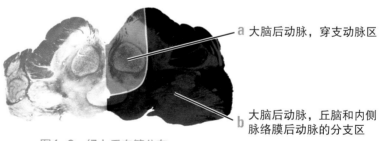

a 大脑后动脉，穿支动脉区
b 大脑后动脉，丘脑和内侧脉络膜后动脉的分支区

图4-6 经上丘血管分布

Central tegmental tract 11
Cerebral aqueduct (aqueduct of *Sylvius*) 15
Cerebral peduncle 27
Habenulo-interpeduncular tract (fasciculus retroflexus of *Meynert*) 29
Interpeduncular fossa 2
Mamillary peduncle 30
Medial lemniscus 8
Medial longitudinal fasciculus 12
Oculomotor (CN III) autonomic (*Edinger-Westphal*) nucleus 13
Oculomotor nerve root (CN III) 3
Optic tract 25
Pallidoreticular (lenticulonigral) tracts 6

Posterior cerebral artery, collicular and posterior medial choroidal branches territory b
Posterior cerebral artery, perforating branches territory a
Posterior commissure and commissure of superior colliculi 16
Posterior (dorsal) longitudinal fasciculus 17
Pretectal area 19
Red nucleus 5
Reticular formation (cuneiform nucleus) 21
Spinothalamic tracts (anterior and lateral) 23
Substantia nigra 4
Superior cerebellar peduncle (brachium conjunctivum) 28

Superior colliculus 14
Superior colliculus, brachium 20
Thalamus, dorsal lateral geniculate nucleus (dLGN) (lateral geniculate body) 24
Thalamus, external medullary lamina 9
Thalamus, medial geniculate nucleus (MG) (medial geniculate body) 22
Thalamus, pulvinar (Pul) 10
Thalamus, ventral lateral geniculate nucleus 7
Trigeminal nerve (CN V), mesencephalic tract and nucleus 18
Ventral tegmental area 1
Zona incerta 26

经动眼神经核与MRI横断面

见图4-7和图4-8。

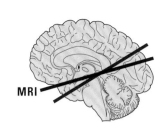

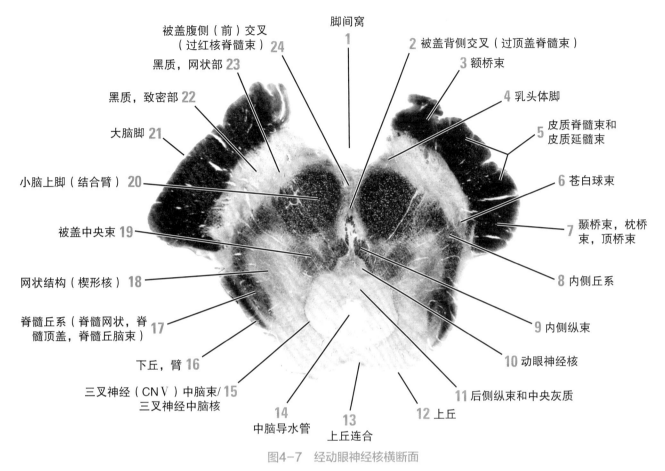

被盖腹侧（前）交叉
（过红核脊髓束）24
黑质，网状部 23
黑质，致密部 22
大脑脚 21
小脑上脚（结合臂）20
被盖中央束 19
网状结构（楔形核）18
脊髓丘系（脊髓网状，脊
髓顶盖，脊髓丘脑束）17
下丘，臂 16
三叉神经（CN V）中脑束/ 15
三叉神经中脑核
14 中脑导水管
13 上丘连合

脚间窝
1
2 被盖背侧交叉（过顶盖脊髓束）
3 额桥束
4 乳头体脚
5 皮质脊髓束和皮质延髓束
6 苍白球束
7 颞桥束，枕桥束，顶桥束
8 内侧丘系
9 内侧纵束
10 动眼神经核
11 后侧纵束和中央灰质
12 上丘

图4-7 经动眼神经核横断面

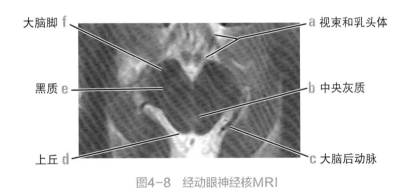

大脑脚 f
黑质 e
上丘 d

a 视束和乳头体
b 中央灰质
c 大脑后动脉

图4-8 经动眼神经核MRI

Anterior (ventral) tegmental decussation (crossing of rubrospinal tract) 24
Central gray substance b
Central tegmental tract 19
Cerebral aqueduct (aqueduct of *Sylvius*) 14
Cerebral peduncle 21, f
Commissure of superior colliculi 13
Corticospinal (pyramidal) and corticobulbar tracts 5
Frontopontine tract 3
Inferior colliculus, brachium 16
Interpeduncular fossa 1
Mamillary peduncle 4

Medial lemniscus 8
Medial longitudinal fasciculus 9
Oculomotor nucleus (CN III) 10
Optic tract and mamillary body a
Pallidoreticular (lenticulonigral) tracts 6
Posterior cerebral artery c
Posterior (dorsal) longitudinal fasciculus and central gray substance 11
Posterior (dorsal) tegmental decussation (crossing of tectospinal tract) 2
Reticular formation (cuneiform nucleus) 18
Spinal lemniscus (spinoreticular, spinotectal, and

spinothalamic tracts) 17
Substantia nigra e
Substantia nigra, pars compacta (compact part) 23
Substantia nigra, pars reticulata (reticular part) 22
Superior cerebellar peduncle (brachium conjunctivum) 20
Superior colliculus 12, d
Temporopontine, occipitopontine and parietopontine tracts 7
Trigeminal nerve (CN V), mesencephalic tract and nucleus 15

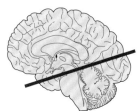

经下丘与血管分布横断面

见图4-9和图4-10。

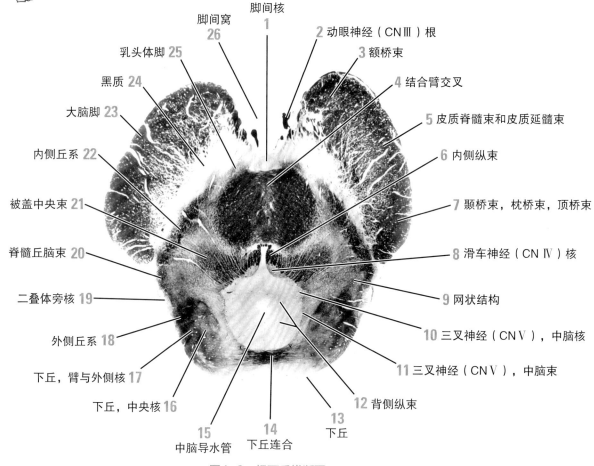

脚间核 1
脚间窝 26
2 动眼神经（CN Ⅲ）根
3 额桥束
乳头体脚 25
黑质 24
4 结合臂交叉
大脑脚 23
5 皮质脊髓束和皮质延髓束
内侧丘系 22
6 内侧纵束
被盖中央束 21
7 颞桥束，枕桥束，顶桥束
脊髓丘脑束 20
8 滑车神经（CN Ⅳ）核
二叠体旁核 19
9 网状结构
外侧丘系 18
10 三叉神经（CN Ⅴ），中脑核
下丘，臂与外侧核 17
11 三叉神经（CN Ⅴ），中脑束
下丘，中央核 16
12 背侧纵束
15 中脑导水管
14 下丘连合
13 下丘

图4-9 经下丘横断面

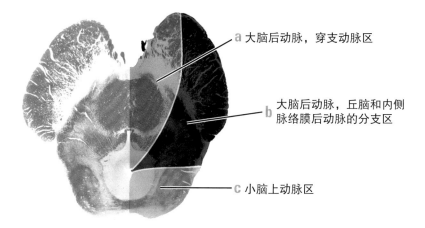

a 大脑后动脉，穿支动脉区
b 大脑后动脉，丘脑和内侧脉络膜后动脉的分支区
c 小脑上动脉区

图4-10 经下丘血管分布

Central tegmental tract 21
Cerebral aqueduct (aqueduct of *Sylvius*) 15
Cerebral peduncle 23
Commissure of inferior colliculi 14
Corticospinal (pyramidal) and corticobulbar fibers 5
Decussation of superior cerebellar peduncles (brachia conjunctiva) 4
Frontopontine tract 3
Inferior colliculus 13
Inferior colliculus, brachium and external nucleus 17
Inferior colliculus, central nucleus 16
Interpeduncular fossa 26

Interpeduncular nucleus 1
Lateral lemniscus 18
Mamillary peduncle 25
Medial lemniscus 22
Medial longitudinal fasciculus 6
Oculomotor nerve root (CN III) 2
Parabigeminal nucleus 19
Posterior cerebral artery, collicular and posterior medial choroidal branches territory b
Posterior cerebral artery, perforating branches territory a
Posterior (dorsal) longitudinal fasciculus (central

gray substance) 12
Reticular formation (cuneiform area) 9
Spinal lemniscus (spinoreticular, spinotectal, and spinothalamic tracts) 20
Substantia nigra 24
Superior cerebellar artery territory c
Temporopontine, occipitopontine, and parietopontine tracts 7
Trigeminal nerve (CN V), mesencephalic nucleus 10
Trigeminal nerve (CN V), mesencephalic tract 11
Trochlear nucleus (CN IV) 8

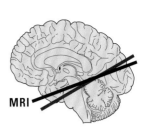

经上脑桥和峡部与MRI横断面

见图4-11和图4-12。

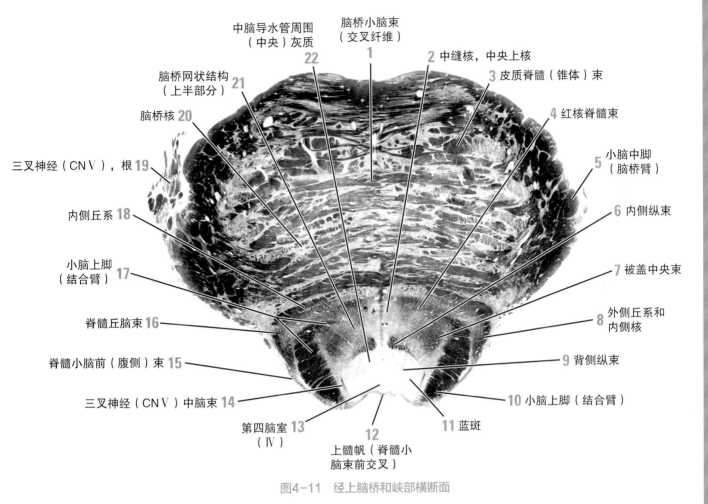

中脑导水管周围（中央）灰质 22
脑桥小脑束（交叉纤维） 1
2 中缝核，中央上核
3 皮质脊髓（锥体）束
脑桥网状结构（上半部分） 21
4 红核脊髓束
脑桥核 20
5 小脑中脚（脑桥臂）
三叉神经（CNV），根 19
6 内侧纵束
内侧丘系 18
7 被盖中央束
小脑上脚（结合臂） 17
8 外侧丘系和内侧核
脊髓丘脑束 16
9 背侧纵束
脊髓小脑前（腹侧）束 15
10 小脑上脚（结合臂）
三叉神经（CNV）中脑束 14
11 蓝斑
第四脑室 13（Ⅳ）
12 上髓帆（脊髓小脑束前交叉）

图4-11 经上脑桥和峡部横断面

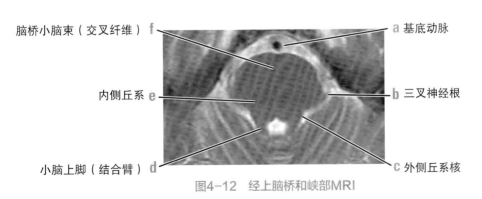

脑桥小脑束（交叉纤维） f
a 基底动脉
内侧丘系 e
b 三叉神经根
小脑上脚（结合臂） d
c 外侧丘系核

图4-12 经上脑桥和峡部MRI

Anterior (ventral) spinocerebellar tract 15
Basilar artery a
Central tegmental tract 7
Corticospinal (pyramidal) tract 3
Fourth ventricle (IV) 13
Lateral lemniscus and nuclei 8, c
Locus ceruleus 11
Medial lemniscus 18, e
Medial longitudinal fasciculus 6

Middle cerebellar peduncle (brachium pontis) 5
Periaqueductal (central) gray substance 22
Pontine nuclei (pontine gray) 20
Pontine reticular formation (superior part) 21
Pontocerebellar tract (crossing fibers) 1, f
Posterior (dorsal) longitudinal fasciculus 9
Raphé, central superior nucleus 2
Rubrospinal tract 4

Spinal lemniscus (spinoreticular, spinotectal, and spinothalamic tracts) 16
Superior cerebellar peduncle (brachium conjunctivum) 10, 17, d
Superior medullary velum (decussation of anterior [ventral] spinocerebellar tract) 12
Trigeminal nerve (CN V), mesencephalic tract 14
Trigeminal nerve (CN V), root 19, b

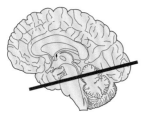

经脑桥中部和血管分布横断面

见图4-13和图4-14。

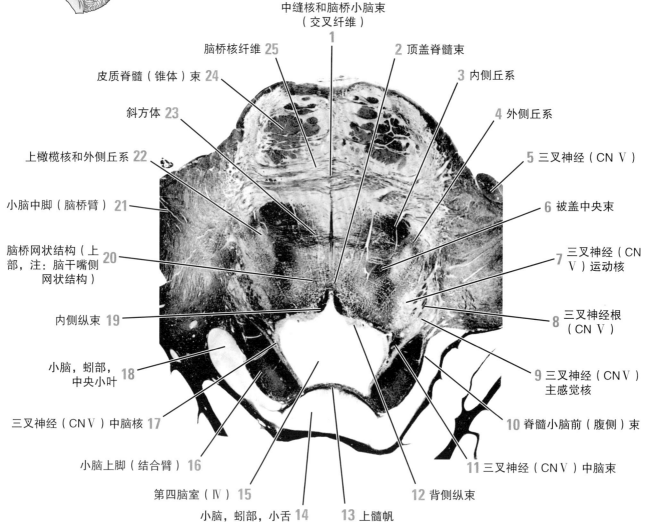

中缝核和脑桥小脑束
（交叉纤维）
1

脑桥核纤维 25

皮质脊髓（锥体）束 24

斜方体 23

上橄榄核和外侧丘系 22

小脑中脚（脑桥臂）21

脑桥网状结构（上部，注：脑干嘴侧网状结构）20

内侧纵束 19

小脑，蚓部，中央小叶 18

三叉神经（CN V）中脑核 17

小脑上脚（结合臂）16

第四脑室（Ⅳ）15

小脑，蚓部，小舌 14

13 上髓帆

12 背侧纵束

2 顶盖脊髓束

3 内侧丘系

4 外侧丘系

5 三叉神经（CN V）

6 被盖中央束

7 三叉神经（CN V）运动核

8 三叉神经根（CN V）

9 三叉神经（CN V）主感觉核

10 脊髓小脑前（腹侧）束

11 三叉神经（CN V）中脑束

图4-13 经脑桥中部横断面

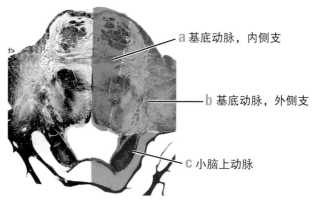

a 基底动脉，内侧支

b 基底动脉，外侧支

c 小脑上动脉

图4-14 经脑桥中部血管分布

Anterior (ventral) spinocerebellar tract 10
Basilar artery, lateral branches territory b
Basilar artery, medial branches territory a
Central tegmental tract 6
Cerebellum, vermis, central lobule 18
Cerebellum, vermis, lingula 14
Corticospinal (pyramidal) tract 24
Fourth ventricle (IV) 15
Lateral lemniscus 4
Medial lemniscus 3

Medial longitudinal fasciculus 19
Middle cerebellar peduncle (brachium pontis) 21
Pontine nuclei (pontine gray) and fibers 25
Pontine reticular formation (superior part) 20
Posterior (dorsal) longitudinal fasciculus 12
Raphé and pontocerebellar tract (crossing fibers) 1
Superior cerebellar artery territory c
Superior cerebellar peduncle (brachium conjunctivum) 16
Superior medullary velum 13

Superior olivary nuclei and lateral lemniscus 22
Tectospinal tract 2
Trapezoid body 23
Trigeminal (CN V) main (principal) sensory nucleus 9
Trigeminal (CN V) mesencephalic nucleus 17
Trigeminal (CN V) motor nucleus 7
Trigeminal nerve (CN V) 5
Trigeminal nerve (CN V), mesencephalic tract 11
Trigeminal nerve root (CN V) 8

经面神经膝部与MRI横断面

见图4-15和图4-16。

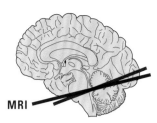

MRI

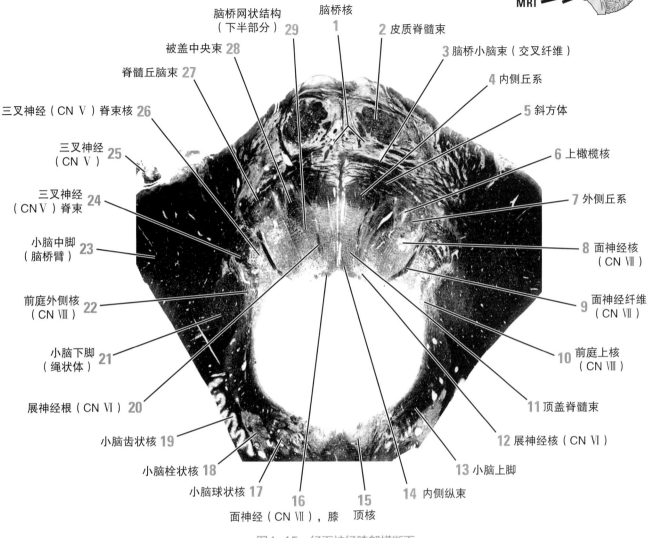

脑桥网状结构
（下半部分）**29**　脑桥核 **1**　**2** 皮质脊髓束

被盖中央束 **28**　**3** 脑桥小脑束（交叉纤维）

脊髓丘脑束 **27**　**4** 内侧丘系

三叉神经（CN Ⅴ）脊束核 **26**　**5** 斜方体

三叉神经
（CN Ⅴ）**25**　**6** 上橄榄核

三叉神经
（CN Ⅴ）脊束 **24**　**7** 外侧丘系

小脑中脚
（脑桥臂）**23**　**8** 面神经核
（CN Ⅶ）

前庭外侧核
（CN Ⅷ）**22**　**9** 面神经纤维
（CN Ⅶ）

小脑下脚
（绳状体）**21**　**10** 前庭上核
（CN Ⅷ）

展神经根（CN Ⅵ）**20**　**11** 顶盖脊髓束

小脑齿状核 **19**　**12** 展神经核（CN Ⅵ）

小脑栓状核 **18**　**13** 小脑上脚

小脑球状核 **17**　**16**　**15**　**14** 内侧纵束

面神经（CN Ⅶ），膝　顶核

图4-15　经面神经膝部横断面

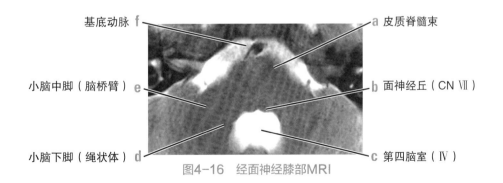

基底动脉 **f**　**a** 皮质脊髓束

小脑中脚（脑桥臂）**e**　**b** 面神经丘（CN Ⅶ）

小脑下脚（绳状体）**d**　**c** 第四脑室（Ⅳ）

图4-16　经面神经膝部MRI

Abducent nerve root (CN VI) 20
Abducent nucleus (CN VI) 12
Basilar artery f
Central tegmental tract 28
Corticospinal (pyramidal) tract 2, a
Dentate nucleus 19
Emboliform nucleus 18
Facial colliculus (CN VII) b
Facial nerve fibers (CN VII) 9
Facial nerve (CN VII), genu 16
Facial nucleus (CN VII) 8
Fastigial nucleus 15

Fourth ventricle (IV) c
Globose nucleus 17
Inferior cerebellar peduncle (restiform body) 21, d
Lateral lemniscus 7
Lateral vestibular nucleus (CN VIII) 22
Medial lemniscus 4
Medial longitudinal fasciculus 14
Middle cerebellar peduncle (brachium pontis) 23, e
Pontine nuclei (pontine gray) 1
Pontine reticular formation (inferior part) 29
Pontocerebellar tract (crossing fibers) 3

Spinal lemniscus (spinoreticular, spinotectal, and spinothalamic tracts) 27
Superior cerebellar peduncle (brachium conjunctivum) 13
Superior olivary nucleus 6
Superior vestibular nucleus (CN VIII) 10
Tectospinal tract 11
Trapezoid body 5
Trigeminal nerve (CN V) spinal tract 24
Trigeminal nerve (CN V) 25
Trigeminal (CN V) spinal nucleus 26

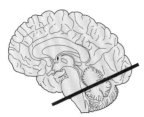

经前庭蜗神经根与血管分布横断面

见图4-17和图4-18。

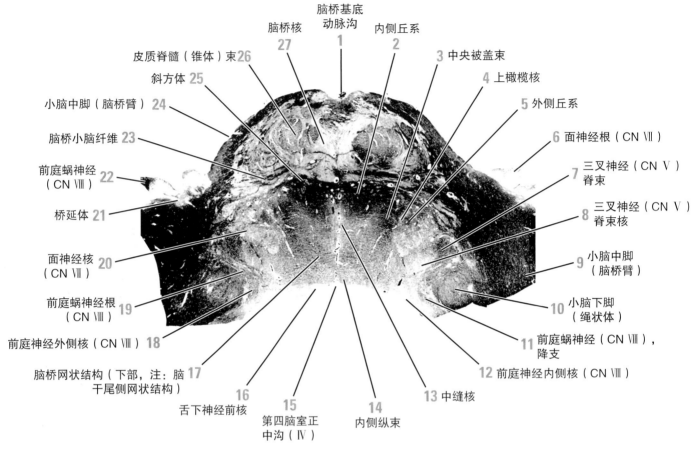

脑桥核 **27**
脑桥基底动脉沟 **1**
内侧丘系 **2**
皮质脊髓（锥体）束 **26**
斜方体 **25**
小脑中脚（脑桥臂） **24**
脑桥小脑纤维 **23**
前庭蜗神经（CN Ⅷ） **22**
桥延体 **21**
面神经核（CN Ⅶ） **20**
前庭蜗神经根（CN Ⅷ） **19**
前庭神经外侧核（CN Ⅷ） **18**
脑桥网状结构（下部，注：脑干尾侧网状结构） **17**
舌下神经前核 **16**
第四脑室正中沟（Ⅳ） **15**
内侧纵束 **14**
中缝核 **13**
前庭神经内侧核（CN Ⅷ） **12**
前庭蜗神经（CN Ⅷ），降支 **11**
小脑下脚（绳状体） **10**
小脑中脚（脑桥臂） **9**
三叉神经（CN Ⅴ）脊束核 **8**
三叉神经（CN Ⅴ）脊束 **7**
面神经根（CN Ⅶ） **6**
外侧丘系 **5**
上橄榄核 **4**
中央被盖束 **3**

图4-17　经前庭蜗神经根横断面

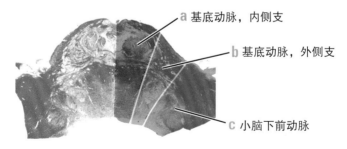

a 基底动脉，内侧支
b 基底动脉，外侧支
c 小脑下前动脉

图4-18　经前庭蜗神经根血管分布

Anterior inferior cerebellar artery territory **c**
Basilar artery, lateral branches territory **b**
Basilar artery, medial branches territory **a**
Basilar sulcus of pons **1**
Central tegmental tract **3**
Corticospinal (pyramidal) tract **26**
Facial nerve rootlet (CN VII) **6**
Facial nucleus (CN VII) **20**
Inferior cerebellar peduncle (restiform body) **10**
Lateral lemniscus **5**
Lateral vestibular nucleus (CN VIII) **18**

Medial lemniscus **2**
Medial longitudinal fasciculus **14**
Medial vestibular nucleus (CN VIII) **12**
Median sulcus of fourth ventricle (IV) **15**
Middle cerebellar peduncle (brachium pontis) **9, 24**
Nucleus prepositus hypoglossi **16**
Pontine nuclei (pontine gray) **27**
Pontine reticular formation (caudal part) **17**
Pontobulbar body **21**
Pontocerebellar fibers **23**
Raphé nuclei **13**

Superior olivary nucleus **4**
Trapezoid body **25**
Trigeminal nerve (CN V), spinal tract **7**
Trigeminal (CN V) spinal nucleus **8**
Vestibulocochlear nerve (CN VIII) **22**
Vestibulocochlear nerve (CN VIII), descending branch **11**
Vestibulocochlear nerve root (CN VIII) **19**

经舌咽神经根与MRI横断面

见图4-19和图4-20。

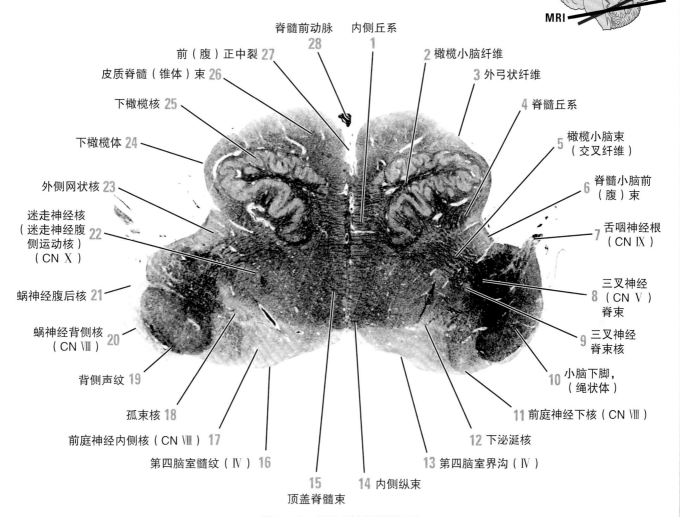

脊髓前动脉　内侧丘系

前（腹）正中裂 27　　28　　1

皮质脊髓（锥体）束 26　　　　　　2 橄榄小脑纤维

下橄榄核 25　　　　　　　　3 外弓状纤维

下橄榄体 24　　　　　　　　　4 脊髓丘系

外侧网状核 23　　　　　　　　5 橄榄小脑束（交叉纤维）

迷走神经核（迷走神经腹侧运动核）（CN X）22　　　　　6 脊髓小脑前（腹）束

蜗神经腹后核 21　　　　　　　7 舌咽神经根（CN IX）

蜗神经背侧核（CN VIII）20　　　　8 三叉神经（CN V）脊束

背侧声纹 19　　　　　　　　9 三叉神经脊束核

孤束核 18　　　　　　　　10 小脑下脚，（绳状体）

前庭神经内侧核（CN VIII）17　　11 前庭神经下核（CN VIII）

第四脑室髓纹（IV）16　　　　12 下泌涎核

15　　14 内侧纵束　13 第四脑室界沟（IV）

顶盖脊髓束

图4-19　经舌咽神经根横断面

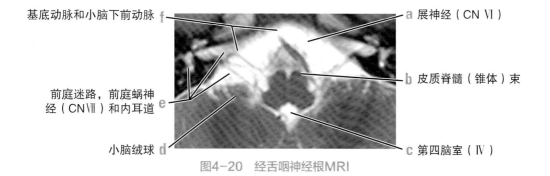

基底动脉和小脑下前动脉 f　　　　　a 展神经（CN VI）

　　　　　　　　　　　　b 皮质脊髓（锥体）束

前庭迷路，前庭蜗神经（CN VII）和内耳道 e

小脑绒球 d　　　　　　　　c 第四脑室（IV）

图4-20　经舌咽神经根MRI

Abducent nerve (CN VI) a
Anterior (ventral) median fissure (sulcus) 27
Anterior spinal artery 28
Anterior (ventral) spinocerebellar tract 6
Basilar and anterior inferior cerebellar arteries f
Cerebellum flocculus d
Corticospinal (pyramidal) tract 26, b
Dorsal acoustic stria 19
External arcuate fibers 3
Fourth ventricle (IV) c
Glossopharyngeal nerve root (CN IX) 7
Inferior cerebellar peduncle, (restiform body) 10
Inferior olivary nucleus 25

Inferior olive 24
Inferior salivatory nucleus 12
Inferior vestibular nucleus (CN VIII) 11
Lateral reticular nucleus 23
Limiting sulcus of fourth ventricle (IV), (sulcus limitans) 13
Medial lemniscus 1
Medial longitudinal fasciculus 14
Medial vestibular nucleus (CN VIII) 17
Medullary striae of fourth ventricle (IV) 16
Nucleus ambiguus (ventral motor nucleus of vagus nerve) (CN X) 22
Olivocerebellar fibers 2

Olivocerebellar tract (crossing fibers) 5
Posterior (dorsal) cochlear nucleus (CN VIII) 20
Posteroventral cochlear nucleus 21
Solitary nucleus and tract 18
Spinal lemniscus (spinoreticular, spinotectal, and spinothalamic tracts) 4
Tectospinal tract 15
Trigeminal nerve (CN V), spinal tract 8
Trigeminal (CN V) spinal nucleus 9
Vestibular labyrinth, vestibulocochlear nerve (CN VII) and internal acoustic meatus e

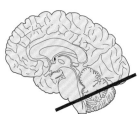

经第四脑室与血管分布横断面

见图4-21和图4-22。

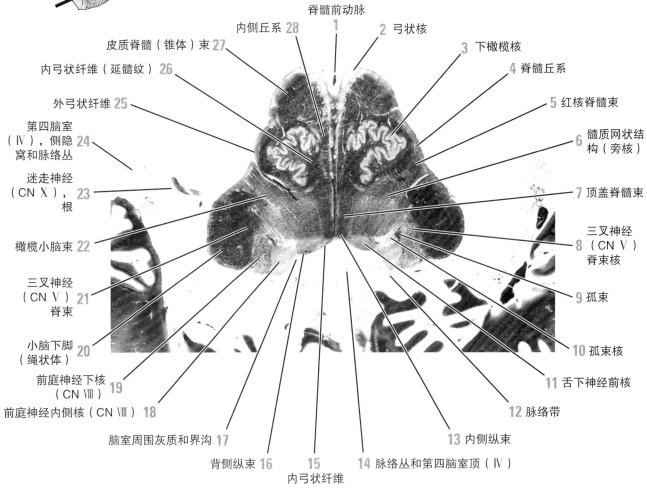

脊髓前动脉 1
内侧丘系 28
皮质脊髓（锥体）束 27
内弓状纤维（延髓纹）26
外弓状纤维 25
第四脑室（Ⅳ），侧隐窝和脉络丛 24
迷走神经（CN Ⅹ），根 23
橄榄小脑束 22
三叉神经（CN Ⅴ）脊束 21
小脑下脚（绳状体）20
前庭神经下核（CN Ⅷ）19
前庭神经内侧核（CN Ⅷ）18
脑室周围灰质和界沟 17
背侧纵束 16
内弓状纤维 15
脉络丛和第四脑室顶（Ⅳ）14
内侧纵束 13
脉络带 12
舌下神经前核 11
孤束核 10
孤束 9
三叉神经（CN Ⅴ）脊束核 8
顶盖脊髓束 7
髓质网状结构（旁核）6
红核脊髓束 5
脊髓丘系 4
下橄榄核 3
弓状核 2

图4-21　经第四脑室横断面

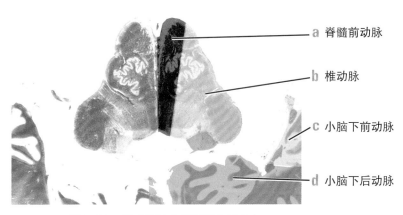

a 脊髓前动脉
b 椎动脉
c 小脑下前动脉
d 小脑下后动脉

图4-22　经第四脑室横断面血管分布

Anterior inferior cerebellar artery territory c
Anterior spinal artery 1
Anterior spinal artery territory a
Arcuate nucleus 2
Choroid plexus and roof of fourth ventricle (IV) 14
Corticospinal (pyramidal) tract 27
External arcuate fibers 25
Fourth ventricle (IV), lateral recess and choroid plexus 24
Inferior cerebellar peduncle (restiform body) 20
Inferior olivary nucleus 3
Inferior vestibular nucleus (CN VIII) 19

Stria medullares 15
Internal arcuate fibers (Stria medullares) 26
Medial lemniscus 28
Medial longitudinal fasciculus 13
Medial vestibular nucleus (CN VIII) 18
Medullary reticular formation (parvicellular nucleus) 6
Nucleus prepositus hypoglossi 11
Olivocerebellar tract 22
Periventricular gray substance and limiting sulcus (sulcus limitans) 17
Posterior inferior cerebellar artery territory d

Posterior (dorsal) longitudinal fasciculus 16
Rubrospinal tract 5
Solitary nucleus 10
Solitary tract 9
Spinal lemniscus (spinoreticular, spinotectal, and spinothalamic tracts) 4
Tectospinal tract 7
Tenia choroidea 12
Trigeminal nerve (CN V), spinal tract 21
Trigeminal (CN V) spinal nucleus 8
Vagus nerve (CN X), rootlet 23
Vertebral artery territory b

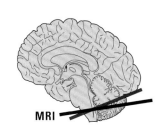

经舌下神经核与MRI横断面

见图4-23和图4-24。

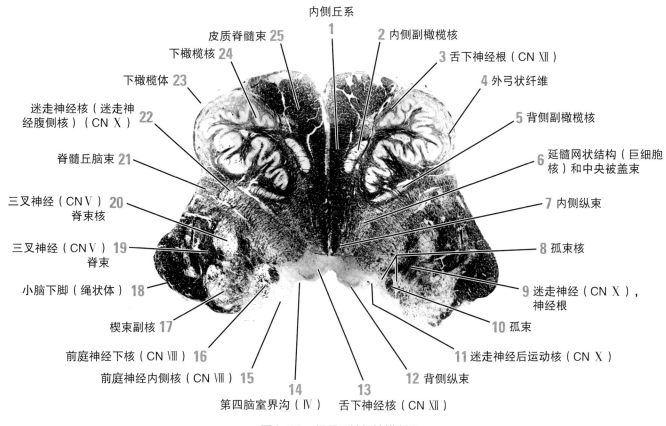

内侧丘系 **1**
皮质脊髓束 **25**
下橄榄核 **24**
下橄榄体 **23**
迷走神经核（迷走神经腹侧核）（CN Ⅹ） **22**
脊髓丘脑束 **21**
三叉神经（CN Ⅴ）脊束核 **20**
三叉神经（CN Ⅴ）脊束 **19**
小脑下脚（绳状体） **18**
楔束副核 **17**
前庭神经下核（CN Ⅷ） **16**
前庭神经内侧核（CN Ⅷ） **15**

2 内侧副橄榄核
3 舌下神经根（CN Ⅻ）
4 外弓状纤维
5 背侧副橄榄核
6 延髓网状结构（巨细胞核）和中央被盖束
7 内侧纵束
8 孤束核
9 迷走神经（CN Ⅹ），神经根
10 孤束
11 迷走神经后运动核（CN Ⅹ）
12 背侧纵束

14 第四脑室界沟（Ⅳ）
13 舌下神经核（CN Ⅻ）

图4-23 经舌下神经核横断面

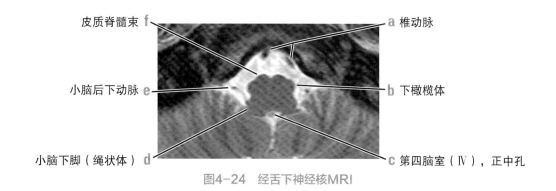

皮质脊髓束 **f**
小脑后下动脉 **e**
小脑下脚（绳状体） **d**

a 椎动脉
b 下橄榄体
c 第四脑室（Ⅳ），正中孔

图4-24 经舌下神经核MRI

Accessory (lateral) cuneate nucleus **17**
Corticospinal (pyramidal) tract **25, f**
Dorsal accessory olivary nucleus **5**
Dorsal longitudinal fasciculus **12**
Dorsal (posterior) motor nucleus of vagus (CN X) **11**
External arcuate fibers **4**
Fourth ventricle (IV), median aperture (foramen of *Magendie*) **c**
Hypoglossal nerve root (CN XII) **3**
Hypoglossal nucleus (CN XII) **13**
Inferior cerebellar peduncle, (restiform body) **18, d**

Inferior olivary nucleus **24**
Inferior olive **23, b**
Inferior vestibular nucleus (CN VIII) **16**
Limiting sulcus of fourth ventricle (IV) (sulcus limitans) **14**
Medial accessory olivary nucleus **2**
Medial lemniscus **1**
Medial longitudinal fasciculus **7**
Medial vestibular nucleus (CN VIII) **15**
Medullary reticular formation (gigantocellular nucleus) and central tegmental tract **6**

Nucleus ambiguus (ventral motor nucleus of vagus) (CN X) **22**
Posterior inferior cerebellar artery **e**
Solitary nucleus **8**
Solitary tract **10**
Spinal lemniscus (spinoreticular, spinotectal, and spinothalamic tracts) **21**
Trigeminal nerve (CN V), spinal tract **19**
Trigeminal (CN V) spinal nucleus **20**
Vagus nerve (CN X), root **9**
Vertebral arteries **a**

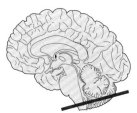

经下橄榄体与血管分布横断面

见图4-25和图4-26。

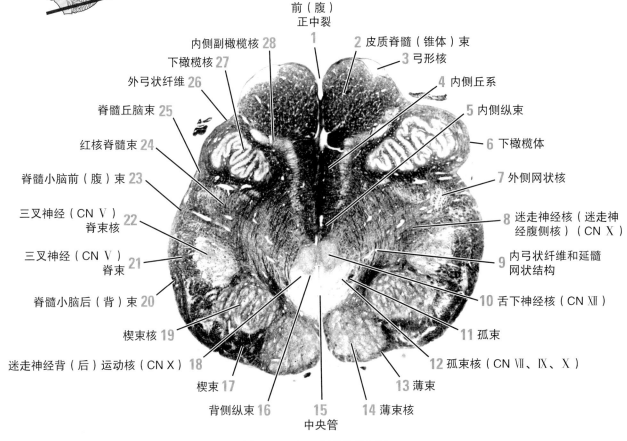

前（腹）正中裂 1

内侧副橄榄核 28
下橄榄核 27
外弓状纤维 26
脊髓丘脑束 25
红核脊髓束 24
脊髓小脑前（腹）束 23
三叉神经（CN Ⅴ）脊束核 22
三叉神经（CN Ⅴ）脊束 21
脊髓小脑后（背）束 20
楔束核 19
迷走神经背（后）运动核（CN Ⅹ）18
楔束 17
背侧纵束 16
中央管 15
薄束核 14
薄束 13

2 皮质脊髓（锥体）束
3 弓形核
4 内侧丘系
5 内侧纵束
6 下橄榄体
7 外侧网状核
8 迷走神经核（迷走神经腹侧核）（CN Ⅹ）
9 内弓状纤维和延髓网状结构
10 舌下神经核（CN Ⅻ）
11 孤束
12 孤束核（CN Ⅶ、Ⅸ、Ⅹ）

图4-25 经下橄榄体横断面

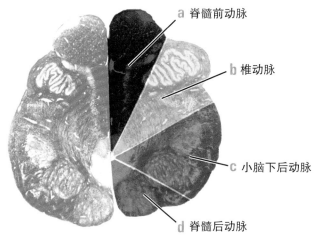

a 脊髓前动脉
b 椎动脉
c 小脑下后动脉
d 脊髓后动脉

图4-26 经下橄榄体血管分布

Anterior (ventral) median fissure (sulcus) 1
Anterior spinal artery territory a
Anterior (ventral) spinocerebellar tract 23
Arcuate nucleus 3
Central canal 15
Corticospinal (pyramidal) tract 2
Cuneate fasciculus 17
Cuneate nucleus 19
Dorsal (posterior) motor nucleus of vagus (CN X) 18
External arcuate fibers 26
Gracile fasciculus 13
Gracile nucleus 14

Hypoglossal nucleus (CN XII) 10
Inferior olivary nucleus 27
Inferior olive 6
Internal arcuate fibers and bulbar reticular formation 9
Lateral reticular nucleus 7
Medial accessory olivary nucleus 28
Medial lemniscus 4
Medial longitudinal fasciculus 5
Nucleus ambiguus (ventral motor nucleus of vagus) (CN X) 8
Posterior inferior cerebellar artery territory c

Posterior (dorsal) longitudinal fasciculus 16
Posterior spinal artery territory d
Posterior (dorsal) spinocerebellar tract 20
Rubrospinal tract 24
Solitary nucleus (CN VII, IX, X) 12
Solitary tract 11
Spinal lemniscus (spinoreticular, spinotectal, and spinothalamic tracts) 25
Trigeminal nerve (CN V), spinal tract 21
Trigeminal (CN V) spinal nucleus 22
Vertebral artery territory b

经锥体交叉与MRI横断面

见图4-27和图4-28。

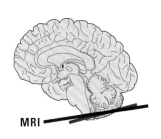

MRI

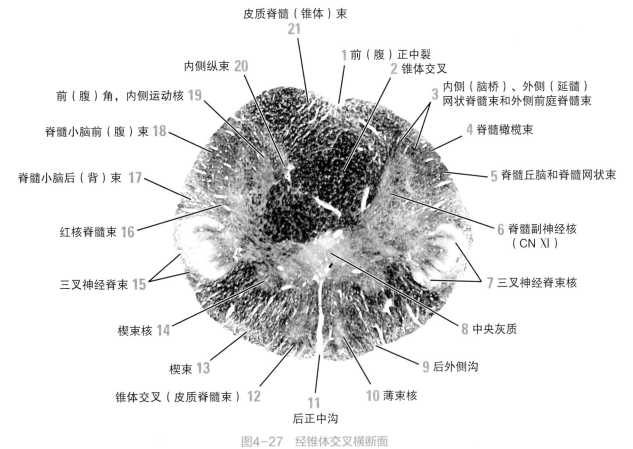

皮质脊髓（锥体）束 **21**

内侧纵束 **20**

前（腹）角，内侧运动核 **19**

脊髓小脑前（腹）束 **18**

脊髓小脑后（背）束 **17**

红核脊髓束 **16**

三叉神经脊束 **15**

楔束核 **14**

楔束 **13**

锥体交叉（皮质脊髓束）**12**

后正中沟 **11**

1 前（腹）正中裂

2 锥体交叉

3 内侧（脑桥）、外侧（延髓）网状脊髓束和外侧前庭脊髓束

4 脊髓橄榄束

5 脊髓丘脑和脊髓网状束

6 脊髓副神经核（CN XI）

7 三叉神经脊束核

8 中央灰质

9 后外侧沟

10 薄束核

图4-27　经锥体交叉横断面

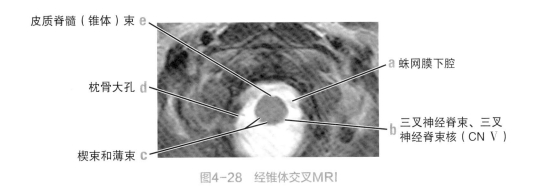

皮质脊髓（锥体）束 **e**

枕骨大孔 **d**

楔束和薄束 **c**

a 蛛网膜下腔

b 三叉神经脊束、三叉神经脊束核（CN V）

图4-28　经锥体交叉MRI

Anterior (ventral) horn, medial motor nuclei **19**
Anterior (ventral) median fissure (sulcus) **1**
Anterior (ventral) spinocerebellar tract **18**
Central gray **8**
Corticospinal (pyramidal) tracts **21, e**
Cuneate and gracile fasciculi **c**
Cuneate fasciculus **13**
Cuneate nucleus **14**
Foramen magnum **d**
Gracile fasciculus **12**

Gracile nucleus **10**
Medial (pontine) and lateral (medullary) reticulospinal tracts and lateral vestibulospinal tract **3**
Medial longitudinal fasciculus **20**
Posterior (dorsal) intermediate sulcus (paramedian sulcus) **9**
Posterior (dorsal) median sulcus **11**
Posterior (dorsal) spinocerebellar tract **17**
Pyramidal decussation (corticospinal tracts) **12**
Rubrospinal tract **16**

Spinal accessory nucleus (CN XI) **6**
Spinal lemniscus (spinothalamic, spinotectal, and spinoreticular tracts) **5**
Spino-olivary tract **4**
Subarachnoid space **a**
Trigeminal nerve (CN V), spinal tract **15**
Trigeminal (CN V) spinal tract and spinal nucleus **b**

第四章　组织学切片

149

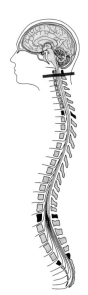

三、脊髓

经脊髓上颈段与血管分布横断面

见图4-29和图4-30。

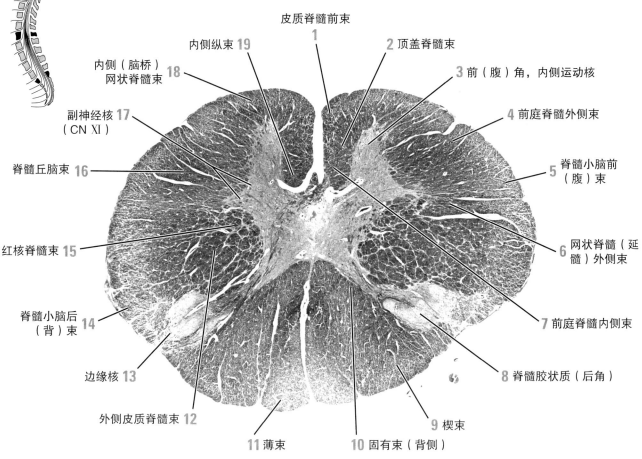

内侧纵束 19

内侧（脑桥）
网状脊髓束 18

副神经核 17
（CN XI）

脊髓丘脑束 16

红核脊髓束 15

脊髓小脑后
（背）束 14

边缘核 13

外侧皮质脊髓束 12

11 薄束

皮质脊髓前束
1

2 顶盖脊髓束

3 前（腹）角，内侧运动核

4 前庭脊髓外侧束

5 脊髓小脑前
（腹）束

6 网状脊髓（延
髓）外侧束

7 前庭脊髓内侧束

8 脊髓胶状质（后角）

9 楔束

10 固有束（背侧）

图4-29　经脊髓上颈段横断面

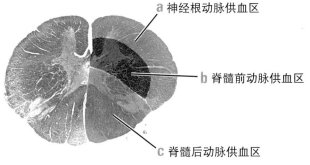

a 神经根动脉供血区

b 脊髓前动脉供血区

c 脊髓后动脉供血区

图4-30　经脊髓上颈段血管分布

经脊髓颈膨大与MRI横断面

见图4-31和图4-32。

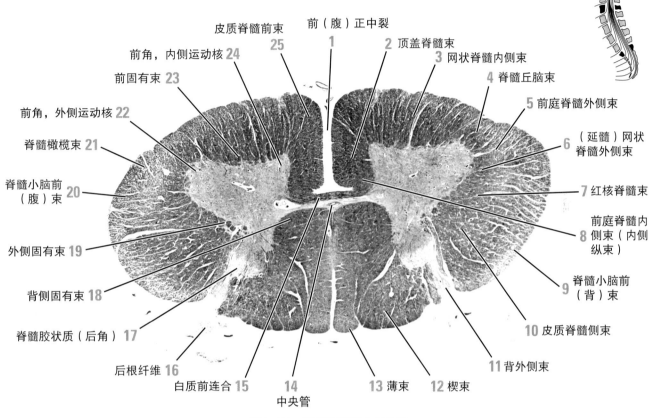

皮质脊髓前束 **25**
前（腹）正中裂 **1**
前角，内侧运动核 **24**
顶盖脊髓束 **2**
前固有束 **23**
网状脊髓内侧束 **3**
前角，外侧运动核 **22**
脊髓丘脑束 **4**
脊髓橄榄束 **21**
前庭脊髓外侧束 **5**
脊髓小脑前（腹）束 **20**
（延髓）网状脊髓外侧束 **6**
外侧固有束 **19**
红核脊髓束 **7**
背侧固有束 **18**
前庭脊髓内侧束（内侧纵束）**8**
脊髓胶状质（后角）**17**
脊髓小脑前（背）束 **9**
后根纤维 **16**
皮质脊髓侧束 **10**
白质前连合 **15**
背外侧束 **11**
中央管 **14**
薄束 **13**
楔束 **12**

图4-31 经脊髓颈膨大横断面

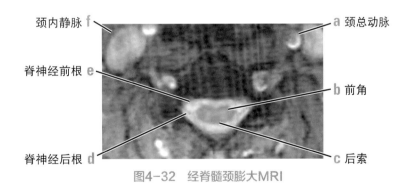

颈内静脉 **f**
颈总动脉 **a**
脊神经前根 **e**
前角 **b**
脊神经后根 **d**
后索 **c**

图4-32 经脊髓颈膨大MRI

Anterior corticospinal tract **25**
Anterior (ventral) fasciculus proprius **23**
Anterior horn **b**
Anterior (ventral) horn, lateral motor nuclei **22**
Anterior (ventral) horn, medial motor nuclei **24**
Anterior (ventral) median fissure (sulcus) **1**
Anterior (ventral) spinocerebellar tract **20**
Anterior (ventral) white commissure **15**
Central canal **14**
Common carotid artery **a**
Cuneate fasciculus **12**

Dorsolateral fasciculus (*Lissauer's* tract) **11**
Gracile fasciculus **13**
Internal jugular vein **f**
Lateral corticospinal tract **10**
Lateral fasciculus proprius **19**
Lateral (medullary) reticulospinal tract **6**
Lateral vestibulospinal tract **5**
Medial (pontine) reticulospinal tract **3**
Medial vestibulospinal tract (medial longitudinal fasciculus) **8**
Posterior (dorsal) fasciculus proprius **18**

Posterior (dorsal) root fibers **16**
Posterior (dorsal) spinocerebellar tract **9**
Posterior funiculus **c**
Rubrospinal tract **7**
Spinal lemniscus (spinoreticular, spinotectal, and spinothalamic tracts) **4**
Spinal nerve, anterior root **e**
Spinal nerve, posterior root **d**
Spino-olivary tract **21**
Substantia gelatinosa (posterior [dorsal] horn) **17**
Tectospinal tract **2**

经脊髓胸段与血管分布横断面

见图4-33和图4-34。

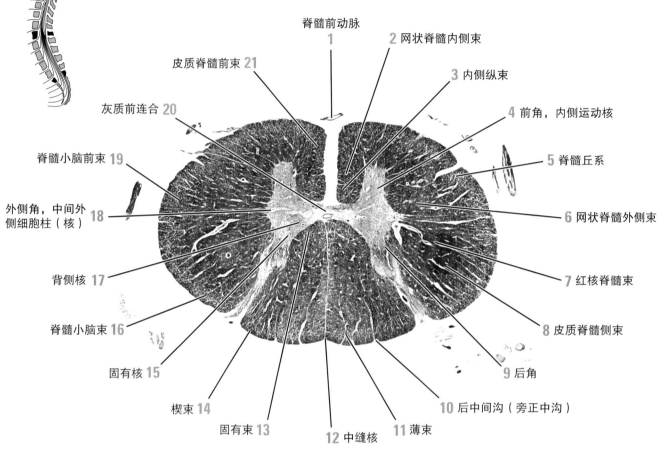

脊髓前动脉 1
2 网状脊髓内侧束
皮质脊髓前束 21
3 内侧纵束
灰质前连合 20
4 前角，内侧运动核
脊髓小脑前束 19
5 脊髓丘系
外侧角，中间外侧细胞柱（核）18
6 网状脊髓外侧束
背侧核 17
7 红核脊髓束
脊髓小脑束 16
8 皮质脊髓侧束
固有核 15
9 后角
楔束 14
10 后中间沟（旁正中沟）
固有束 13
11 薄束
12 中缝核

图4-33 经脊髓胸段横断面

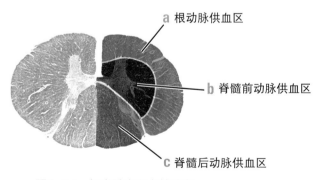

a 根动脉供血区
b 脊髓前动脉供血区
c 脊髓后动脉供血区

图4-34 经脊髓胸段血管分布

Anterior corticospinal tract 21
Anterior gray commissure 20
Anterior (ventral) horn, medial motor nuclei 4
Anterior spinal artery 1
Anterior spinal artery territory b
Anterior (ventral) spinocerebellar tract 19
Cuneate fasciculus 14
Dorsal (posterior) nucleus (*Clarke's* column) 17
Gracile fasciculus 11

Lateral corticospinal tract 8
Lateral (medullary) reticulospinal tract 6
Lateral horn, intermediolateral cell column (nucleus) 18
Medial (pontine) reticulospinal tract 2
Medial longitudinal fasciculus 3
Nucleus proprius 15
Posterior (dorsal) fasciculus proprius 13
Posterior (dorsal) horn 9
Posterior (dorsal) intermediate sulcus

(paramedian sulcus) 10
Posterior (dorsal) spinocerebellar tract 16
Posterior spinal artery territory c
Radicular arteries territory a
Raphé 12
Rubrospinal tract 7
Spinal lemniscus (spinoreticular, spinotectal, and spinothalamic tracts) 5

经脊髓腰膨大与血管分布横断面

见图4-35和图4-36。

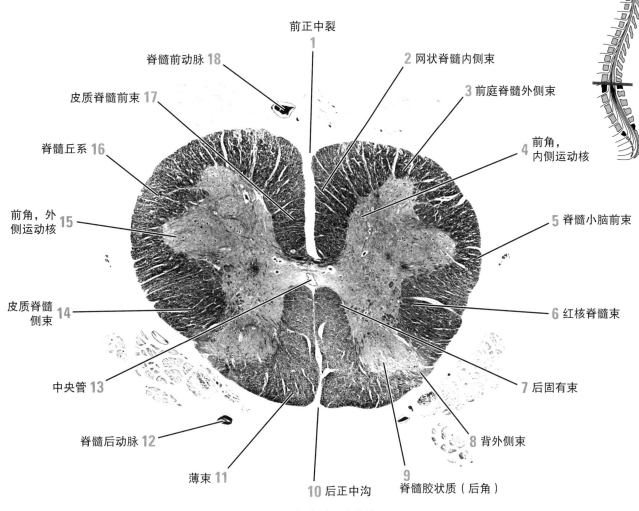

前正中裂
1
脊髓前动脉 18
皮质脊髓前束 17
脊髓丘系 16
前角，外侧运动核 15
皮质脊髓侧束 14
中央管 13
脊髓后动脉 12
薄束 11
10 后正中沟
2 网状脊髓内侧束
3 前庭脊髓外侧束
4 前角，内侧运动核
5 脊髓小脑前束
6 红核脊髓束
7 后固有束
8 背外侧束
9 脊髓胶状质（后角）

图4-35 经脊髓腰膨大横断面

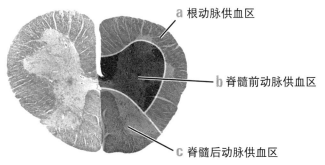

a 根动脉供血区
b 脊髓前动脉供血区
c 脊髓后动脉供血区

图4-36 经脊髓腰膨大血管分布

Anterior corticospinal tract 17
Anterior (ventral) horn, lateral motor nuclei 15
Anterior (ventral) horn, medial motor nuclei 4
Anterior (ventral) median fissure (sulcus) 1
Anterior spinal artery 18
Anterior spinal artery territory b
Anterior (ventral) spinocerebellar tract 5
Central canal 13

Dorsolateral fasciculus (*Lissauer's* tract) 8
Gracile fasciculus 11
Lateral corticospinal tract 14
Lateral vestibulospinal tract 3
Medial (pontine) reticulospinal tract 2
Posterior (dorsal) fasciculus proprius 7
Posterior (dorsal) median sulcus 10
Posterior (dorsal) spinal artery 12

Posterior spinal artery territory c
Radicular arteries territory a
Rubrospinal tract 6
Spinal lemniscus (spinoreticular, spinotectal, and spinothalamic tracts) 16
Substantia gelatinosa (posterior [dorsal] horn) 9

经脊髓骶段横断面

见图4-37。

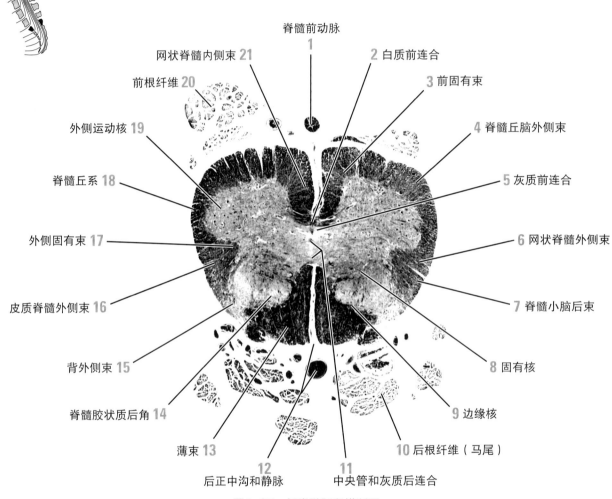

脊髓前动脉 **1**

网状脊髓内侧束 **21**　　　　　　　　**2** 白质前连合

前根纤维 **20**　　　　　　　　　　　**3** 前固有束

外侧运动核 **19**　　　　　　　　　　　**4** 脊髓丘脑外侧束

脊髓丘系 **18**　　　　　　　　　　　**5** 灰质前连合

外侧固有束 **17**　　　　　　　　　　**6** 网状脊髓外侧束

皮质脊髓外侧束 **16**　　　　　　　　**7** 脊髓小脑后束

背外侧束 **15**　　　　　　　　　　　**8** 固有核

脊髓胶状质后角 **14**　　　　　　　　**9** 边缘核

薄束 **13**　　　　　　　　　　　　**10** 后根纤维（马尾）

12　　　　**11**

后正中沟和静脉　　中央管和灰质后连合

图4-37　经脊髓骶段横断面

Anterior fasciculus proprius **3**
Anterior gray commissure **5**
Anterior (ventral) horn, lateral motor nuclei **19**
Anterior (ventral) root fibers (cauda equina) **20**
Anterior spinal artery **1**
Anterior white commissure **2**
Central canal and dorsal (posterior)
　gray commissure **11**

Dorsal (posterior) median sulcus and vein **12**
Dorsolateral fasciculus (*Lissauer's* tract) **15**
Gracile fasciculus **13**
Lateral (medullary) reticulospinal tract **6**
Lateral corticospinal tract **16**
Lateral fasciculus proprius **17**
Lateral spinothalamic tract **4**
Marginal nucleus **9**

Medial (pontine) reticulospinal tract **21**
Nucleus proprius **8**
Posterior (dorsal) root fibers (cauda equina) **10**
Posterior (dorsal) spinocerebellar tract **7**
Spinal lemniscus (spinoreticular, spinotectal, and
　spinothalamic tracts) **18**
Substantia gelatinosa (posterior [dorsal] horn) **14**

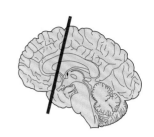

四、基底神经节和丘脑

经伏核冠状切片

见图4-38。

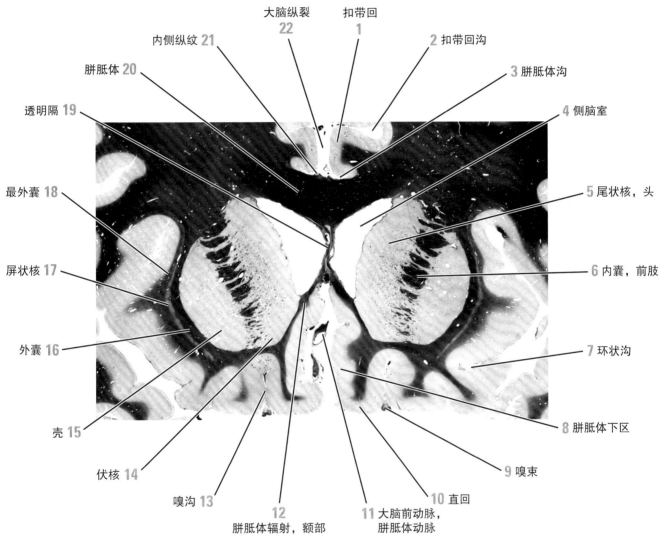

大脑纵裂 **22**　扣带回 **1**

内侧纵纹 **21**

2 扣带回沟

胼胝体 **20**

3 胼胝体沟

透明隔 **19**

4 侧脑室

最外囊 **18**

5 尾状核，头

屏状核 **17**

6 内囊，前肢

外囊 **16**

7 环状沟

壳 **15**

8 胼胝体下区

伏核 **14**

9 嗅束

嗅沟 **13**

10 直回

12 胼胝体辐射，额部

11 大脑前动脉，胼胝体动脉

图4-38　经伏核冠状切片

Anterior cerebral artery, pericallosal artery **11**
Callosal sulcus **3**
Caudate nucleus, head **5**
Cingulate gyrus **1**
Cingulate sulcus **2**
Circular sulcus **7**
Claustrum **17**
Corpus callosum **20**

Corpus callosum, forceps minor **12**
External capsule **16**
Extreme capsule **18**
Gyrus rectus (straight gyrus) **10**
Internal capsule, anterior limb **6**
Lateral ventricle, frontal (anterior) horn **4**
Longitudinal cerebral (interhemispheric) fissure **22**
Medial longitudinal stria (stria of *Lancisi*) **21**

Nucleus accumbens **14**
Olfactory sulcus **13**
Olfactory tract **9**
Putamen **15**
Septum pellucidum **19**
Subcallosal area (gyrus) **8**

第四章　组织学切片

155

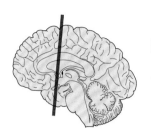

经视交叉冠状切片

见图4-39。

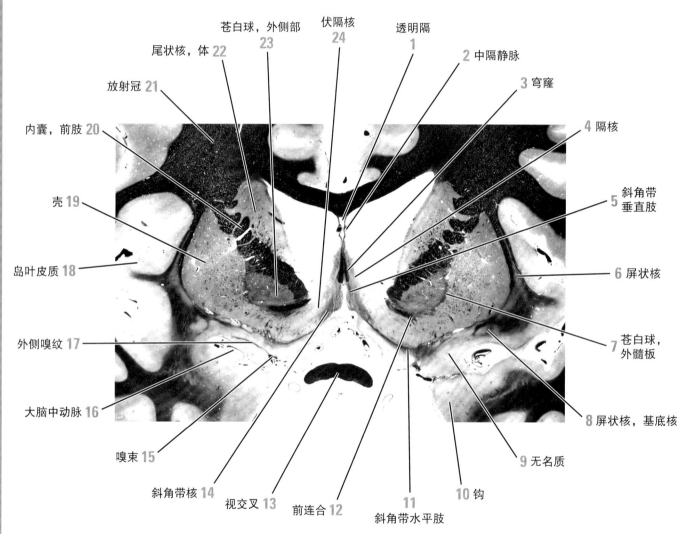

苍白球，外侧部 **23**
伏隔核 **24**
透明隔 **1**
尾状核，体 **22**
2 中隔静脉
放射冠 **21**
3 穹窿
内囊，前肢 **20**
4 隔核
壳 **19**
5 斜角带垂直肢
岛叶皮质 **18**
6 屏状核
外侧嗅纹 **17**
7 苍白球，外髓板
大脑中动脉 **16**
8 屏状核，基底核
嗅束 **15**
9 无名质
斜角带核 **14**
10 钩
视交叉 **13**
前连合 **12**
11 斜角带水平肢

图4-39 经视交叉冠状切片

Anterior commissure 12
Caudate nucleus, body 22
Claustrum 6
Claustrum, basal nuclei 8
Corona radiata 21
Fornix, column 3
Globus pallidus, external (lateral) segment (GPe) 23
Globus pallidus, lateral medullary lamina 7
Horizontal limb of diagonal band

(band of *Broca*) 11
Insular cortex 18
Internal capsule, anterior limb 20
Lateral olfactory stria 17
Middle cerebral artery 16
Nucleus accumbens 24
Nucleus of diagonal band (gyrus, band of *Broca*) 14
Olfactory tract 15
Optic chiasm 13

Putamen 19
Septal nucleus 4
Septal vein 2
Septum pellucidum, cavum 1
Substantia innominata 9
Uncus 10
Vertical limb of diagonal band
(band of *Broca*) 5

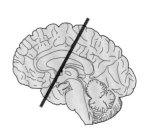

经前连合冠状切片

见图4-40。

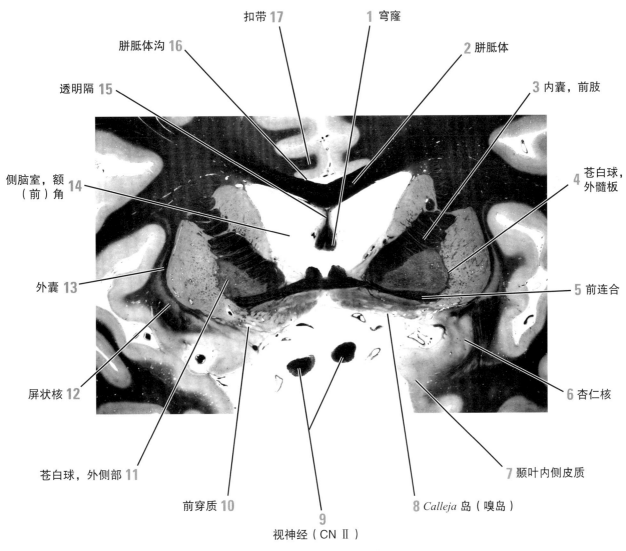

扣带 **17**　　**1** 穹窿

胼胝体沟 **16**

透明隔 **15**

2 胼胝体

3 内囊，前肢

侧脑室，额
（前）角 **14**

4 苍白球，
外髓板

外囊 **13**

5 前连合

屏状核 **12**

6 杏仁核

苍白球，外侧部 **11**

7 颞叶内侧皮质

前穿质 **10**

8 *Calleja* 岛（嗅岛）

9
视神经（CN Ⅱ）

图4-40　经前连合冠状切片

Amygdala **6**
Anterior commissure **5**
Anterior perforated substance **10**
Callosal sulcus **16**
Cingulum **17**
Claustrum **12**

Corpus callosum **2**
External capsule **13**
Fornix, column **1**
Globus pallidus, external (lateral) segment (GPe) **11**
Globus pallidus, lateral medullary lamina **4**
Internal capsule, anterior limb **3**

Islands of *Calleja* (olfactory islets) **8**
Lateral ventricle, frontal (anterior) horn **14**
Medial temporal cortex **7**
Optic nerves (CN II) **9**
Septum pellucidum **15**

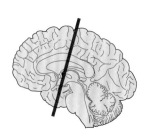

经丘脑前结节冠状切片

见图4-41。

丘脑前核 28　　1 胼胝体
穹窿，体 27　　2 侧脑室，体部
丘脑纹状体静脉 26　　3 尾状核，体
穹窿，后连合纤维 25　　4 苍白球，外侧部（GPe）
放射冠 24　　5 壳核
内囊，膝 23　　6 苍白球，内侧髓板
苍白球，外髓板 22　　7 苍白球，内侧部（GPi）
豆状核袢 21　　8 苍白球，副髓板
前连合 20　　9 杏仁核
杏仁核，外侧核 19　　10 半月回
外侧嗅纹 18　　11 侧副沟
下丘脑，视上核 17　　12 海马旁回
下丘脑，室旁核 16　　13 海马回沟
15 下丘脑外侧区　　14 视束

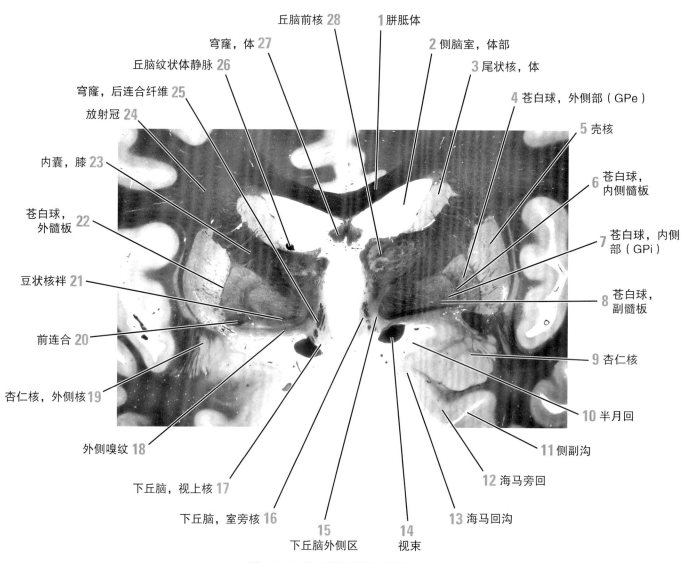

图4-41　经丘脑前结节冠状切片

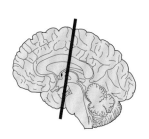

经乳头丘脑束冠状切片

见图4-42。

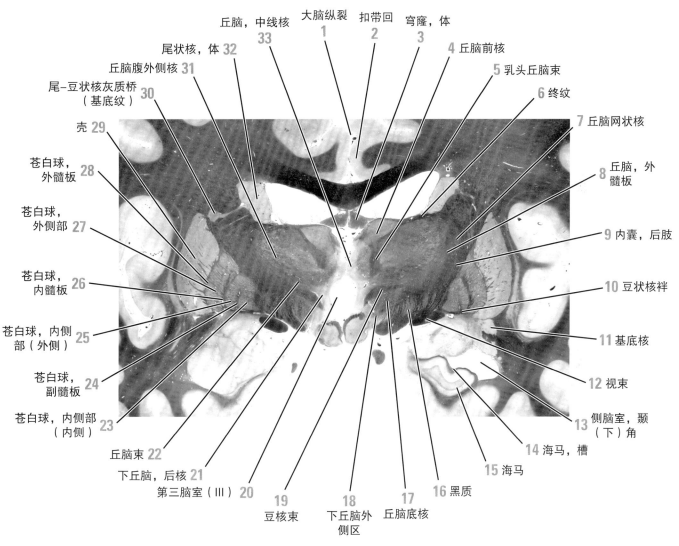

丘脑，中线核 33　大脑纵裂 1　扣带回 2　穹窿，体 3
尾状核，体 32
丘脑腹外侧核 31
尾-豆状核灰质桥（基底纹）30
壳 29
苍白球，外髓板 28
苍白球，外侧部 27
苍白球，内髓板 26
苍白球，内侧部（外侧）25
苍白球，副髓板 24
苍白球，内侧部（内侧）23
丘脑束 22
下丘脑，后核 21
第三脑室（Ⅲ）20
豆核束 19
下丘脑外侧区 18
丘脑底核 17
黑质 16
海马 15
海马，槽 14
侧脑室，颞（下）角 13
视束 12
基底核 11
豆状核袢 10
内囊，后肢 9
丘脑，外髓板 8
丘脑网状核 7
终纹 6
乳头丘脑束 5
丘脑前核 4

图4-42　经乳头丘脑束冠状切片

Ansa lenticularis 10
Caudate nucleus, body 32
Caudatolenticular gray bridges 30
Cingulate gyrus 2
Claustrum, basal nucleus 11
Fornix, body 3
Globus pallidus, accessory medullary lamina 24
Globus pallidus, external (lateral) segment (GPe) 27
Globus pallidus, internal (medial) segment (GPi), lateral part 25
Globus pallidus, internal (medial) segment, (GPi), medial part 23

Globus pallidus, lateral medullary lamina 28
Globus pallidus, medial medullary lamina 26
Hippocampus 15
Hippocampus, alveus 14
Hypothalamus, posterior nucleus 21
Internal capsule, posterior limb 9
Lateral hypothalamic area 18
Lateral ventricle, temporal (inferior) horn 13
Lenticular fasciculus (H_2 field of Forel) 19
Longitudinal cerebral (interhemispheric) fissure 1
Mamillothalamic tract 5
Optic tract 12

Putamen 29
Stria terminalis 6
Substantia nigra 16
Subthalamic nucleus 17
Thalamic fasciculus (H_1 field of Forel) 22
Thalamus, anterior nucleus (A) 4
Thalamus, external medullary lamina 8
Thalamus, midline nuclei 33
Thalamus, reticular nucleus 7
Thalamus, ventrolateral nucleus (VL) 31
Third ventricle (III) 20

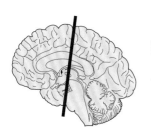

经Forel H区域冠状切片

见图4-43。

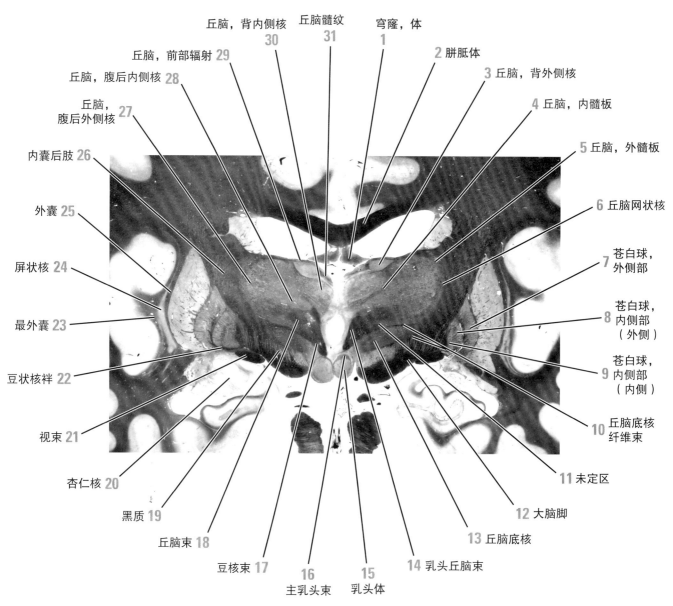

丘脑，背内侧核 **30**　丘脑髓纹 **31**　穹窿，体 **1**

丘脑，前部辐射 **29**

丘脑，腹后内侧核 **28**

丘脑，腹后外侧核 **27**

内囊后肢 **26**

外囊 **25**

屏状核 **24**

最外囊 **23**

豆状核袢 **22**

视束 **21**

杏仁核 **20**

黑质 **19**

丘脑束 **18**

豆核束 **17**　主乳头束 **16**　乳头体 **15**

2 胼胝体

3 丘脑，背外侧核

4 丘脑，内髓板

5 丘脑，外髓板

6 丘脑网状核

7 苍白球，外侧部

8 苍白球，内侧部（外侧）

9 苍白球，内侧部（内侧）

10 丘脑底核纤维束

11 未定区

12 大脑脚

13 丘脑底核

14 乳头丘脑束

图4-43　经Forel H区域冠状切片

Amygdala 20
Ansa lenticularis 22
Cerebral penuncle 12
Claustrum 24
Corpus callosum 2
External capsule 25
Extreme capsule 23
Fornix, body 1
Globus pallidus, external (lateral) segment (GPe) 7
Globus pallidus, internal (medial) segment (GPi), lateral part 8

Globus pallidus, internal (medial) segment (GPi), medial part 9
Internal capsule, posterior limb 26
Lenticular fasciculus (H$_2$ field of Forel) 17
Mamillary body 15
Mamillothalamic tract 14
Optic tract 21
Principal mamillary fasciculus 16
Stria medullaris of thalamus 31
Substantia nigra 19
Subthalamic fasciculus 10

Subthalamic nucleus 13
Thalamic fasciculus (H$_1$ field of Forel) 18
Thalamus, anterior radiations 29
Thalamus, dorsal medial nucleus (DM) 30
Thalamus, external medullary lamina 5
Thalamus, internal medullary lamina 4
Thalamus, laterodorsal nucleus (LD) 3
Thalamus, reticular nucleus 6
Thalamus, ventroposterolateral nucleus (VPL) 27
Thalamus, ventroposteromedial nucleus (VPM) 28
Zona incerta 11

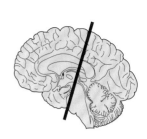

经外侧膝状体背核冠状切片

见图4-44。

第三脑室 30

穹窿，脚 29

缰核脚间束
（Meynert 后屈束） 28

丘脑，中央正中核 27

壳 26

内囊，后肢 25

视辐射 24

丘脑，
外侧膝状体核 23

海马，槽 22

海马，伞 21

视束 20

齿状丘脑束 19

红核 18

乳头被盖束 17

内侧纵纹 1

2 灰被

3 外侧纵纹

4 丘脑，背内侧核

5 丘脑，背外侧核

6 丘脑，后外
侧核

丘脑腹后
7 外侧核
（VPL）

8 尾状核，
尾

9 海马

10 齿状回

11 丘脑，腹
后内侧核

12 丘脑，腹内
侧核，后部

13 大脑脚

14 黑质

15 红核脊髓束

16 脚间池

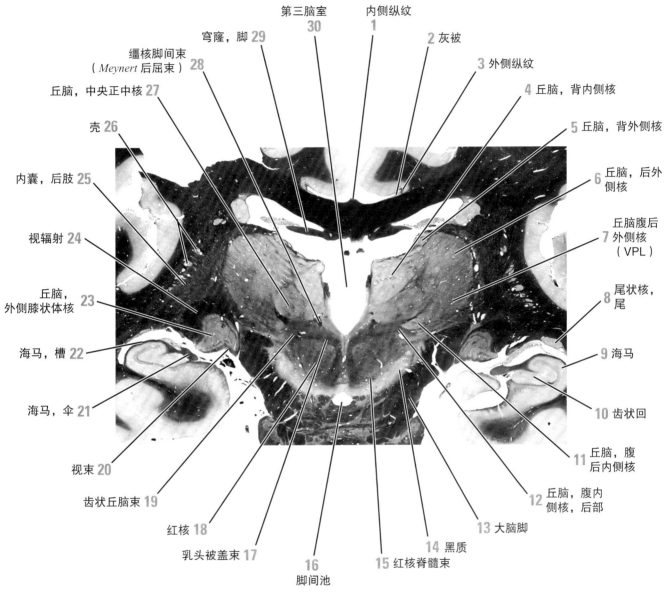

图4-44　经外侧膝状体背核冠状切片

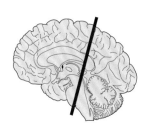

经丘脑枕冠状切片

见图4-45。

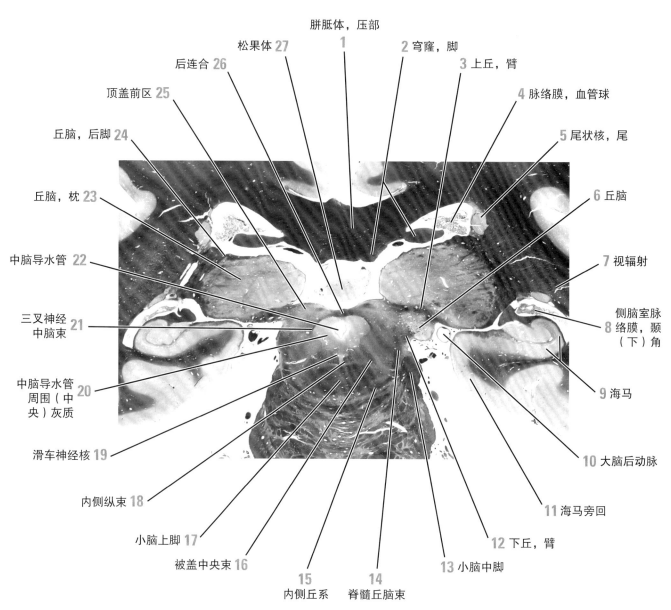

胼胝体，压部 1

松果体 27

后连合 26

顶盖前区 25

丘脑，后脚 24

丘脑，枕 23

中脑导水管 22

三叉神经
中脑束 21

中脑导水管
周围（中
央）灰质 20

滑车神经核 19

内侧纵束 18

小脑上脚 17

被盖中央束 16

15
内侧丘系

14
脊髓丘脑束

2 穹窿，脚

3 上丘，臂

4 脉络膜，血管球

5 尾状核，尾

6 丘脑

7 视辐射

8 侧脑室脉
络膜，颞
（下）角

9 海马

10 大脑后动脉

11 海马旁回

12 下丘，臂

13 小脑中脚

图4-45 经丘脑枕冠状切片

Caudate nucleus, tail 5
Central tegmental tract 16
Cerebral aqueduct (aqueduct of *Sylvius*) 22
Choroid plexus (of lateral ventricle), glomus 4
Choroid plexus of lateral ventricle, temporal (inferior) horn 8
Corpus callosum, splenium 1
Fornix, crus 2
Hippocampus 9
Inferior colliculus, brachium 12

Medial lemniscus 15
Medial longitudinal fasciculus 18
Middle cerebellar peduncle (brachium pontis) 13
Optic radiations 7
Parahippocampal gyrus 11
Periaqueductal (central) gray substance 20
Pineal gland 27
Posterior cerebral artery 10
Posterior commissure 26
Pretectal area 25

Spinothalamic tract (anterior and lateral) 14
Superior cerebellar peduncle, decussation 17
Superior colliculus, brachium 3
Thalamus, medial geniculate nucleus (MG) (medial geniculate body) 6
Thalamus, posterior peduncle 24
Thalamus, pulvinar (Pul) 23
Trigeminal nerve (CN V), mesencephalic tract 21
Trochlear nucleus (CN IV) 19

五、下丘脑

经视交叉顶部和垂体底冠状切片

见图4-46。

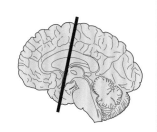

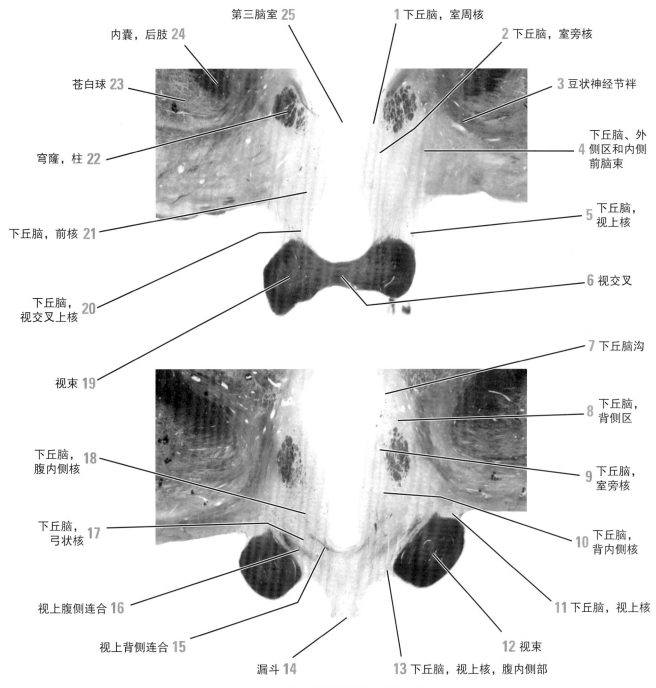

第三脑室 25
内囊，后肢 24
苍白球 23
穹窿，柱 22
下丘脑，前核 21
下丘脑，视交叉上核 20
视束 19

1 下丘脑，室周核
2 下丘脑，室旁核
3 豆状神经节袢
4 下丘脑、外侧区和内侧前脑束
5 下丘脑，视上核
6 视交叉
7 下丘脑沟
8 下丘脑，背侧区
9 下丘脑，室旁核
10 下丘脑，背内侧核
11 下丘脑，视上核
12 视束
13 下丘脑，视上核，腹内侧部

下丘脑，腹内侧核 18
下丘脑，弓状核 17
视上腹侧连合 16
视上背侧连合 15
漏斗 14

图4-46 经视交叉顶部和垂体底冠状切片

Ansa lenticularis 3
Dorsal supraoptic commissure 15
Fornix, column 22
Globus pallidus, GPi 23
Hypothalamic sulcus 7
Hypothalamus, anterior nucleus 21
Hypothalamus, arcuate nucleus 17
Hypothalamus, dorsal area 8
Hypothalamus, dorsomedial nucleus 10

Hypothalamus, lateral area and medial forebrain
　bundle 4
Hypothalamus, paraventricular nucleus 2, 9
Hypothalamus, periventricular nucleus 1
Hypothalamus, suprachiasmatic nucleus 20
Hypothalamus, supraoptic nucleus, dorsolateral part
　5, 11
Hypothalamus, supraoptic nucleus, ventromedial
　part 13

Hypothalamus, ventromedial nucleus 18
Infundibulum 14
Internal capsule, posterior limb 24
Optic chiasm 6
Optic tract 12, 19
Third ventricle (III) 25
Ventral supraoptic commissure 16

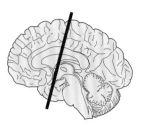

经丘脑间黏合顶部和经乳头体底部冠状切片

见图4-47。

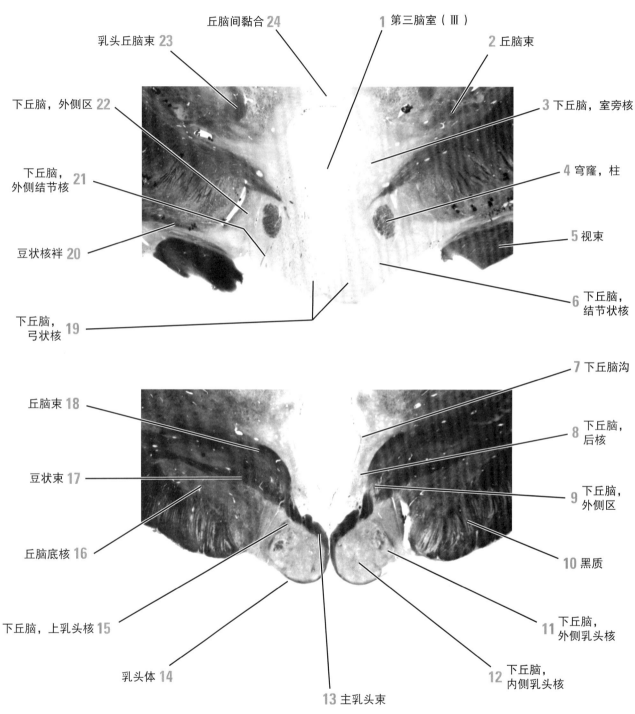

丘脑间黏合 24

乳头丘脑束 23

1 第三脑室（Ⅲ）

2 丘脑束

下丘脑，外侧区 22

3 下丘脑，室旁核

下丘脑，外侧结节核 21

4 穹窿，柱

5 视束

豆状核袢 20

6 下丘脑，结节状核

下丘脑，弓状核 19

7 下丘脑沟

丘脑束 18

8 下丘脑，后核

豆状束 17

9 下丘脑，外侧区

丘脑底核 16

10 黑质

下丘脑，上乳头核 15

11 下丘脑，外侧乳头核

乳头体 14

12 下丘脑，内侧乳头核

13 主乳头束

图4-47　经丘脑间黏合顶部和经乳头体底部冠状切片

Ansa lenticularis 20	Hypothalamus, paraventricular nucleus 3	Optic tract 5
Fornix, column 4	Hypothalamus, posterior nucleus 8	Principal mamillary fasciculus 13
Hypothalamic sulcus 7	Hypothalamus, supramamillary nucleus 15	Substantia nigra 10
Hypothalamus, arcuate nuclei 19	Hypothalamus, tuberomamillary nucleus 6	Subthalamic nucleus 16
Hypothalamus, lateral area 9, 22	Interthalamic adhesion 24	Thalamic fasciculus 2, 18
Hypothalamus, lateral mamillary nucleus 11	Lenticular fasciculus 17	Third ventricle (III) 1
Hypothalamus, lateral tuberal nucleus 21	Mamillary body 14	
Hypothalamus, medial mamillary nucleus 12	Mamillothalamic tract 23	

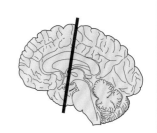

六、基底前脑

经嗅三角和基底核冠状切片

见图4-48。

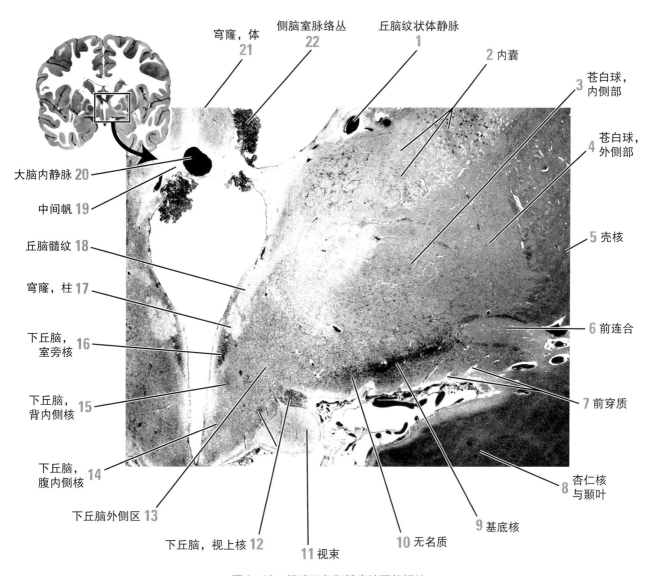

穹窿，体 **21**　侧脑室脉络丛 **22**　丘脑纹状体静脉 **1**

2 内囊

3 苍白球，内侧部

4 苍白球，外侧部

大脑内静脉 **20**

中间帆 **19**

5 壳核

丘脑髓纹 **18**

穹窿，柱 **17**

6 前连合

下丘脑，室旁核 **16**

下丘脑，背内侧核 **15**

7 前穿质

下丘脑，腹内侧核 **14**

下丘脑外侧区 **13**

8 杏仁核与颞叶

下丘脑，视上核 **12**　**11** 视束　**10** 无名质　**9** 基底核

图4-48　经嗅三角和基底核冠状切片

Amygdala and temporal lobe **8**
Anterior commissure **6**
Anterior perforated substance **7**
Choroid plexus of lateral ventricle **22**
Fornix, body **21**
Fornix, column **17**
Globus pallidus, external (lateral) segment (GPe) **4**
Globus pallidus, internal (medial) segment (GPi) **3**

Hypothalamus, dorsomedial nucleus **15**
Hypothalamus, paraventricular nucleus **16**
Hypothalamus, supraoptic nucleus **12**
Hypothalamus, ventromedial nucleus **14**
Internal Capsule **2**
Internal cerebral vein **20**
Lateral hypothalamic area **13**
Nucleus basalis (nucleus basalis of *Meynert*) **9**

Optic tract **11**
Putamen **5**
Stria medullaris of thalamus **18**
Substantia innominata **10**
Thalamostriate vein **1**
Velum interpositum **19**

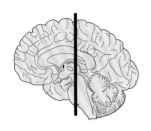

七、海马

经海马体冠状切片

见图4-49。

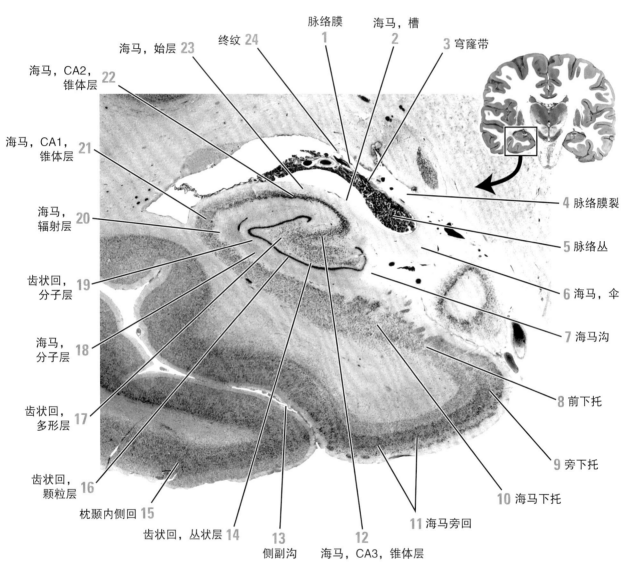

脉络膜 1
海马，槽 2
终纹 24
海马，始层 23
3 穹窿带
海马，CA2，锥体层 22
海马，CA1，锥体层 21
4 脉络膜裂
5 脉络丛
海马，辐射层 20
6 海马，伞
齿状回，分子层 19
7 海马沟
海马，分子层 18
8 前下托
齿状回，多形层 17
9 旁下托
齿状回，颗粒层 16
10 海马下托
枕颞内侧回 15
11 海马旁回
齿状回，丛状层 14
侧副沟 13
海马，CA3，锥体层 12

图4-49 经海马体冠状切片

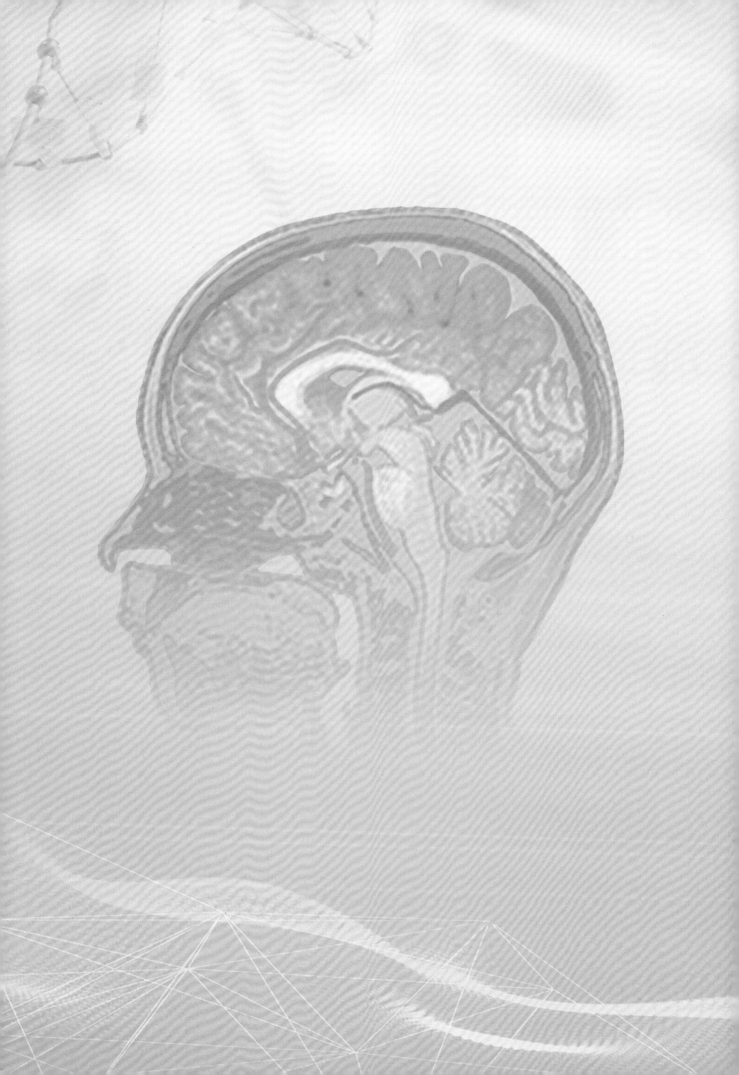

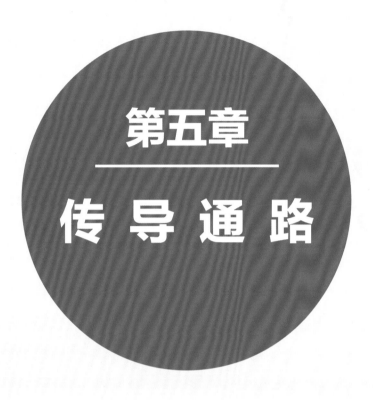

第五章

传导通路

第五章展示了脑干中神经细胞核群的立体构筑，以及各核群之间的连接细节。第二章至第四章已经介绍了部分神经元及神经通路的概况。本章将从各类样本、切片、断面图中进一步展示和介绍端脑、小脑、脑干等部位各功能类别（感官、调节等）的神经元。每张图表都附有关于通路功能的简短概述及其连接的描述，并且将本书其他部分所摘录图像的页码显示在文内和图中，以供参考。

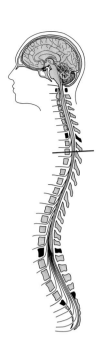

一、脑干

脊髓灰质的一般组织结构

脊髓灰质由前向后分层排列，并以界沟为界线，分为前方运动核和后方感觉核。

神经管

神经管是脊髓发育形成的胚胎前体（图1-6，P8），由前细胞块（基底板，蓝色）先发育成脊髓的前（腹）角和后细胞块（翼板，橙色）再发育成后（背）角，并由中央管的界沟分开。躯体运动核（SM，红色）和内脏运动核（VM，紫色）由基板发育而来。后（背）角中的内脏感觉核（VS，绿色）和躯体感觉核（SS，蓝色）从翼板发育而来。位于脊髓上（喙）端脑干内的中央管向后、向外方向打开，形成第四脑室（见图5-1）。

脊髓胸段

胚胎的结构形式在成人脊髓胸段中持续存在，随意肌运动核（SM，红色，通往腹壁肌肉）位于前（腹）角，内脏自主运动节前核（VM，紫色，通往血管）位于外侧角或中间外侧细胞柱（核）。这两种核均源自基板。内脏感觉神经元（VS，绿色，源自血管）和躯体感觉核（SS，蓝色，源自皮肤）位于后（背）角。这两种核均源自翼板（见图5-2）。

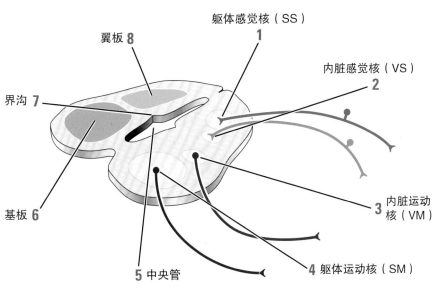

躯体感觉核（SS）
1

翼板 **8**

内脏感觉核（VS）
2

界沟 **7**

内脏运动
核（VM）
3

基板 **6**

中央管 **5**

躯体运动核（SM）
4

图5-1　神经管内部结构

Alar plate **8**
Basal plate **6**
Central canal **5**

Somatic motor nuclei (SM) **4**
Somatic sensory nuclei (SS) **1**
Sulcus limitans **7**

Visceral motor nuclei (VM) **3**
Visceral sensory nuclei (VS) **2**

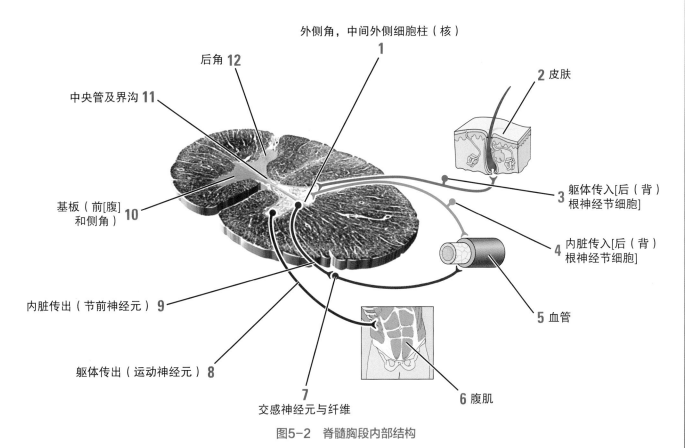

外侧角，中间外侧细胞柱（核）
1

后角 **12**

2 皮肤

中央管及界沟 **11**

基板（前[腹]
和侧角）**10**

3 躯体传入[后（背）
根神经节细胞]

4 内脏传入[后（背）
根神经节细胞]

内脏传出（节前神经元）**9**

5 血管

躯体传出（运动神经元）**8**

6 腹肌

7
交感神经元与纤维

图5-2　脊髓胸段内部结构

Abdominal muscle **6**
Alar plate (posterior [dorsal] horn) **12**
Basal plate (anterior [ventral] and lateral horns) **10**
Blood vessel **5**

Lateral horn, intermediolateral cell column (nucleus) **1**
Skin **2**
Somatic afferent (posterior [dorsal] root ganglion cell) **3**
Somatic efferent (motor neuron) **8**

Sulcus limitans and central canal **11**
Sympathetic neuron and fiber **7**
Visceral afferent (posterior [dorsal] root ganglion cell) **4**
Visceral efferent (preganglionic neuron) **9**

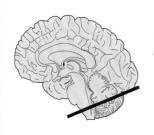

脑干灰质（核）的一般组织结构

脑干灰质结构的排列类似脊髓，并被界沟分为内侧运动核和外侧感觉核。

脑干

脑干结构也由胚胎时期的神经管发育形成，其中的中央管向后扩张形成第四脑室（Ⅳ）。与基底板和翼板相关的运动和感觉脑神经核由界沟分开。脑干中不仅存在脊髓中的核团（躯体和内脏运动、躯体和内脏感觉），还增加了由鳃弓发育衍化的与头颈部肌肉相关的运动核（BM，黄色，特殊内脏运动），以及从耳接收输入信号的特殊感觉核（SPS，粉色）（见图5-3）。

开放髓质

在开放髓质（P176~P177）中，脑神经核柱与第四脑室（Ⅳ）底部的形态特征有关。界沟分离了源于内侧基板（蓝色）的运动柱和源自外侧翼板（橙色）的感觉柱。该切片中的运动柱核从内侧到外侧依次是躯体运动（SM，红色，舌下神经核，CN Ⅻ，通往舌部）、鳃运动（BM，特殊内脏运动，黄色，疑核，CN Ⅹ，通往喉部）、内脏运动（VM，紫色，背运动核，CN Ⅹ，通往血管）。感觉柱从内侧到外侧依次是内脏感觉（VS，绿色，孤束核，CN Ⅹ，通往血管）、躯体感觉（SS，蓝色，三叉神经脊束核，CN Ⅴ，源自头颈部上的皮肤）、特殊感觉（SPS，粉色，前庭神经下核和内侧核，CN Ⅷ，源自迷路中的毛细胞）（见图5-4）。

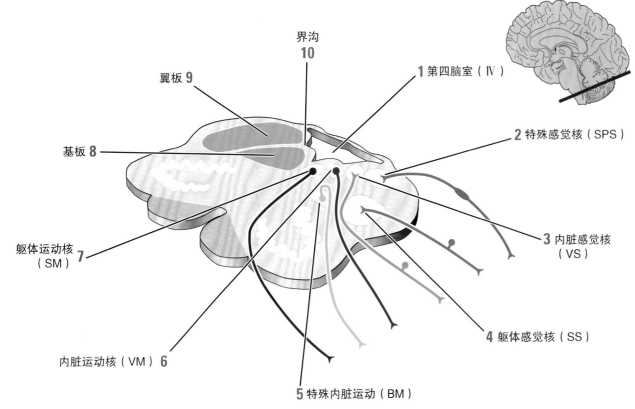

界沟 **10**

翼板 **9**

基板 **8**

躯体运动核（SM）**7**

内脏运动核（VM）**6**

1 第四脑室（Ⅳ）

2 特殊感觉核（SPS）

3 内脏感觉核（VS）

4 躯体感觉核（SS）

5 特殊内脏运动（BM）

Alar plate **9**
Basal plate **8**
Branchiomotor nuclei (BM) **5**
Fourth ventricle (IV) **1**
Somatic motor nuclei (SM) **7**
Somatic sensory nuclei (SS) **4**
Special sensory nuclei (SPS) **2**
Sulcus limitans **10**
Visceral motor nuclei (VM) **6**
Visceral sensory nuclei (VS) **3**

图5-3　脑干（延髓）内部结构

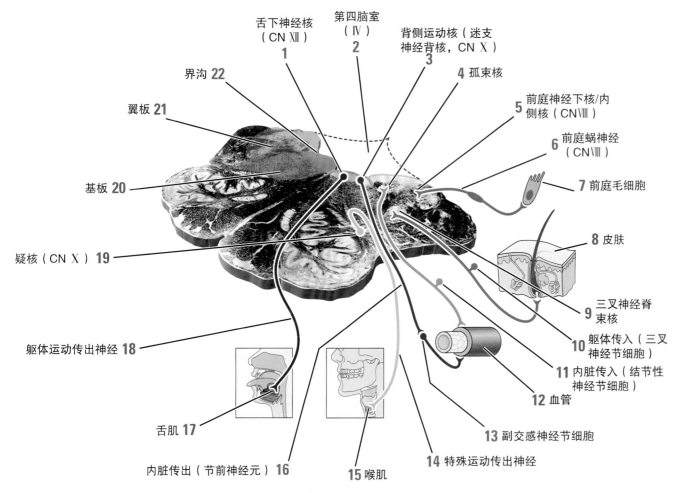

舌下神经核（CN Ⅻ）**1**

界沟 **22**

翼板 **21**

基板 **20**

疑核（CN Ⅹ）**19**

躯体运动传出神经 **18**

舌肌 **17**

内脏传出（节前神经元）**16**

第四脑室（Ⅳ）**2**

背侧运动核（迷支神经背核，CN Ⅹ）**3**

4 孤束核

5 前庭神经下核/内侧核（CNⅧ）

6 前庭蜗神经（CNⅧ）

7 前庭毛细胞

8 皮肤

9 三叉神经脊束核

10 躯体传入（三叉神经节细胞）

11 内脏传入（结节性神经节细胞）

12 血管

13 副交感神经节细胞

14 特殊运动传出神经

15 喉肌

Alar plate **21**
Basal plate **20**
Blood vessel **12**
Branchiomotor efferent **14**
Descending and medial vestibular nuclei (CN VIII) **5**
Dorsal motor nucleus (CN X) **3**
Fourth ventricle (IV) **2**
Hypoglossal nucleus (CN XII) **1**
Laryngeal muscles **15**
Nucleus ambiguus (CN X) **19**
Parasympathetic ganglion cell **13**
Skin **8**
Solitary nucleus **4**
Somatic afferent (trigeminal ganglion cell) **10**
Somatic motor efferent **18**
Sulcus limitans **22**
Tongue muscles **17**
Trigeminal (CN V) spinal nucleus **9**
Vestibular hair cell **7**
Vestibulocochlear nerve (CN VIII) **6**
Visceral afferent (nodose ganglion cell) **11**
Visceral efferent (preganglionic neuron) **16**

图5-4　脑干（延髓）开放髓质后内部灰质结构形态特征

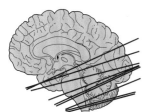

感觉性脑神经（核）

脑干中感觉性脑神经核的排列与脊髓后角感觉区相似。

内脏感觉柱（VS，绿色）从第四脑室（IV）底部延伸到闭合的髓质下方，只有一种——孤束核。孤束核接受来自面神经（CN VII）的纤维，传导舌前三分之二的味觉；接受舌咽神经（CN IX）的纤维，传导舌后三分之一的味觉；接受迷走神经（CN X）的纤维，传导咽部的味觉，均投射到孤束核上半部分。孤束核的下部主要接受分布在心、肺、大血管和胃肠道的迷走神经（CN X）的感觉纤维。躯体感觉柱（SS，蓝色）接受来自三叉神经（CN V）、面神经（CN VII）、舌咽神经（CN IX）和迷走神经（CN X）的传入纤维。这些纤维接受从头部、颈部、口腔和鼻腔、咽上部的鳃弓发育而来的结构。所有的头部、面部和颈部的痛觉通过三叉神经（CN V）脊束核传递；精细触觉主要通过三叉神经（CN V）脊束感觉主核（三叉神经脑桥核）和三叉神经中脑核传递。三叉神经（CN V）中脑核接受来自振动觉和位置觉的初级传入纤维。特殊感觉柱（SPS，粉色）是接受前庭神经（CN VIII）中的前庭及听觉中继核，包括来自前庭感受器（球囊、椭圆囊和半规管壶腹）和耳蜗的传入纤维（见图5-5）。

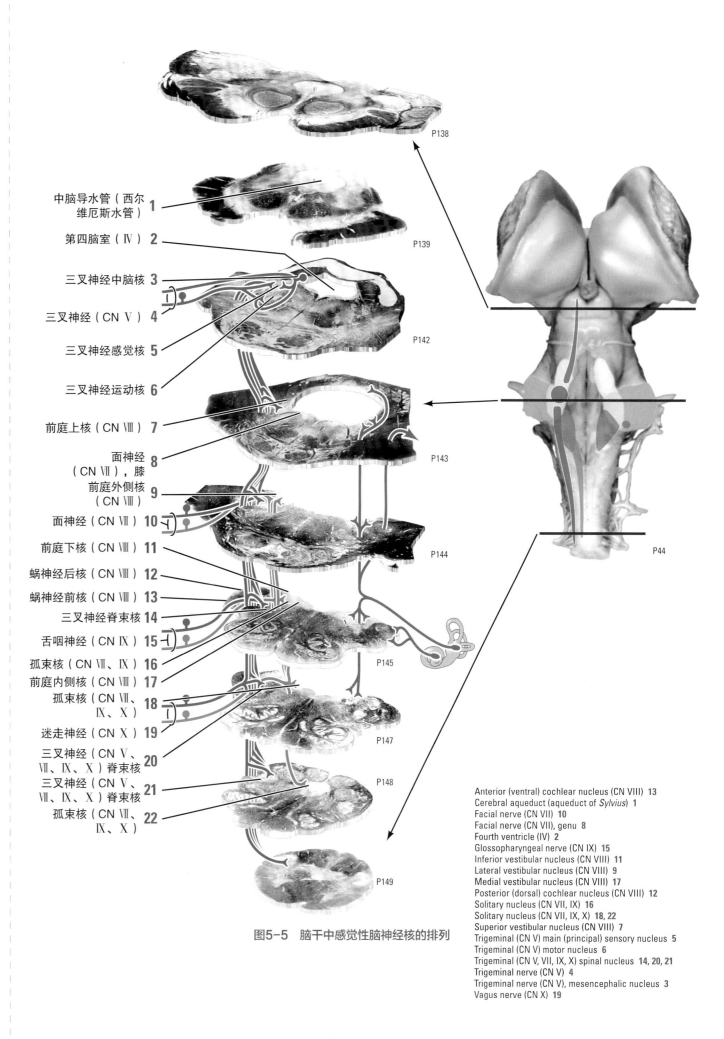

1 中脑导水管（西尔维厄斯水管）
2 第四脑室（IV）
3 三叉神经中脑核
4 三叉神经（CN V）
5 三叉神经感觉核
6 三叉神经运动核
7 前庭上核（CN VIII）
8 面神经（CN VII），膝
9 前庭外侧核（CN VIII）
10 面神经（CN VII）
11 前庭下核（CN VIII）
12 蜗神经后核（CN VIII）
13 蜗神经前核（CN VIII）
14 三叉神经脊束核
15 舌咽神经（CN IX）
16 孤束核（CN VII、IX）
17 前庭内侧核（CN VIII）
18 孤束核（CN VII、IX、X）
19 迷走神经（CN X）
20 三叉神经（CN V、VII、IX、X）脊束核
21 三叉神经（CN V、VII、IX、X）脊束核
22 孤束核（CN VII、IX、X）

Anterior (ventral) cochlear nucleus (CN VIII) 13
Cerebral aqueduct (aqueduct of Sylvius) 1
Facial nerve (CN VII) 10
Facial nerve (CN VII), genu 8
Fourth ventricle (IV) 2
Glossopharyngeal nerve (CN IX) 15
Inferior vestibular nucleus (CN VIII) 11
Lateral vestibular nucleus (CN VIII) 9
Medial vestibular nucleus (CN VIII) 17
Posterior (dorsal) cochlear nucleus (CN VIII) 12
Solitary nucleus (CN VII, IX) 16
Solitary nucleus (CN VII, IX, X) 18, 22
Superior vestibular nucleus (CN VIII) 7
Trigeminal (CN V) main (principal) sensory nucleus 5
Trigeminal (CN V) motor nucleus 6
Trigeminal (CN V, VII, IX, X) spinal nucleus 14, 20, 21
Trigeminal nerve (CN V) 4
Trigeminal nerve (CN V), mesencephalic nucleus 3
Vagus nerve (CN X) 19

图5-5 脑干中感觉性脑神经核的排列

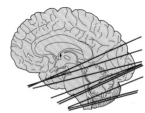

运动性脑神经（核）

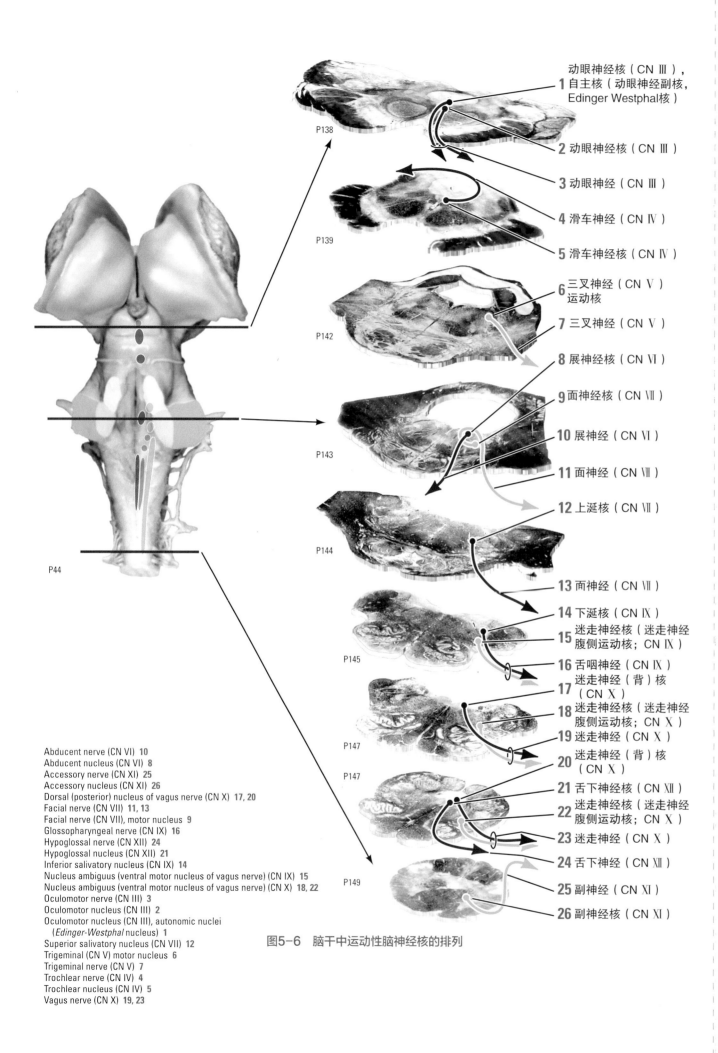

动眼神经核（CN Ⅲ），
1 自主核（动眼神经副核，Edinger Westphal核）

2 动眼神经核（CN Ⅲ）

3 动眼神经（CN Ⅲ）

4 滑车神经（CN Ⅳ）

5 滑车神经核（CN Ⅳ）

6 三叉神经（CN Ⅴ）运动核

7 三叉神经（CN Ⅴ）

8 展神经核（CN Ⅵ）

9 面神经核（CN Ⅶ）

10 展神经（CN Ⅵ）

11 面神经（CN Ⅶ）

12 上涎核（CN Ⅶ）

13 面神经（CN Ⅶ）

14 下涎核（CN Ⅸ）

15 迷走神经核（迷走神经腹侧运动核；CN Ⅸ）

16 舌咽神经（CN Ⅸ）

17 迷走神经（背）核（CN Ⅹ）

18 迷走神经核（迷走神经腹侧运动核；CN Ⅹ）

19 迷走神经（CN Ⅹ）

20 迷走神经（背）核（CN Ⅹ）

21 舌下神经核（CN Ⅻ）

22 迷走神经核（迷走神经腹侧运动核；CN Ⅹ）

23 迷走神经（CN Ⅹ）

24 舌下神经（CN Ⅻ）

25 副神经（CN Ⅺ）

26 副神经核（CN Ⅺ）

P138
P139
P142
P143
P144
P145
P147
P147
P149
P44

Abducent nerve (CN VI) 10
Abducent nucleus (CN VI) 8
Accessory nerve (CN XI) 25
Accessory nucleus (CN XI) 26
Dorsal (posterior) nucleus of vagus nerve (CN X) 17, 20
Facial nerve (CN VII) 11, 13
Facial nerve (CN VII), motor nucleus 9
Glossopharyngeal nerve (CN IX) 16
Hypoglossal nerve (CN XII) 24
Hypoglossal nucleus (CN XII) 21
Inferior salivatory nucleus (CN IX) 14
Nucleus ambiguus (ventral motor nucleus of vagus nerve) (CN IX) 15
Nucleus ambiguus (ventral motor nucleus of vagus nerve) (CN X) 18, 22
Oculomotor nerve (CN III) 3
Oculomotor nucleus (CN III) 2
Oculomotor nucleus (CN III), autonomic nuclei
(Edinger-Westphal nucleus) 1
Superior salivatory nucleus (CN VII) 12
Trigeminal (CN V) motor nucleus 6
Trigeminal nerve (CN V) 7
Trochlear nerve (CN IV) 4
Trochlear nucleus (CN IV) 5
Vagus nerve (CN X) 19, 23

图5-6 脑干中运动性脑神经核的排列

　　脑干中与不同作用的效应器（源自肌节和鳃弓的肌肉，以及源自内脏的平滑肌和腺体）关联的运动核，呈间断分离式纵向排列。

　　一般躯体运动核（SM，红色）是脊髓前角运动神经元柱的主要延续，该柱由控制舌肌运动的舌下神经核（CN Ⅻ）和控制眼球肌肉运动的核团组成，包括支配外直肌的展神经核（CN Ⅵ）；支配上斜肌的滑车神经核（CN Ⅳ）；支配内直肌、下直肌、上直肌和下斜肌的动眼神经核（CN Ⅲ）。鳃运动核（BM，黄色，特殊内脏运动）支配源自鳃弓的肌肉。该柱由支配咀嚼肌、二腹肌、下颌舌骨肌和鼓膜张肌的三叉神经运动核（CN Ⅴ）和支配眼睛上下面部表情肌、颈阔肌、颊肌和镫骨肌的面神经核（CN Ⅶ）组成。鳃运动核还包括疑核，疑核发出纤维进入舌咽神经（CN Ⅸ）支配茎突咽肌；进入迷走神经（CN Ⅹ）支配软腭和咽的骨骼肌、喉的环甲肌；进入副神经（CN Ⅺ）支配除环甲肌以外的喉肌；副神经核也属于鳃运动核，支配胸锁乳突肌和斜方肌。中脑、脑桥和延髓中的内脏运动核（VM，紫色）形成颅部的副交感神经系统。动眼神经核（CN Ⅲ）自主核（动眼神经副核，Edger-Westphar核）发出副交感神经的节前纤维，止于睫状神经节，节后纤维支配睫状肌和虹膜瞳孔括约肌，调节晶状体的曲率和瞳孔大小。上泌涎核加入面神经（CN Ⅶ）管理泪腺（眼泪）、舌下腺和颌下腺（唾液）的分泌。迷走神经（CN Ⅹ）的背侧运动核参与调节和支配咽、气道（气管和支气管）、肺（黏液）和结肠脾曲以前的胃肠道腺体分泌活动；外周神经节调节血管、肺和胃肠道的平滑肌收缩（见图5-6）。

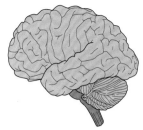

脑神经核柱状排列
（后面观）

脑神经核沿脑干的长轴呈间断式纵向排列，由界沟将其分成内侧运动核和外侧感觉核。

第四脑室底部的界沟将脑神经核大致分为内侧运动柱和外侧感觉柱（见图5-7）。

运动核柱从内侧到外侧包括：①躯体运动柱（SM，红色，CN Ⅲ、Ⅳ、Ⅵ、Ⅻ）；②鳃运动柱（特殊内脏运动；BM，黄色，CN Ⅴ、Ⅶ、Ⅸ、Ⅹ、Ⅺ）；③内脏运动柱（VM，紫色，CN Ⅲ、Ⅶ、Ⅸ、Ⅹ）。

感觉核柱从内侧到外侧包括：①内脏感觉柱（VS，绿色，CN Ⅶ、Ⅸ、Ⅹ）；②躯体感觉（SS，蓝色，CN Ⅴ、Ⅶ、Ⅸ、Ⅹ）；③特殊感觉（SPS，粉色，CN Ⅷ）。

Abducent nucleus (CN VI) 33
Accessory nerve (CN XI) 10
Accessory nerve (CN XI) spinal root 12
Cochlear nuclei (CN VIII) 25
Dorsal (posterior) nucleus of vagus nerve (CN X) 15
Facial colliculus 31
Facial nerve (CN VII) 7, 28
Facial nucleus (CN VII) 5
Glossopharyngeal and vagus nerves (CN IX, X) 9
Glossopharyngeal nerve (CN IX) 26
Hypoglossal (CN XII) trigone 20
Hypoglossal nucleus (CN XII) 16
Inferior cerebellar peduncle (restiform body) 8
Inferior colliculus 3
Inferior salivatory nucleus (CN IX) 13
Middle cerebellar peduncle (brachium pontis) 6
Nucleus ambiguus and spinal accessory nucleus (CN IX, X, XI) 14
Oculomotor nerve (CN III) 1
Oculomotor nucleus (CN III) 37
Oculomotor nucleus (CN III), autonomic nuclei (*Edinger-Westphal* nucleus) 38
Solitary nucleus (CN VII, IX, X) 21
Spinal nerve (C2), posterior (dorsal) root (ramus) 17
Sulcus limitans 27
Superior colliculus 2
Superior salivatory nucleus (CN VII) 11
Trigeminal (CN V) main (principal) sensory nucleus 30
Trigeminal (CN V) mesencephalic nucleus 36
Trigeminal (CN V) motor nucleus 4
Trigeminal (CN V, VII, IX, X) spinal nucleus 22
Trigeminal nerve (CN V) 32
Trochlear nerve (CN IV) 35
Trochlear nucleus (CN IV) 34
Vagal (CN X) trigone 19
Vagus nerve (CN X) 23
Vestibular nuclei (CN VIII) 24
Vestibulocochlear nerve (CN VIII) 29

实用中枢神经解剖与影像学图谱

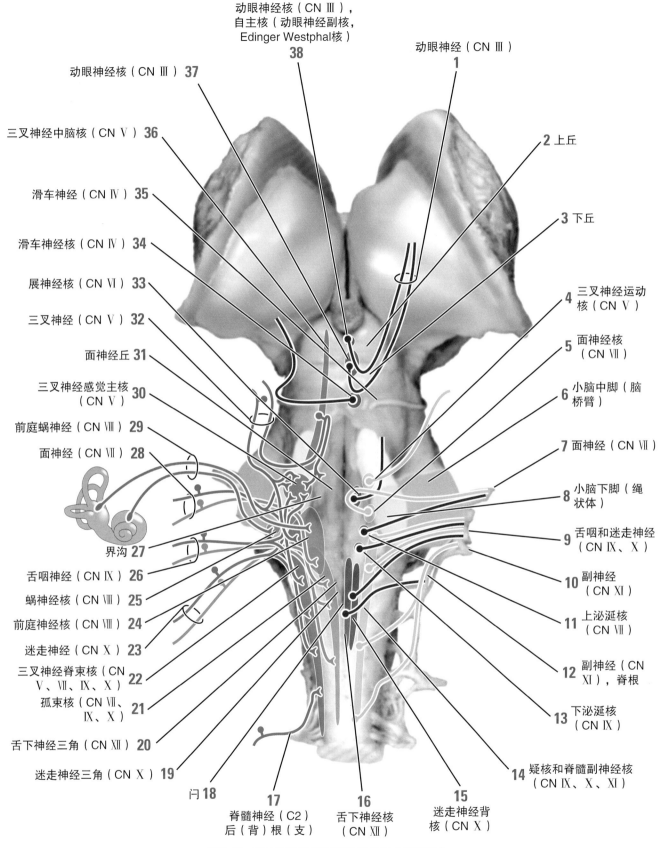

图5-7 脑神经核柱状排列位置关系（后面观）

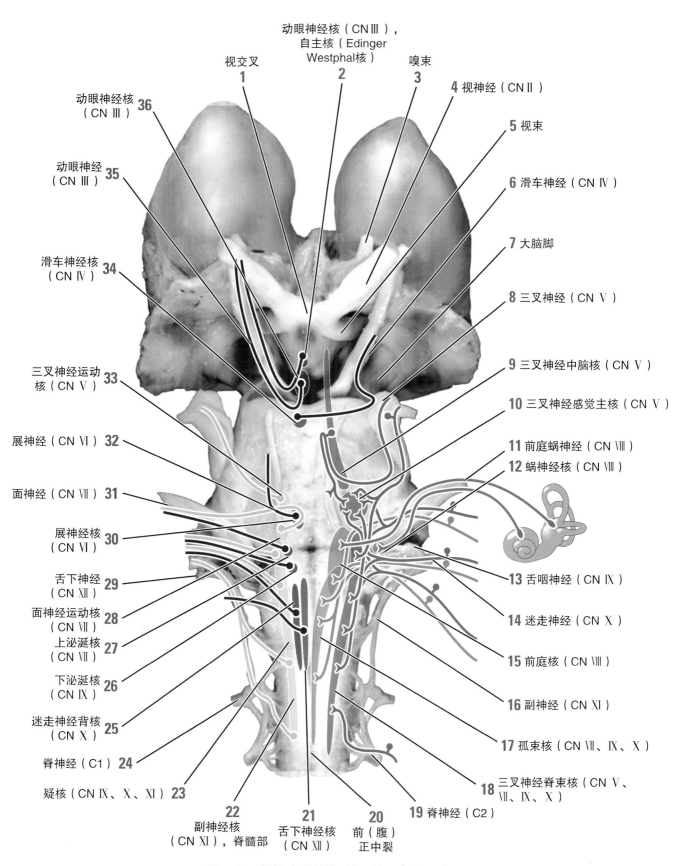

动眼神经核（CN Ⅲ），
自主核（Edinger
Westphal核）

视交叉

嗅束

1

2

3

4 视神经（CN Ⅱ）

动眼神经核
（CN Ⅲ） **36**

5 视束

动眼神经
（CN Ⅲ） **35**

6 滑车神经（CN Ⅳ）

7 大脑脚

滑车神经核
（CN Ⅳ） **34**

8 三叉神经（CN Ⅴ）

9 三叉神经中脑核（CN Ⅴ）

三叉神经运动
核（CN Ⅴ） **33**

10 三叉神经感觉主核（CN Ⅴ）

展神经（CN Ⅵ） **32**

11 前庭蜗神经（CN Ⅷ）
12 蜗神经核（CN Ⅷ）

面神经（CN Ⅶ） **31**

展神经核
（CN Ⅵ） **30**

13 舌咽神经（CN Ⅸ）

舌下神经
（CN Ⅻ） **29**

14 迷走神经（CN Ⅹ）

面神经运动核
（CN Ⅶ） **28**

上泌涎核
（CN Ⅶ） **27**

15 前庭核（CN Ⅷ）

下泌涎核
（CN Ⅸ） **26**

16 副神经（CN Ⅺ）

迷走神经背核
（CN Ⅹ） **25**

17 孤束核（CN Ⅶ、Ⅸ、Ⅹ）

脊神经（C1） **24**

18 三叉神经脊束核（CN Ⅴ、
Ⅶ、Ⅸ、Ⅹ）

疑核（CN Ⅸ、Ⅹ、Ⅺ） **23**

19 脊神经（C2）

22
副神经核
（CN Ⅺ），脊髓部

21
舌下神经核
（CN Ⅻ）

20
前（腹）
正中裂

图5-8　脑神经核柱状排列位置关系（前面观）

脑神经核柱状排列
（前面观）

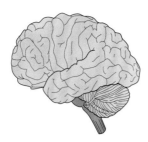

脑神经核沿脑干的长轴间断排列成纵向，由界沟将其分成内侧运动核和外侧感觉核。

从脑干的前（腹侧）面能够较好地观察脑神经与相应核团的关系（见图5-8）。

运动核柱，由内侧到外侧：①躯体运动柱（SM，红色，CN Ⅲ、Ⅳ、Ⅵ、Ⅻ）；②鳃运动柱（特殊内脏运动；BM，黄色，CN Ⅴ、Ⅶ、Ⅸ、Ⅹ、Ⅺ）；③内脏运动柱（VM，紫色，CN Ⅲ、Ⅶ、Ⅸ、Ⅹ）。

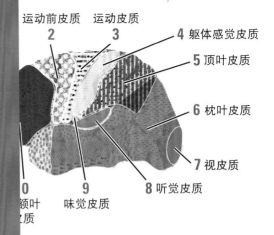

运动前皮质　运动皮质
2　　3　　4 躯体感觉皮质
5 顶叶皮质
6 枕叶皮质
7 视皮质
0　　　9　　8 听觉皮质
额叶　味觉皮质
皮质

丘脑，背内侧核（DM）
21 丘脑，髓内核
22 丘脑，后外侧核（LP）
23 丘脑，枕（Pul）
24 丘脑，内侧膝状体核
　　（MG；内侧膝状体）
25 丘脑，腹后内侧核，
　后部（VPMp）

皮射区

Abducent nerve (CN VI) 32
Abducent nucleus (CN VI) 30
Accessory nerve (CN XI) 16
Anterior (ventral) median fissure (sulcus) 20
Cerebral peduncle 7
Cochlear nuclei (CN VIII) 12
Dorsal (posterior) nucleus of vagus nerve (CN X) 25
Facial nerve (CN VII) 31
Facial nerve (CN VII), motor nucleus 28
Glossopharyngeal nerve (CN IX) 13
Hypoglossal nerve (CN XII) 29
Hypoglossal nucleus (CN XII) 21
Inferior salivatory nucleus (CN IX) 26
Nucleus ambiguus (CN IX, X, XI) 23
Oculomotor nerve (CN III) 35
Oculomotor nucleus (CN III) 36
Oculomotor nucleus (CN III), autonomic nuclei (*Edinger-Westphal* nucleus) 2
Olfactory tract 3
Optic chiasm 1
Optic nerve (CN II) 4
Optic tract 5
Solitary nucleus (CN VII, IX, X) 17
Spinal accessory nucleus (CN XI) 22
Spinal nerve (C1) 24
Spinal nerve (C2) 19
Superior salivatory nucleus (CN VII) 27
Trigeminal (CN V) main (principal) sensory nucleus 10
Trigeminal (CN V) mesencephalic nucleus 9
Trigeminal (CN V) motor nucleus 33
Trigeminal (CN V, VII, IX, X) spinal nucleus 18
Trigeminal nerve (CN V) 8
Trochlear nerve (CN IV) 6
Trochlear nucleus (CN IV) 34
Vagus nerve (CN X) 14
Vestibular nuclei (CN VIII) 15
Vestibulocochlear nerve (CN VIII) 11

侧
回
最
射
核
蓝
质
入
，
皮
17
间
司

Auditory cortex 8
Cingulate cortex 15
Motor cortex 3, 18
Occipital association cortex 1, 6
Parietal association cortex 5, 12
Prefrontal cortex 10, 16
Premotor cortex 2, 17
Somatosensory cortex 4, 19
Supplementary motor cortex 2, 17
Taste cortex 9
Temporal association cortex 6, 13
Thalamus 14
Thalamus, anterior nucleus (A) 32
Thalamus, dorsal lateral geniculate nucleus (dLGN; lateral geniculate body) 27
Thalamus, dorsomedial nucleus (DM) 20
Thalamus, internal medullary lamina 31
Thalamus, intralaminar nuclei 21
Thalamus, laterodorsal nucleus (LD) 33
Thalamus, lateroposterior nucleus (LP) 22
Thalamus, medial geniculate nucleus (MG; medial geniculate body) 24
Thalamus, pulvinar (Pul) 23
Thalamus, ventroanterior nucleus (VA) 30
Thalamus, ventrolateral nucleus (VL) 29
Thalamus, ventroposterolateral nucleus (VPL) 28
Thalamus, ventroposteromedial nucleus (VPM) 26
Thalamus, ventroposteromedial nucleus, posterior part (VPMp) 25
Visual cortex 7, 11

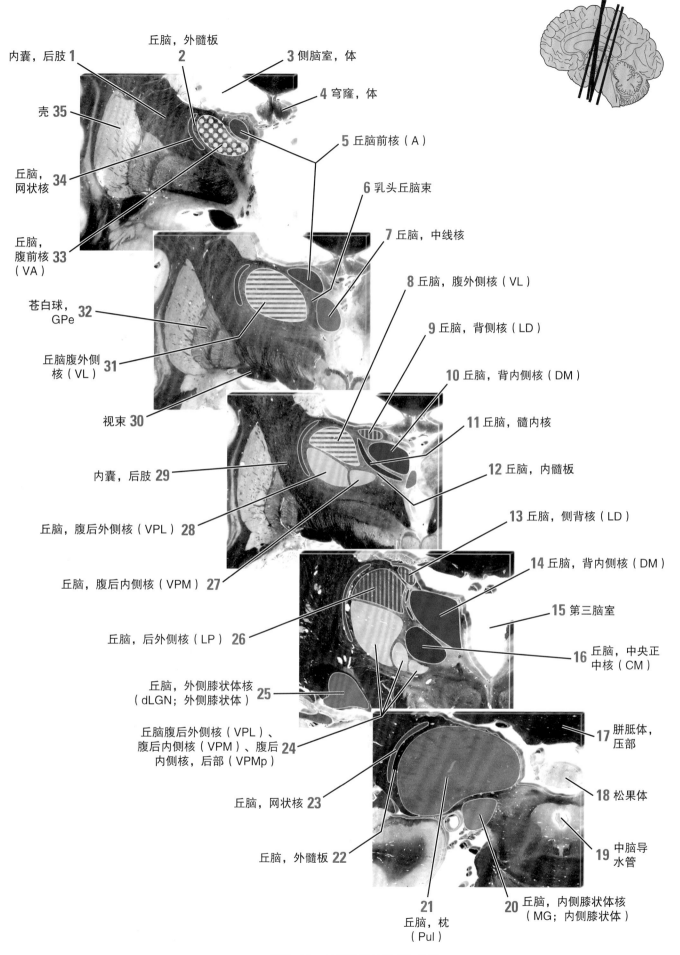

内囊，后肢 **1**

丘脑，外髓板 **2**

3 侧脑室，体

4 穹窿，体

壳 **35**

5 丘脑前核（A）

丘脑，网状核 **34**

6 乳头丘脑束

丘脑，腹前核 **33**（VA）

7 丘脑，中线核

8 丘脑，腹外侧核（VL）

苍白球，GPe **32**

9 丘脑，背侧核（LD）

丘脑腹外侧核（VL）**31**

10 丘脑，背内侧核（DM）

视束 **30**

11 丘脑，髓内核

内囊，后肢 **29**

12 丘脑，内髓板

丘脑，腹后外侧核（VPL）**28**

13 丘脑，侧背核（LD）

丘脑，腹后内侧核（VPM）**27**

14 丘脑，背内侧核（DM）

15 第三脑室

丘脑，后外侧核（LP）**26**

16 丘脑，中央正中核（CM）

丘脑，外侧膝状体核（dLGN；外侧膝状体）**25**

17 胼胝体，压部

丘脑腹后外侧核（VPL）、腹后内侧核（VPM）、腹后内侧核，后部（VPMp）**24**

18 松果体

19 中脑导水管

丘脑，网状核 **23**

丘脑，外髓板 **22**

20 丘脑，内侧膝状体核（MG；内侧膝状体）

21 丘脑，枕（Pul）

图5-10 丘脑核团的组成和位置

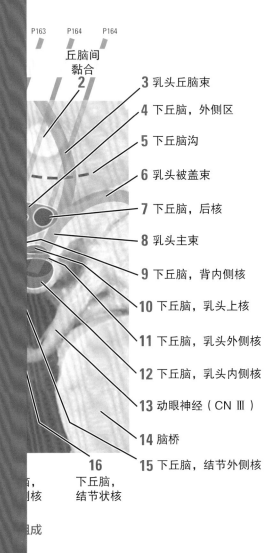

P163　P164　P164

丘脑间
黏合

2

3 乳头丘脑束

4 下丘脑，外侧区

5 下丘脑沟

6 乳头被盖束

7 下丘脑，后核

8 乳头主束

9 下丘脑，背内侧核

10 下丘脑，乳头上核

11 下丘脑，乳头外侧核

12 下丘脑，乳头内侧核

13 动眼神经（CN Ⅲ）

14 脑桥

15 下丘脑，结节外侧核

16
下丘脑，
结节状核

下丘脑，
□核

□成

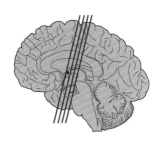

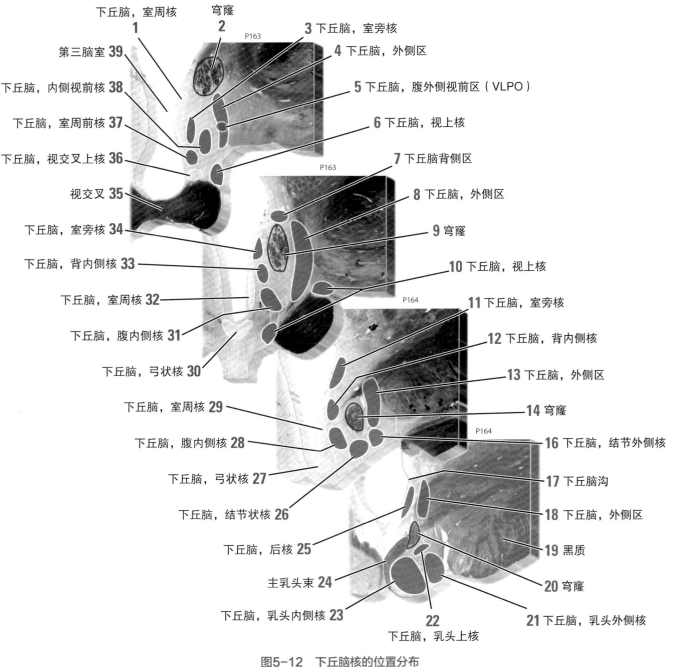

下丘脑，室周核 **1**　穹窿 **2**　　　**3** 下丘脑，室旁核

第三脑室 **39**　　　　　　　　　　　**4** 下丘脑，外侧区

下丘脑，内侧视前核 **38**　　　　　　　**5** 下丘脑，腹外侧视前区（VLPO）

下丘脑，室周前核 **37**　　　　　　　**6** 下丘脑，视上核

下丘脑，视交叉上核 **36**　　　　　　**7** 下丘脑背侧区

视交叉 **35**　　　　　　　　　　　　**8** 下丘脑，外侧区

下丘脑，室旁核 **34**　　　　　　　　**9** 穹窿

下丘脑，背内侧核 **33**　　　　　　　**10** 下丘脑，视上核

下丘脑，室周核 **32**　　　　　　　　**11** 下丘脑，室旁核

下丘脑，腹内侧核 **31**　　　　　　　**12** 下丘脑，背内侧核

下丘脑，弓状核 **30**　　　　　　　　**13** 下丘脑，外侧区

下丘脑，室周核 **29**　　　　　　　　**14** 穹窿

下丘脑，腹内侧核 **28**　　　　　　　**16** 下丘脑，结节外侧核

下丘脑，弓状核 **27**　　　　　　　　**17** 下丘脑沟

下丘脑，结节状核 **26**　　　　　　　**18** 下丘脑，外侧区

下丘脑，后核 **25**　　　　　　　　　**19** 黑质

主乳头束 **24**　　　　　　　　　　　**20** 穹窿

下丘脑，乳头内侧核 **23**　　　**22**　　**21** 下丘脑，乳头外侧核
　　　　　　　　　　　下丘脑，乳头上核

图5-12　下丘脑核的位置分布

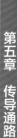

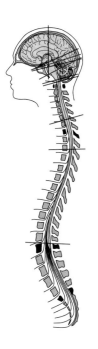

四、感觉系统

触觉和位置觉传导通路（薄束核、楔束核和三叉神经主感觉核）

该通路可传导意识性的本体感觉（位置、运动、振动感）和精细触觉。

该传导通路由三级神经元组成：第一级神经元为脊神经节细胞，发出的神经纤维较粗，有髓鞘，中枢突经脊髓后（背）根进入脊髓后索的内侧（腰，红；胸，蓝；颈，绿）。经后（背）索上升到脑干，其中的骶部纤维靠近中线，而颈部纤维靠近背角。第一个突触位于延髓尾端的后（背）柱核内：腰、骶纤维进入薄束核，而胸、颈纤维进入楔束核。头部的脑神经轴突主要来自三叉神经（CN V）（紫色），但也来自面神经（CN VII）、舌咽神经（CN IX）和迷走神经（CN X），并从外侧进入脑干（P188）。第一个突触位于脑桥的三叉神经（CN V）感觉主核（P174、P176和P177）。

来自后（背）柱核的二级轴突在延髓腹侧交叉（内侧丘系交叉）到对侧上升，骶部纤维行于前侧，而上胸纤维行于后侧，构成内侧丘系。在脑桥中，内侧丘系从矢状面向横向旋转，因此骶部纤维处于外侧，而上胸纤维处于内侧。它们的内侧部位来自于对侧三叉神经（CN V）感觉主核的纤维。在外侧中脑被盖中，内侧丘系进一步旋转，并在终止于丘脑腹后外侧（VPL）和腹后内侧（VPM）核之前，骶部纤维走向背外侧，而三叉神经相关的纤维走向腹内侧。发出纤维经内囊后肢上升，并终止在中央后回的躯体感觉皮质和中央旁小叶后部（1、2和3b区）（见图5-13）。

图5-13图注：

Cuneate fasciculus and nucleus **9**
Fourth ventricle (IV) **5**
Gracile fasciculus and nucleus **8**
Internal capsule, posterior limb **2**
Lateral sulcus (*Sylvian* fissure) **3**
Medial lemniscus **7**
Parietal lobe **1**
Posterior (dorsal) columns **12**
Posterior (dorsal) root entry zone **11**
Posterior (dorsal) root ganglion **10**
Spinal nerve **13**
Thalamus, ventral posterolateral (VPL) and ventral posteromedial (VPM) nuclei **4**
Trigeminal (CN V) main (principal) sensory nucleus **6**

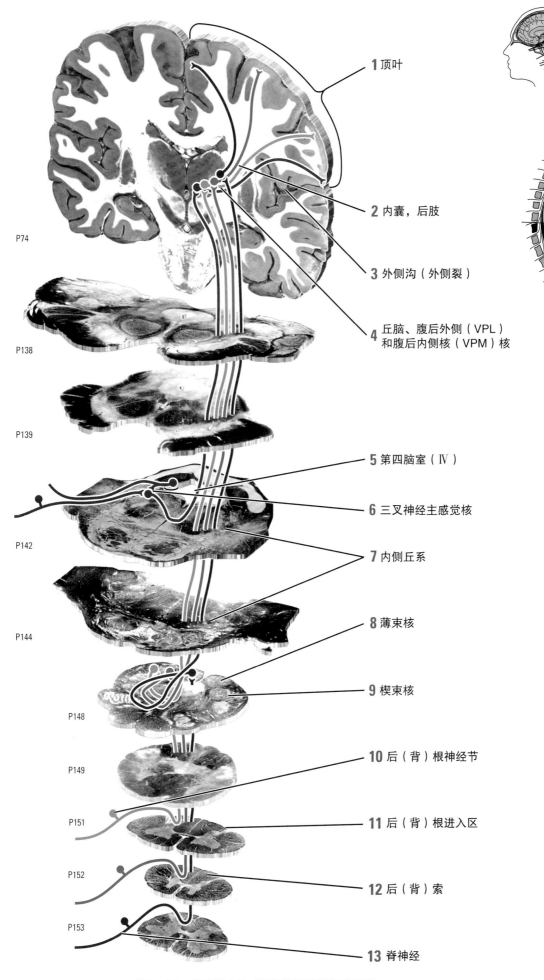

P74

P138

P139

P142

P144

P148

P149

P151

P152

P153

1 顶叶

2 内囊，后肢

3 外侧沟（外侧裂）

4 丘脑、腹后外侧（VPL）和腹后内侧核（VPM）核

5 第四脑室（Ⅳ）

6 三叉神经主感觉核

7 内侧丘系

8 薄束核

9 楔束核

10 后（背）根神经节

11 后（背）根进入区

12 后（背）索

13 脊神经

图5-13 意识性本体感觉和精细触觉传导通路

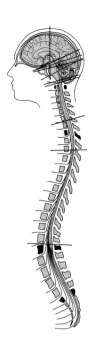

触觉通路（脊髓丘脑前束、外侧束和三叉神经脊束核）

这个系统包括痛觉、温度觉、粗触觉和精细触觉。

触觉通路第一级神经元为脊神经节或脑神经节，发出突起较细，为薄髓或无髓纤维，并通过后（背）根和脑神经根进入脊髓和脑干（腰，红；胸，蓝；颈，绿）。在脊髓中，它们终止于脊髓节段的后（背）角神经元。在头面部有髓、细髓和无髓纤维来自三叉神经节细胞（CN V；橙色）、面神经节细胞（CN Ⅶ）、舌咽神经节细胞（CN Ⅸ）和迷走神经节细胞（CN X），中枢突进入脑干并连接三叉神经（CN V）脊束核、中脑核中的神经元突触（P174、P176和P177）。

在脊髓中，二级神经元轴突发出纤维上升1~2个阶段经白质前连合交叉到对侧外侧索和前索内上行，组成脊髓丘脑侧束和脊髓丘脑前束。

在脊髓中脊髓丘脑束纤维有序排列，来自腰骶部与胸部、颈部纤维由外侧到内侧、由浅入深排列。脊髓丘脑束位于内侧丘系的后外侧，终止于丘脑腹后外侧核（VPL）和腹后内侧核（VPM）后，发出丘脑中央辐射经内囊后肢，投射到中央后回中、上部和中央旁小叶后部（见图5-14）。

图5-14图注：

Anterior white commissure **13**
Cerebral peduncle **6**
Internal capsule, posterior limb **3**
Lateral lemniscus **7**
Spinothalamic tract **8**
Parietal lobe **1**
Posterior (dorsal) horn **12**
Posterior (dorsal) root entry zone **10**
Posterior (dorsal) root ganglion **11**
Spinal nerve **14**
Thalamus, medial geniculate nucleus (MG) (medial geniculate body) **5**
Thalamus, ventral posterolateral nucleus (VPL) **2**
Thalamus, ventral posteromedial nucleus (VPM) **4**
Trigeminal (CN V) spinal nucleus **9**

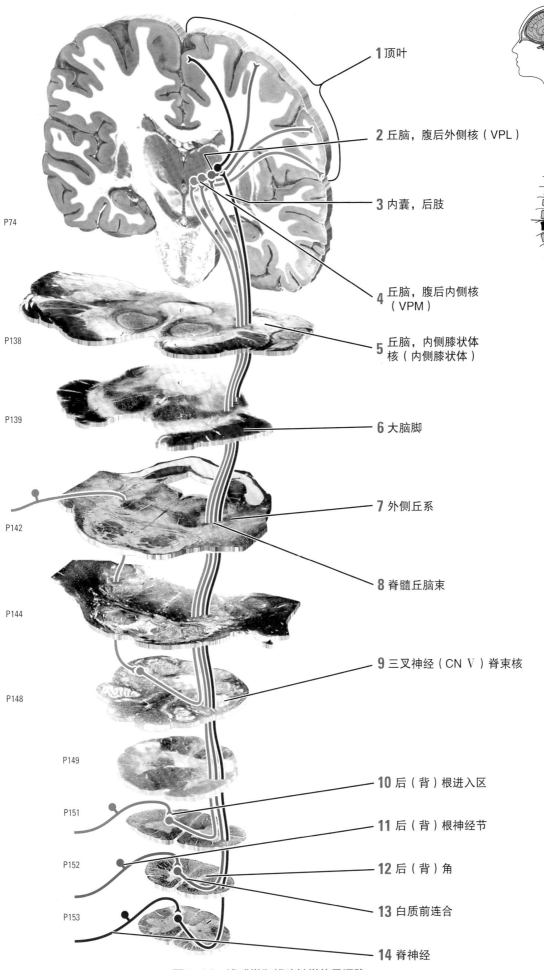

1 顶叶

2 丘脑，腹后外侧核（VPL）

3 内囊，后肢

4 丘脑，腹后内侧核（VPM）

5 丘脑，内侧膝状体核（内侧膝状体）

6 大脑脚

7 外侧丘系

8 脊髓丘脑束

9 三叉神经（CN Ⅴ）脊束核

10 后（背）根进入区

11 后（背）根神经节

12 后（背）角

13 白质前连合

14 脊神经

P74

P138

P139

P142

P144

P148

P149

P151

P152

P153

图5-14　浅感觉和粗略触觉传导通路

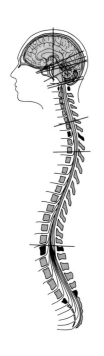

痛觉传导通路

疼痛通过细小的有髓（快传纤维：尖锐、快速疼痛）和无髓（慢传纤维：隐、持久疼痛）背根轴突从躯体部到脊髓后角（红、蓝、绿）中的神经元，头颈部到脑干的三叉神经脊束核神经元（橙色）。二级神经元投射到丘脑、中脑和脑干网状结构中的神经核。来自丘脑的投射到达躯体感觉中枢及岛叶和扣带回皮质。

痛觉传导的一级神经元分别进入脊髓和脑干，并在脊髓后角和三叉神经的不同部位终止。四种不同的上行疼痛通路到达脑干、丘脑和前脑中的核团。

脊髓丘脑通路（棕色）源自后角固有核中的二级神经元，并在白质前连合中交叉，至对侧形成脊髓丘脑前外侧束（P184~P185）。这些神经元终止于丘脑腹后核。三级丘脑神经元投射到中央后回的躯体感觉皮质（1、2和3区）。

第二组份发自脊髓后角边缘核的二级神经元，其轴突走行与脊髓丘脑纤维的路径相似，但直接或间接终止于不同的丘脑核，包括中央正中核（CM）和背内侧核（DM），并最终到达岛叶和扣带皮质（棕色）。

第三组份（粉色）源自固有核的二级神经元轴突，在侧柱中交叉并上升到脑桥网状结构中的靶细胞，以及脑干中的臂旁核、中脑导水管周围灰质、束旁核、下丘脑和前脑中的杏仁中央核。从臂旁核（紫色）发出的三级神经元投射到丘脑背侧核，再投射到扣带回皮质（见图5-15）。

传递内脏疼痛的第四组份（紫色）从脊髓中央管附近的二级背角神经元发出，并向上投射到脊髓后索，与白质薄束核和楔束核形成突触。二级神经元投射到丘脑腹后核（VPL、VPM）。丘脑的三级神经元投射到岛叶皮质。

图5-15图注：
Amygdala, central nucleus **7**
Anterior white commissure **18**
Cerebral peduncle **10**
Cingulate gyrus **1**
Cuneate fasciculus and nucleus **14**
Gracile fasciculus and nucleus **13**
Insula **4**
Medullary reticular formation (gigantocellular nucleus and A1 and A2 catacholamine groups) **16**
Parabrachial nucleus **11**
Parafascicular nucleus and hypothalamus **8**
Parietal lobe **3**
Periaqueductal gray substance **9**
Pontine reticular formation (A5 and A7 catacholamine groups) **12**
Posterior horn **20**
Posterior root entry zone **17**
Posterior root ganglion **19**
Spinal nerve **21**
Thalamus, CM **5**
Thalamus, DM **2**
Thalamus, VP **6**
Trigeminal spinal nucleus **15**

实用中枢神经解剖与影像学图谱

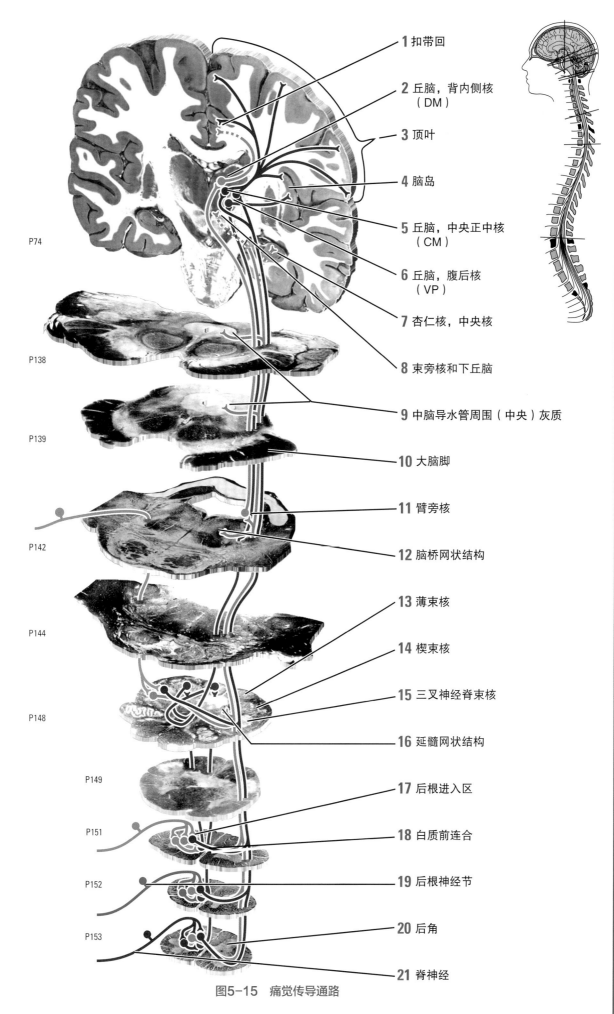

1 扣带回

2 丘脑，背内侧核
（DM）

3 顶叶

4 脑岛

5 丘脑，中央正中核
（CM）

6 丘脑，腹后核
（VP）

7 杏仁核，中央核

8 束旁核和下丘脑

9 中脑导水管周围（中央）灰质

10 大脑脚

11 臂旁核

12 脑桥网状结构

13 薄束核

14 楔束核

15 三叉神经脊束核

16 延髓网状结构

17 后根进入区

18 白质前连合

19 后根神经节

20 后角

21 脊神经

P74

P138

P139

P142

P144

P148

P149

P151

P152

P153

图5-15 痛觉传导通路

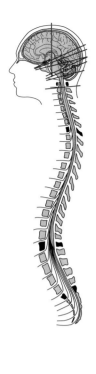

头面部触觉传导通路

该系统传递头面部、口腔和咽部精细和粗略触觉、痛觉和温度觉（与P182~187内容相对应）。

该通路第一级神经元起源于三叉神经（CN Ⅴ）神经节中的假单极神经元，并通过三叉神经根（CN Ⅴ）进入脑桥，终止于传递触觉的三叉神经（CN Ⅴ）感觉主核（棕色）和传递触觉、痛觉和温度觉的三叉神经（CN Ⅴ）脊束核（绿色）。躯体感觉随面神经（CN Ⅶ）、舌咽神经（CN Ⅸ）、迷走神经（CN Ⅹ）神经节的神经元中发出传入信号再投射到这些核内（P174、P176和P177）。三叉神经纤维（CN Ⅴ）感觉根传导精细触觉，可直接进入感觉主核的内侧。通往脊束核的三叉神经纤维通过侧脑桥被盖和髓质外侧在三叉神经脊束（CN Ⅴ）下降至上颈部脊髓后（背）角的胶状质内。

三叉神经投射纤维终止于不同部位：传导面下部（口裂以下，V3，三叉神经下颌神经分支）纤维主要投射到脑桥部分；传导面中部（眼裂–口裂之间，V2，上颌神经分支）纤维投射到延髓部分；以及传导面上部（眼裂以上，V1，眼神经分支）纤维投射到脊髓部分。三叉神经（CN Ⅴ）中脑核（棕色）包含一级神经元（在发育过程中迁移至中枢神经系统的神经节细胞）。

头面部位置觉由中脑核周围神经元的轴突传递并在第四脑室（Ⅳ）外侧角进入脑桥，并上升为三叉神经（CN Ⅴ）中脑束，该束与第四脑室和小脑上脚内侧相邻，其中枢轴突终止于三叉神经（CN Ⅴ）运动核、三叉神经感觉主核和三叉神经脊束核中的神经元。

源自三叉神经感觉主核和脊束核的二级轴突大部分纤维在核上部交叉到对侧，少部分非交叉组份代表着中线附近的躯体结构。源自三叉神经脊束核的轴突位于脊髓丘脑束的内侧，而源自三叉神经感觉主核的纤维连接内侧丘系的内侧。源自三叉神经感觉主核和三叉神经脊束核的纤维终止于丘脑腹后内侧核（VPM），最后投射到中央后回和顶叶岛盖（3B、1和2区）（见图5-16）。

图5-16图注：

Facial nerve (CN VII) **12**
Glossopharyngeal (CN IX) and vagus (X) nerves **16**
Medial lemniscus **5, 17**
Parietal operculum **1**
Spinothalamic tract **15**
Substantia gelatinosa (posterior [dorsal] horn) **18**
Temporal lobe **3**
Thalamus, ventral posteromedial nucleus (VPM) **2**
Trapezoid body **11**
Trigeminal (CN V) ganglion **6**
Trigeminal (CN V) main (principal) sensory nucleus **10**
Trigeminal (CN V) mesencephalic nucleus **9**
Trigeminal (CN V, VII, IX, X) spinal nucleus **14**
Trigeminal nerve (CN V) **7**
Trigeminal nerve (CN V), mesencephalic tract **4**
Trigeminal nerve (CN V), spinal tract **13**
Trigeminal nerve root (CN V) **8**

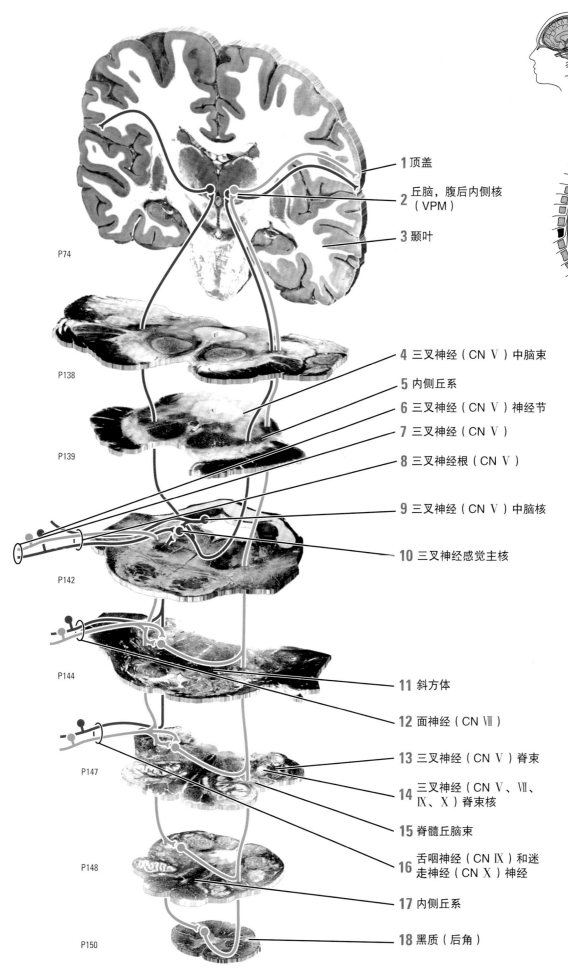

1 顶盖

2 丘脑，腹后内侧核
（VPM）

3 颞叶

P74

P138

P139

4 三叉神经（CN Ⅴ）中脑束

5 内侧丘系

6 三叉神经（CN Ⅴ）神经节

7 三叉神经（CN Ⅴ）

8 三叉神经根（CN Ⅴ）

9 三叉神经（CN Ⅴ）中脑核

10 三叉神经感觉主核

P142

P144

11 斜方体

12 面神经（CN Ⅶ）

13 三叉神经（CN Ⅴ）脊束

14 三叉神经（CN Ⅴ、Ⅶ、
Ⅸ、Ⅹ）脊束核

P147

15 脊髓丘脑束

16 舌咽神经（CN Ⅸ）和迷
走神经（CN Ⅹ）神经

P148

17 内侧丘系

P150

18 黑质（后角）

图5-16　头面部触觉传导通路

第五章 传导通路

189

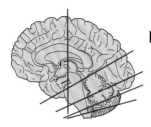

味觉通路

该通路传导位于舌、咽部和软腭表面上味觉感受器传递的味觉。

该通路既有交叉走行又有同侧走行的纤维。

面神经节细胞（CN Ⅶ；橙色）、舌咽神经节细胞（CN Ⅸ；紫色）和迷走神经节细胞（CN Ⅹ；蓝色）发出的一级轴突进入髓质上外侧，并通过同侧孤束到达孤束核上部的味觉部分。

二级轴突（红色）在同侧孤束中上升，并终止于中脑被盖内侧臂旁核。

三级轴突同侧上升或与三叉神经纤维交叉至丘脑腹后内侧核（VPMm）的内侧。

丘脑的四级轴突（红色）通过内囊的后肢投射到岛盖额顶部（3b和3a区向前延伸部分）（见图5-17）。

图5-17图注：

Facial nerve (CN VII) **7**
Frontal and parietal opercula **2**
Glossopharyngeal nerve (CN IX) **8**
Internal capsule, posterior limb **3**
Middle cerebellar peduncle (brachium pontis) **5**
Parabrachial nucleus **4**
Pyramid (corticospinal tract) **12**
Solitary fasciculus **6**
Solitary tract and nuclei (CN VII, IX, X) **9, 11**
Thalamus, ventral posteromedial nucleus (VPMm), medial part **1**
Vagus nerve (CN X) **10**

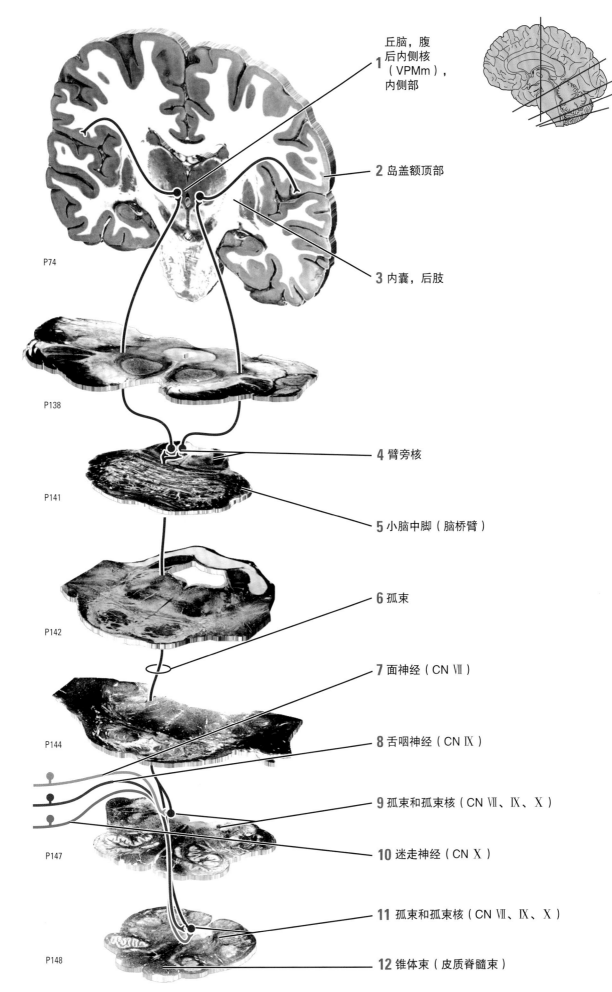

1 丘脑，腹后内侧核（VPMm），内侧部

2 岛盖额顶部

3 内囊，后肢

4 臂旁核

5 小脑中脚（脑桥臂）

6 孤束

7 面神经（CN Ⅶ）

8 舌咽神经（CN Ⅸ）

9 孤束和孤束核（CN Ⅶ、Ⅸ、Ⅹ）

10 迷走神经（CN Ⅹ）

11 孤束和孤束核（CN Ⅶ、Ⅸ、Ⅹ）

12 锥体束（皮质脊髓束）

P74

P138

P141

P142

P144

P147

P148

图5-17 味觉传导通路

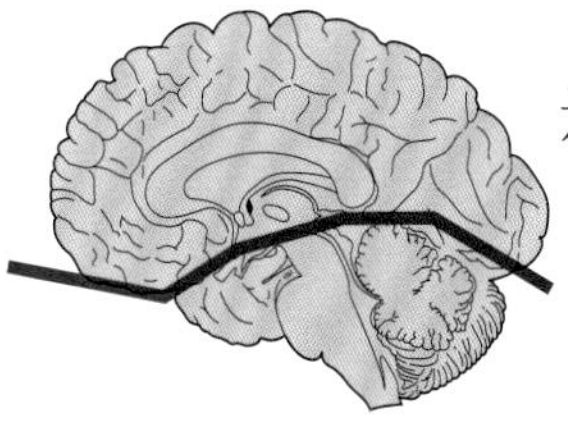

视觉通路

该通路通过传递视觉信息来识别场景和物体，引导视线（凝视），控制视网膜上的光线水平，并随着时间的长短调节躯体功能（注意：此处描述的整个视觉通路布局图由不同平面的MRI组成，如图5-18所示）。

通过角膜和晶状体进入眼睛的光折射并聚焦在视网膜上，以形成图像。在视野中，从左到右的箭头有两个眼睛的凝视中心（正方形）。视觉感受器将光信号传导至神经视网膜中的一级神经元中。

这些细胞与二级视网膜神经节细胞形成突触，节细胞的轴突构成视神经（CN Ⅱ）。在进入颅腔后，形成不完全的视交叉，其中源自两眼内侧（鼻）视网膜的轴突穿过中线（交叉），加入对侧视束，每侧视束包含来自两个眼球（蓝左；红右）的轴突，并终止于下丘脑（调节昼夜节律）、上丘（直视）和顶盖前区（通过瞳孔控制光线水平）的视交叉上核。主要终止于丘脑，尤其是背外侧膝状体（dLGN）核，形成对侧视野的视觉（即左侧背外侧膝状体中右视野的箭头与正方形，右侧背外侧膝状体中的正方形和羽毛）。

来自背外侧膝状体的三级轴突沿内囊视辐射前进，先向前行进，再沿侧脑室三角区（中庭）外侧走行并向侧脑室枕（后）角上下延伸，最后终止于距状裂两侧的距状回皮质（17区）。凝视中心（正方形）位于枕极，而外周视觉（箭头和羽毛）位于距状（纹状）皮质的前部（见图5-19）。

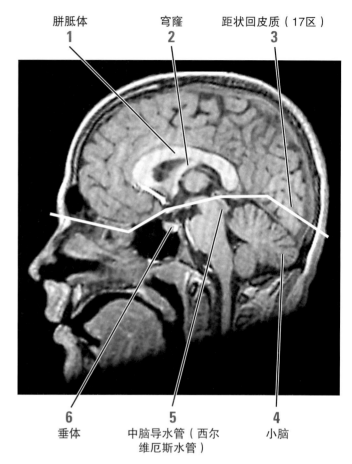

胖胝体 **1**　　穹窿 **2**　　距状回皮质（17区）**3**

垂体 **6**　　中脑导水管（西尔维厄斯水管）**5**　　小脑 **4**

图5-18　视觉通路布局

图5-18图注：

Calcarine (striate) cortex (*Brodmann's* area 17) **3**
Cerebellum **4**
Cerebral aqueduct (aqueduct of *Sylvius*) **5**
Corpus callosum **1**
Fornix **2**
Pituitary gland **6**

图5-19图注：

Calcarine (striate) cortex (*Brodmann's* area 17) **9**
Cerebral aqueduct (aqueduct of *Sylvius*) **10**
Cornea of eye **1**
Hypothalamus, suprachiasmatic nucleus **14**
Infundibulum (pituitary stalk) **15**
Internal carotid artery, supraclinoid part **4**
Lateral ventricle, trigone (atrium) **8**
Lens of eye **18**
Middle cerebral artery, stem **3**
Optic chiasm **16**
Optic nerve (CN II) **2**
Optic radiation **12**
Optic tract **5**
Pretectal area **7**
Superior colliculus **11**
Thalamus, dorsal lateral geniculate nucleus (dLGN) (lateral geniculate body) **6**
Third ventricle (III) **13**
Vitreous body of eye **17**

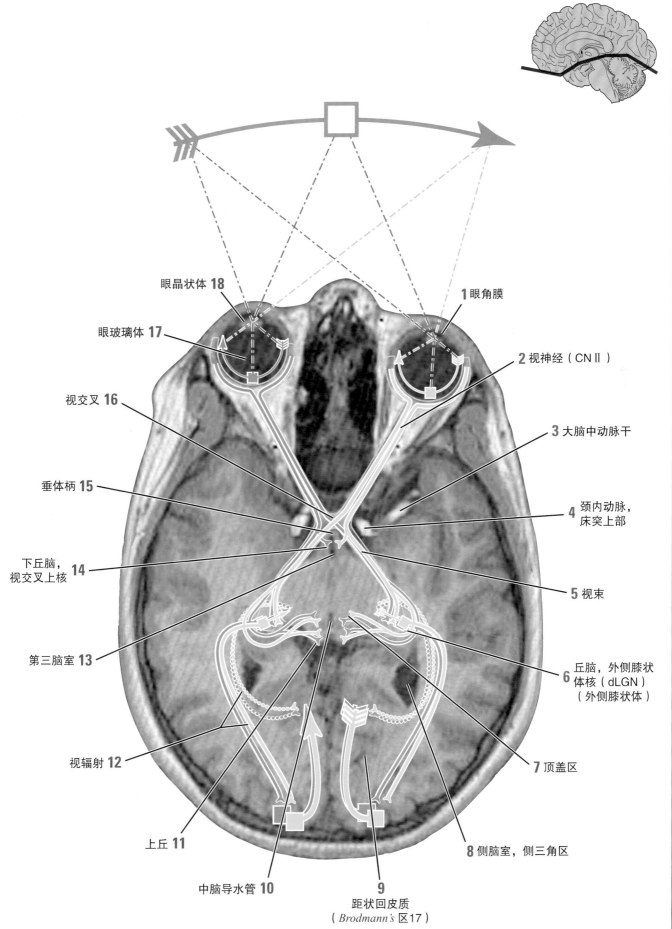

眼晶状体 **18**

眼玻璃体 **17**

视交叉 **16**

垂体柄 **15**

下丘脑，
视交叉上核 **14**

第三脑室 **13**

视辐射 **12**

上丘 **11**

中脑导水管 **10**

9
距状回皮质
（*Brodmann's* 区17）

1 眼角膜

2 视神经（CNⅡ）

3 大脑中动脉干

4 颈内动脉，
床突上部

5 视束

6 丘脑，外侧膝状
体核（dLGN）
（外侧膝状体）

7 顶盖区

8 侧脑室，侧三角区

图5-19 视觉传导通路

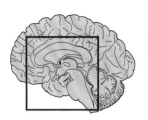

嗅觉通路

嗅觉用以辨别各种气味，包括通常所谓的味觉。

大约30条由嗅觉神经（CN Ⅰ，淡紫色）组成的小纤维束（嗅丝）将鼻腔上部嗅部黏膜中的一级嗅觉感受神经元连接到嗅球上。

嗅球中的二级神经元将轴突传递到梨状皮质、内嗅皮质（海马旁回）和颞叶中杏仁核（蓝色）的皮质核上，也可直接连接到前嗅核和基底前脑（紫色）的嗅结节上。

将颞叶中所有嗅觉接收区的三级投射纤维投射到丘脑背内侧核（DM）、间脑中的下丘脑外侧区和杏仁核（红色）及其他核上。颞叶的嗅区也投射到端脑的伏隔核和岛叶及眶额叶皮质（图示，在大脑的这个视图中并非肉眼所能看见）上。来源于嗅结节的纤维投射到腹侧苍白球（无名质的一部分；绿色）上。前嗅核投射到嗅球及对侧的梨状皮质和内嗅皮质（海马旁回）（未显示，见图5-20）。

图5-20图注：

Amygdala **4**
Anterior commissure **16**
Cingulate gyrus **14**
Hypothalamus, lateral area **2**
Lateral olfactory stria **8**
Mamillary body **3**
Medial olfactory stria **15**
Nucleus accumbens **17**
Olfactory bulb **12**
Olfactory nerve (CN I) **11**
Olfactory receptor neurons **10**
Olfactory tract **9**
Olfactory tubercle and anterior olfactory nucleus **7**
Orbitofrontal cortex **13**
Pyriform cortex **5**
Substantia innominata **6**
Thalamus, dorsomedial nucleus (DM) **1**

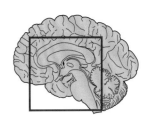

内侧 **15**
嗅纹

扣带回 **14**

眶额 **13**
皮质

嗅球 **12**

嗅神经 **11**
（CN Ⅰ）

嗅觉神经元 **10**

前连合   伏隔核   丘脑，背内侧核（DM）
16   **17**   **1**

2 下丘脑，外侧区

3 乳头体

4 杏仁核

5 梨状皮质

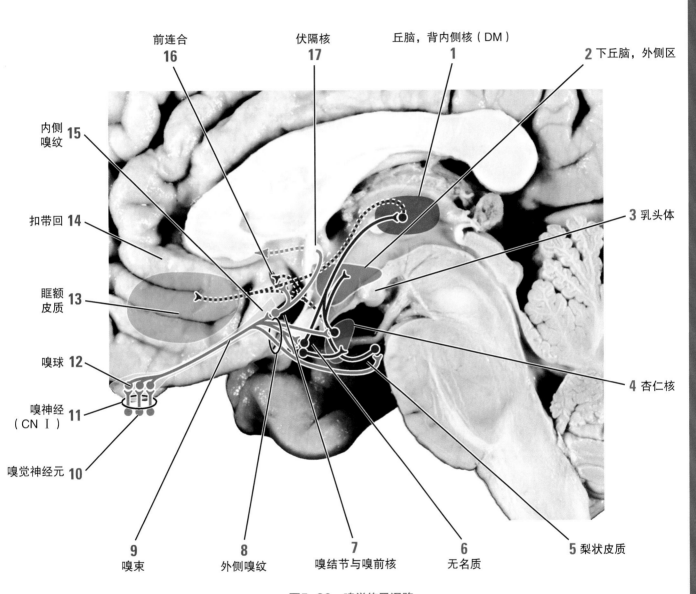

9   **8**   **7**   **6**   **5** 梨状皮质
嗅束   外侧嗅纹   嗅结节与嗅前核   无名质

图5-20　嗅觉传导通路

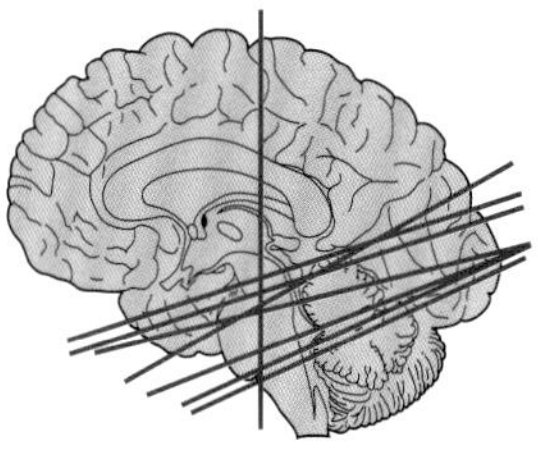

听觉通路

该通路用于定位、辨别和接受言语相关的声音信息，由一系列同侧和对侧通路的神经纤维进行传递。

听觉通路的第一级神经元为蜗神经节内的双极神经细胞，其周围突分布于内耳螺旋器，中枢突组成蜗神经与前庭神经伴行，组成前庭蜗神经（CN Ⅷ，橙色）。前庭蜗神经在靠近脑桥延髓交界处脑干表面的小脑下脚（绳状体）附近入脑，止于蜗神经腹侧核和背侧核。

蜗神经背侧核（红色）二级纤维在髓质背侧被盖和脑桥交叉至对侧被盖的外侧，形成外侧丘系上行。

部分二级纤维从蜗神经腹侧核（紫色）投射到同侧的上橄榄核。多数纤维束在交叉前通过同侧被盖的小脑下脚（绳状体）经由中间声纹进入对侧的上橄榄核。也有通过中间声纹穿过小脑下脚（绳状体），通过同侧被盖，交叉前进入对侧上橄榄核。一些纤维进入外侧丘系，并终止于外侧丘系和对侧下丘的细胞核。其他纤维在小脑下脚（绳状体）下走行，并通过腹侧被盖形成斜方体，并在对侧外侧丘系中交叉缝隙上升之前将被盖与桥脑、基底部（基底桥）分开。一些纤维在上橄榄核和外侧丘系核中形成突触并在下丘中央核终止。

来自两个上橄榄核（棕色，绿色）的三级纤维投射到对面的上橄榄和同侧下丘核。轴突从外侧丘系核投射到双侧下丘核（黄色）。

下丘的三级和更高级纤维在下丘臂向丘脑内侧膝状体核（MG）投射（同侧，淡紫色；对侧，蓝色），进而形成突触。四级和更高级轴突通过内囊豆状核下部（听辐射）投射到颞上回上面的颞横回（41和42区）（见图5-21）。

图5-21图注：

Anterior (ventral) cochlear nucleus (CN Ⅷ) **15**
Cochlea **16**
Dorsal acoustic stria **13**
Inferior cerebellar peduncle (restiform body) **18**
Inferior colliculus **6**
Inferior colliculus, brachium **5**
Intermediate acoustic stria **12**
Internal capsule, sublenticular limb (acoustic radiation) **1**
Lateral lemniscus **8**
Medial lemniscus **7**
Nucleus of the trapezoid body **9**
Posterior (dorsal) cochlear nucleus (CN Ⅷ) **14**
Spiral ganglion (CN Ⅷ) **17**
Superior colliculus **4**
Superior olivary nucleus **11**
Temporal lobe **3**
Thalamus, medial geniculate nucleus (MG) (medial geniculate body) **2**
Trapezoid body **10**

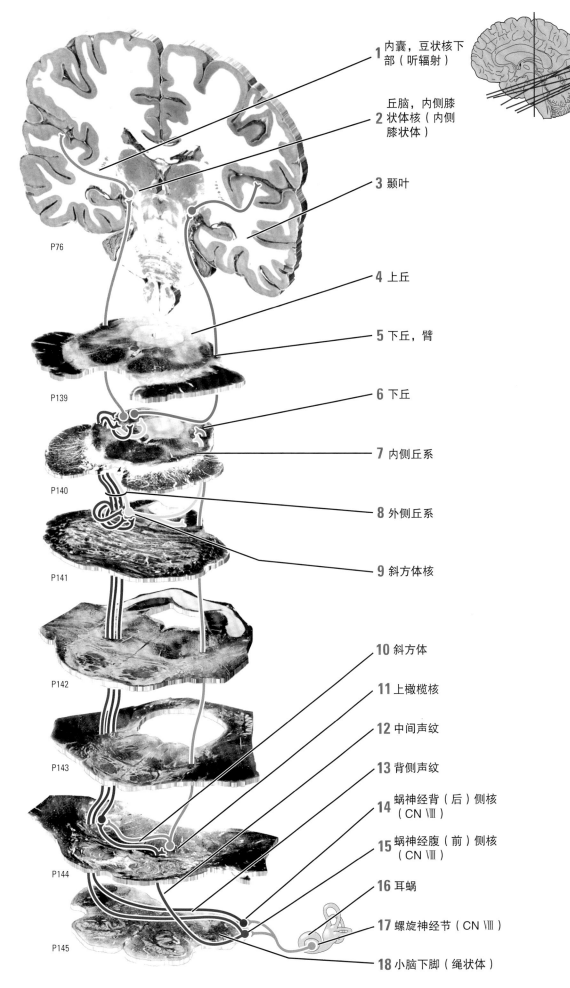

1 内囊，豆状核下部（听辐射）

2 丘脑，内侧膝状体核（内侧膝状体）

3 颞叶

4 上丘

5 下丘，臂

6 下丘

7 内侧丘系

8 外侧丘系

9 斜方体核

10 斜方体

11 上橄榄核

12 中间声纹

13 背侧声纹

14 蜗神经背（后）侧核（CN Ⅷ）

15 蜗神经腹（前）侧核（CN Ⅷ）

16 耳蜗

17 螺旋神经节（CN Ⅷ）

18 小脑下脚（绳状体）

P76

P139

P140

P141

P142

P143

P144

P145

图5-21　听觉传导通路

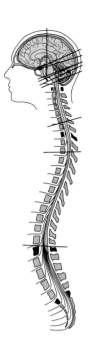

五、头部感觉与运动机能的纤维联系

前庭通路

前庭通路传导来自前庭器提供头部的位置和运动信息。

前庭蜗神经（CN Ⅷ；橙色）是前庭神经节的一级纤维，在四个前庭核外侧的脑桥延髓交界处进入脑干，进而与前庭核群形成突触联系。这些核在第四脑室（Ⅳ）底部，从外侧的脑桥髓纹至界沟，呈现一个明显的突起（P174、P176和P177）。四个前庭神经核：上核、外侧核、下核和内侧核，传出纤维至小脑、脊髓、脑干和丘脑的前庭通路。一级纤维也通过小脑下脚（绳状体；橙色）直接投射到小脑蚓部皮质及顶核。

来自前庭外侧核的二级纤维形成前庭脊髓外侧束（红色），其在脊髓同侧外侧索下行，终止于前（腹侧）角的运动和中间神经元。源自前庭内侧核（绿色）的纤维在两侧前索的内侧纵束（MLF）中下降，并终止于颈部脊髓内侧前（腹侧）角。

二级前庭小脑纤维（淡紫色）主要源自前庭下核和前庭内侧核，并通过小脑下脚（绳状体）进入小脑。而前庭小脑纤维也可直接通过它，并作为苔藓纤维在小脑结节、蚓垂和绒球中终止。前庭内侧核、外侧核和上核的二级纤维在两侧内侧纵束（绿色）中上升，并终止于控制眼外肌的展神经核（CN Ⅵ）、滑车神经核（CN Ⅳ）和动眼神经核（CN Ⅲ）。其他纤维则在脑桥交叉后到对侧上升，并通过脑桥和中脑的外侧被盖终止于丘脑腹后内侧（VPM）和其他丘脑核团（棕色）。丘脑通过内囊后肢投射到顶叶外侧（2和3a区）。

上蚓部的轴突（紫色）投射到同侧前庭外侧核，并通过顶核终止于对侧前庭内侧核（见图5-22）。

图5-22图注：

Abducent nucleus (CN VI) **9**
Anterior (ventral) horn **23**
Anterior funiculus **22**
Cerebellum, primary fissure **11**
Cerebellum, tonsil **13**
Cerebellum, vermis, nodule **12**
Cerebral peduncle **5**
Fastigial nucleus **8**
Inferior vestibular nucleus (CN VIII) **16**
Internal capsule, posterior limb **3**
Lateral funiculus **21**
Lateral vestibular nucleus (CN VIII) **14**
Lateral vestibulospinal tract **19**
Medial longitudinal fasciculus **7**
Medial vestibular nucleus (CN VIII) **15**
Medial vestibulospinal tract (medial longitudinal fasciculus) **20**
Oculomotor nucleus (CN III) **4**
Parietal lobe **1**
Superior vestibular nucleus (CN VIII) **10**
Thalamus, ventral posteromedial nucleus (VPM) **2**
Trochlear nucleus (CN IV) **6**
Vestibular ganglion **18**
Vestibulocochlear nerve root (CN VIII) **17**

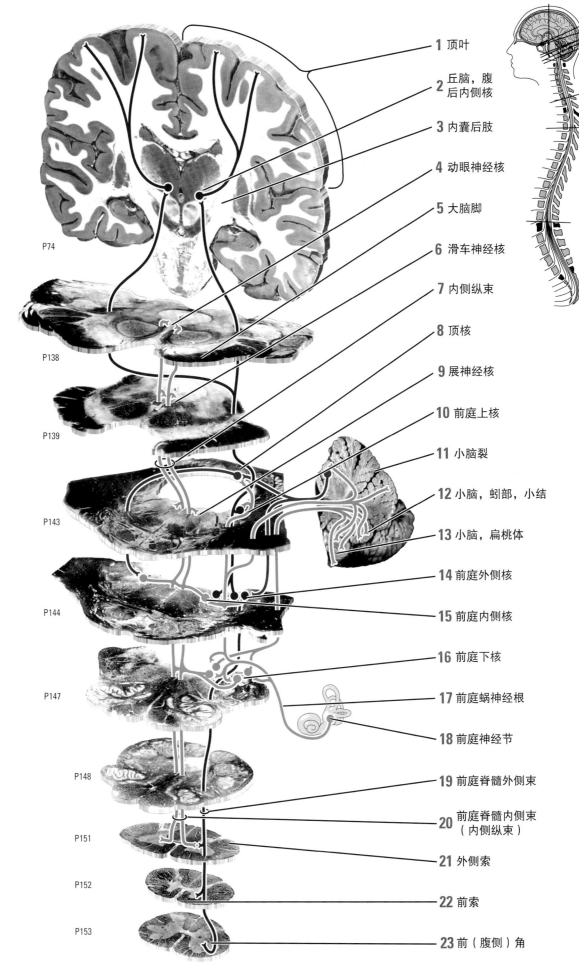

1 顶叶

2 丘脑，腹后内侧核

3 内囊后肢

4 动眼神经核

5 大脑脚

6 滑车神经核

7 内侧纵束

8 顶核

9 展神经核

10 前庭上核

11 小脑裂

12 小脑，蚓部，小结

13 小脑，扁桃体

14 前庭外侧核

15 前庭内侧核

16 前庭下核

17 前庭蜗神经根

18 前庭神经节

19 前庭脊髓外侧束

20 前庭脊髓内侧束（内侧纵束）

21 外侧索

22 前索

23 前（腹侧）角

P74

P138

P139

P143

P144

P147

P148

P151

P152

P153

图5-22　前庭传导通路

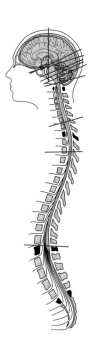

六、运动系统

皮质脊髓（锥体）和皮质脑干（核）通路

该通路与大脑皮质有着直接的联系，以控制面部和主要位于人体对侧肢体远端的精细动作，例如扣夹克衫或吹小号。

源自中央前回、中央旁小叶前部和中央后回（4、6、8、3、2和1区）大脑皮质中神经元的轴突（神经纤维）穿过放射冠汇聚集在内囊后肢处，再到大脑脚中三分之一处，继而进入脑桥基底部。当皮质脊髓束和皮质脑干（核）束下行时，大部分用于控制面部、口腔、腭部、舌部、咽部和喉部精细动作的纤维（蓝色）交叉到动眼神经（CN Ⅲ）、滑车神经（CN Ⅳ）、三叉神经（CN Ⅴ）、展神经（CN Ⅵ）、面神经（CN Ⅶ）、舌咽神经（CN Ⅸ）、迷走神经（CN Ⅹ）、副神经（CN Ⅺ）和舌下神经（CN Ⅻ）运动核（P175、P176和P177）。

在脑桥延髓交界处，源自锥体神经元（皮质脊髓束）的纤维走行于在延髓前部，65%～90%的纤维通过交叉形成锥体交叉（皮质脊髓束），称皮质脊髓侧束，此束沿途发出侧支，并逐节终止于前角细胞（可达骶节）（紫色），主要支配四肢肌。其余未交叉的纤维在同侧脊髓前索内下行，称皮质脊髓前束，该束终止于颈髓（绿色）和上胸髓，在终止前经白质前连合交叉至对侧，止于躯干肌和上肢近端肌的运动。皮质脊髓前束中有一部分纤维始终不交叉而终止

于同侧脊髓前角运动神经元，主要支配躯干肌。

由巨型锥体神经元（被称为贝兹细胞，4区）发出皮质脊髓束的轴突作为兴奋性突触，终止于α运动神经元和脊髓前（腹侧）角内的中间神经元。皮质脊髓侧束和皮质脊髓前束内的大部分纤维终止于脊髓灰质内的中间神经元（见图5-23）。

图5-23图注：

Anterior (ventral) horn, lateral motor nuclei **12**
Anterior corticospinal tract **15**
Cerebral peduncle **6**
Corona radiata **2**
Internal capsule, posterior limb **3**
Lateral funiculus **13**
Middle cerebellar peduncle (brachium pontis) **7**
Pons, basilar part (basis pontis) **8**
Posterior (dorsal) horn **14**
Precentral, prefrontal, and postcentral gyri (*Brodmann's* areas 4, 6, 8, 3 a and b, 2, and 1) **1**
Pyramidal decussation (corticospinal tracts) **11**
Pyramids (corticospinal tracts) **9**
Red nucleus **5**
Superior colliculus **4**
Trigeminal (CN V) spinal nucleus **10**

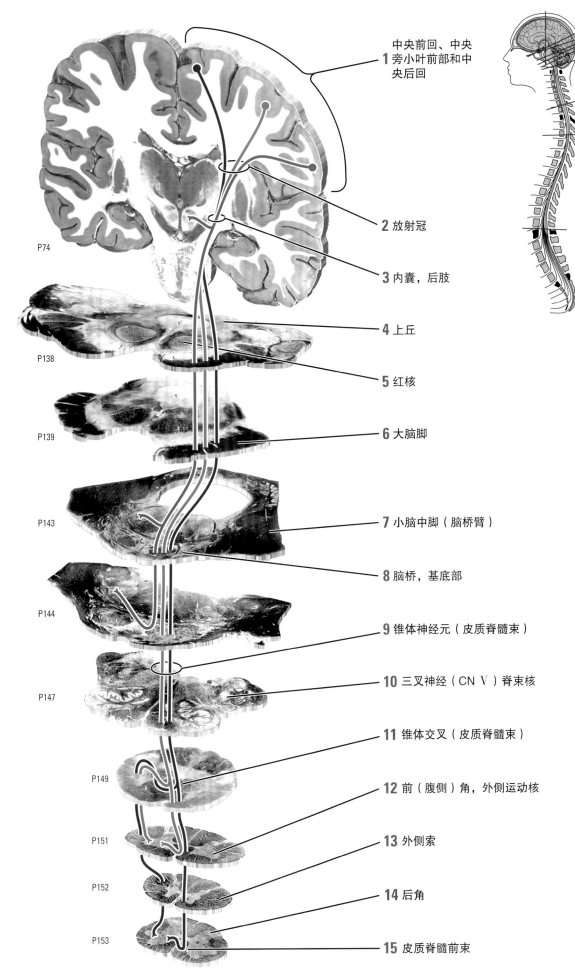

1 中央前回、中央旁小叶前部和中央后回

2 放射冠

3 内囊，后肢

4 上丘

5 红核

6 大脑脚

7 小脑中脚（脑桥臂）

8 脑桥，基底部

9 锥体神经元（皮质脊髓束）

10 三叉神经（CN Ⅴ）脊束核

11 锥体交叉（皮质脊髓束）

12 前（腹侧）角，外侧运动核

13 外侧索

14 后角

15 皮质脊髓前束

P74
P138
P139
P143
P144
P147
P149
P151
P152
P153

图5-23 皮质脊髓和皮质脑干纤维传导通路

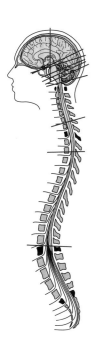

红核脊髓束和顶盖脊髓束传导通路

红核脊髓束传导通路（起于红核）介导除了手指、脚趾的精细动作和口以外的运动。顶盖脊髓束通路（起于上丘）介导与局部同一来源视觉、听觉、触觉刺激，反射性控制头和身体的转向（同向）。

红核脊髓束纤维（红色）起始于红核下部内侧的大细胞（接收大脑皮层和大脑其他部分传入的纤维），直接在被盖前交叉向对侧，并下行到深处的三叉神经脊束核。在延髓中，红核脊髓束纤维与外侧网状核相邻，聚集于皮质脊髓侧束的后内侧，纤维相互混合，一直下降到脊髓胸腰段。在脊髓中，红核脊髓轴突纤维位于后（背）角和前（腹侧）角之间。

顶盖脊髓束纤维（绿色）由上丘深层的大细胞发起（它接收来自大脑皮层、眼睛和大脑的其他部分的传入纤维），然后直接交叉到对侧后（背）被盖区域。轴突下行于脑桥和延髓被盖内侧纵束的前方和颈部脊髓的前索内侧，最后终止于的颈部脊髓前角内侧（见图5-24）。

图5-24图注：

Anterior funiculus **15**
Anterior tegmental decussation (crossing of rubrospinal tract) **3**
Anterior (ventral) horn **14**
Inferior olive **10**
Lateral funiculus **12**
Lateral reticular nucleus **9**
Medial lemniscus **6**
Medial longitudinal fasciculus **7**
Pontine tegmentum **5**
Posterior (dorsal) tegmental decussation (crossing of tectospinal tract) **1**
Posterior funiculus **13**
Pyramids (corticospinal tracts) **11**
Red nucleus **4**
Superior colliculus **2**
Trigeminal (CN V) spinal nucleus **8**

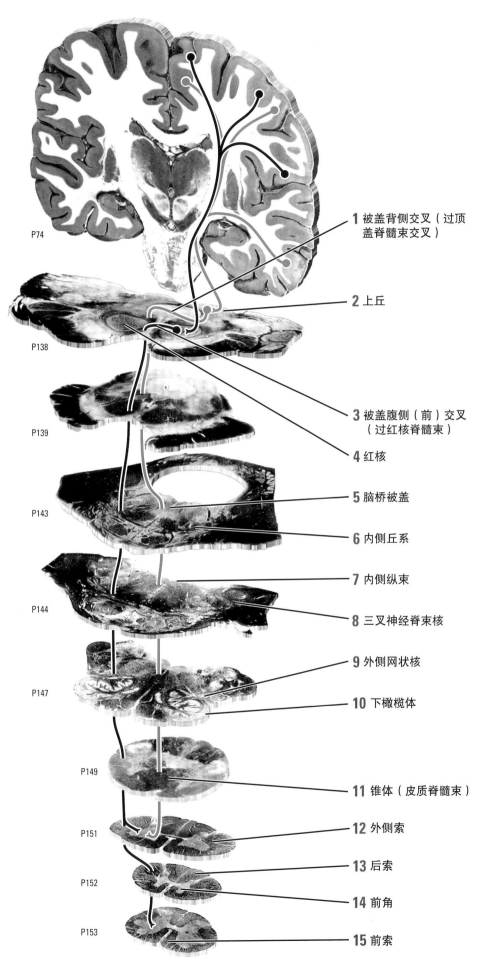

P74

P138

P139

P143

P144

P147

P149

P151

P152

P153

1 被盖背侧交叉（过顶盖脊髓束交叉）

2 上丘

3 被盖腹侧（前）交叉（过红核脊髓束）

4 红核

5 脑桥被盖

6 内侧丘系

7 内侧纵束

8 三叉神经脊束核

9 外侧网状核

10 下橄榄体

11 锥体（皮质脊髓束）

12 外侧索

13 后索

14 前角

15 前索

图5-24　红核脊髓束和顶盖脊髓束纤维传导通路

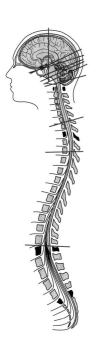

网状脊髓束通路

该纤维束将脑桥和脑干网状结构的信息传递至脊髓两侧，使躯体在高低不平的地面上，也可平稳地运动。

脑桥网状脊髓内侧束（红色）源于脑桥被盖上部（吻部）和下部（尾部）的脑桥网状结构，并在脑干同侧内侧纵束下行到脊髓两侧前索的前侧和内侧，并终止于前（腹侧）角和内侧运动核的神经元。网状脊髓外侧束（绿色）源于延髓网状结构背侧被盖的巨细胞核。此神经束中的纤维，无论交叉或不交叉，均下行到下橄榄核后部。在脊髓内，它们在外侧索内行于前角外侧。该神经束终止于前（腹侧）角和外侧运动核的神经元（见图5-25）。

图5-25图注：

Anterior funiculus **13**
Anterior (ventral) horn **11**
Fourth ventricle (IV) **3**
Gigantocellular nucleus **7**
Inferior olivary nucleus **9**
Lateral funiculus **12**
Medial lemniscus **1**
Medial longitudinal fasciculus **5**
Pontine reticular formation, caudal part **6**
Pontine reticular formation, oral part **4**
Pontine tegmentum **2**
Posterior funiculus **10**
Spinothalamic tracts (anterior and lateral) **8**

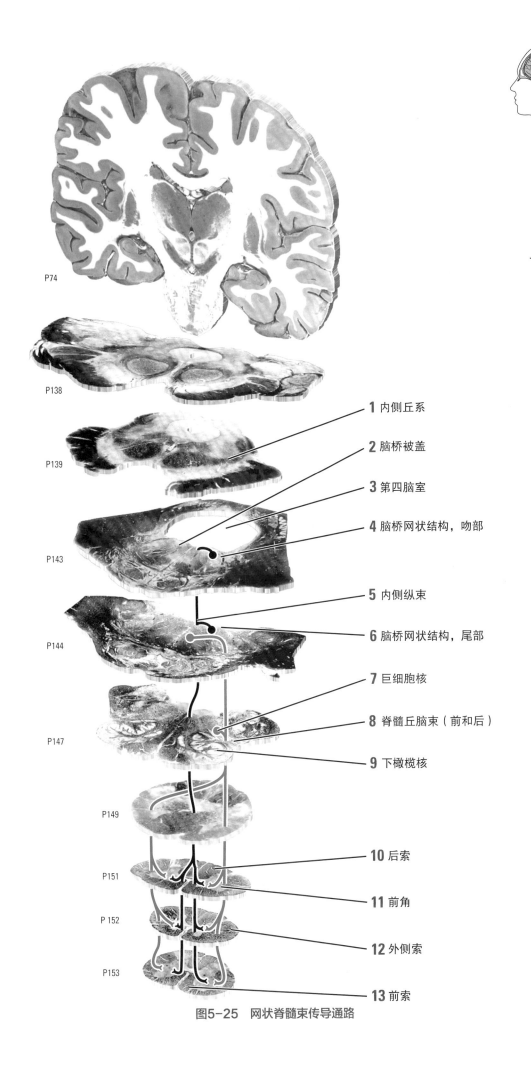

P138

1 内侧丘系

2 脑桥被盖

P139

3 第四脑室

4 脑桥网状结构，吻部

P143

5 内侧纵束

6 脑桥网状结构，尾部

P144

7 巨细胞核

8 脊髓丘脑束（前和后）

P147

9 下橄榄核

P149

10 后索

P151

11 前角

P152

12 外侧索

P153

13 前索

图5-25　网状脊髓束传导通路

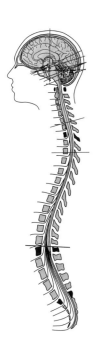

七、小脑

小脑通路：躯体传入

源自脊髓和脑干的神经束将躯体感觉信息传送到小脑。所有传入小脑通路的轴突纤维均终止于小脑深核内。

脊髓小脑纤维

脊髓小脑通路通过四条纤维束传递：脊髓小脑背（后）束、楔小脑束、脊髓小脑前束和脊髓小脑副束。一级有髓背根的轴突从后（背）柱的尾段上行到脊髓上腰段和胸段（T1~L2）。

一级纤维与背（后）核（*Clarke's* 柱）中的大神经元形成突触，交换神经元后形成二级纤维，脊髓小脑背束（粉色）。这些轴突纤维携带来自同侧外侧索的下肢和躯干的信息。

源自上背根（C2~T1）的纤维，在后柱中上行并与同侧的楔束核副侧（外侧）形成突触。在此处，二级楔小脑轴突可连接脊髓小脑背束中的轴突，并经小脑下脚（绳状体）外苔藓纤维终止于小脑蚓部和小脑旁正中皮质（粉色）。

背根中（L1~S5）的一级神经元投射到脊髓（绿色）的后（背）角。二级轴突在白质前连合交叉到对侧，以形成腰髓中的脊髓小脑前束，并在外侧索中上行。在上部，来自同侧背角（C2~T1）的轴突形成脊髓小脑吻侧束。脊髓小脑前束和脊髓小脑吻侧束相互连接并在髓质和脑桥的外侧被盖中上行，进而通过小脑上脚进入小脑。这些纤维中有一些在小脑连合处再交叉，但最终全部以苔藓纤维终止于小脑蚓部吻侧和尾侧。

三叉神经小脑纤维

源自脑神经的感觉纤维在三叉神经脊束中下行，并终止于三叉神经脊束核。二级三叉神经小脑纤维连接同侧小脑下脚（绳状体），进而进入小脑（粉色）。其他脑神经纤维与三叉神经脊束核形成突触，并在交叉后连接脊髓小脑前束和脊髓小脑吻侧束，进而通过小脑上脚进入小脑（未显示，见图5-26）。

图5-26图注：

Accessory (lateral) cuneate nucleus 16
Anterior (ventral) spinocerebellar tract 23
Anterior white commissure 24
Cerebellum, commissure 5
Cerebellum, deep nuclei 11
Cerebellum, hemisphere 13
Cerebellum, vermis 10
Cerebral peduncle 3
Cuneocerebellar tract 15
Dorsal nucleus (*Clarke's* column) 22
Fourth ventricle 6
Inferior cerebellar peduncle (restiform body) 18
Inferior colliculus 4
Inferior olivary nucleus 19
Internal capsule 1
Middle cerebellar peduncle (brachium pontis) 9
Olivocerebellar fibers 14
Pontine nuclei 8
Pontocerebellar fibers 12
Posterior (dorsal) funiculus 20
Posterior (dorsal) root 25
Posterior (dorsal) spinocerebellar tract 21
Red nucleus 2
Spinal trigeminal nucleus 17
Superior cerebellar peduncle (brachium conjunctivum) 7

实用中枢神经解剖与影像学图谱

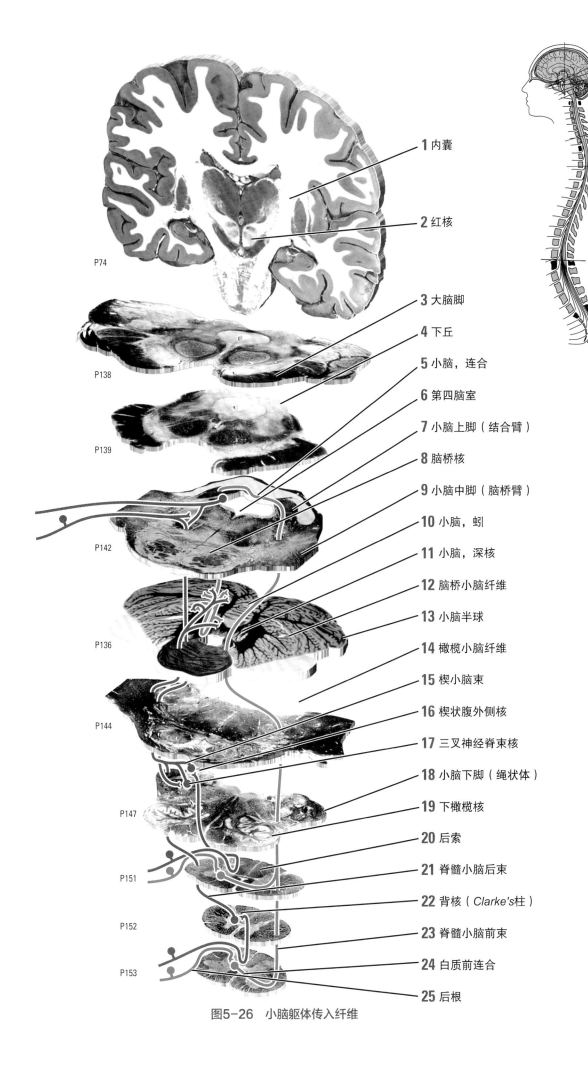

1 内囊

2 红核

3 大脑脚

4 下丘

5 小脑，连合

6 第四脑室

7 小脑上脚（结合臂）

8 脑桥核

9 小脑中脚（脑桥臂）

10 小脑，蚓

11 小脑，深核

12 脑桥小脑纤维

13 小脑半球

14 橄榄小脑纤维

15 楔小脑束

16 楔状腹外侧核

17 三叉神经脊束核

18 小脑下脚（绳状体）

19 下橄榄核

20 后索

21 脊髓小脑后束

22 背核（Clarke's柱）

23 脊髓小脑前束

24 白质前连合

25 后根

P74

P138

P139

P142

P136

P144

P147

P151

P152

P153

图5-26 小脑躯体传入纤维

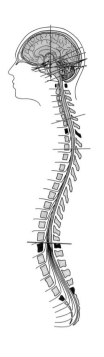

小脑通路：非躯体传入

这些神经束传递来自内耳前庭器的感觉信息和从脑干、前脑到小脑的信息。所有传入小脑通路的轴突侧支均终止于小脑深核内。

皮质小脑纤维

来自大部分大脑皮质的皮质小脑纤维（蓝色）通过内囊，并下行到大脑脚，进而终止于同侧脑桥核和网状被盖核（NRTP）。来自这些神经核的轴突在脑桥内互相交叉，形成小脑中脚（脑桥臂），并以苔藓纤维终止于小脑半球。

橄榄小脑纤维

橄榄小脑纤维（紫色）源自下橄榄核。纤维通过其门离开核内侧，并穿过中线，进入小脑下脚（绳状体），以攀缘纤维终止于小脑蚓部皮质、小脑旁正中皮质和小脑半球皮质。

前庭小脑纤维

前庭小脑纤维（在此未显示；见前庭通路，P199）来自同侧前庭器和前庭核，经小脑下脚（绳状体）到达小脑皮质，并以苔藓纤维终止于小脑蚓部、绒球皮质和顶核（见图5-27）。

图5-27图注：

Accessory cuneate (lateral) nucleus **16**
Anterior (venrtral) horn **20**
Anterior white commissure **21**
Cerebellum, deep nuclei **11**
Cerebellum, hemisphere **13**
Cerebellum, vermis **10**
Cerebral peduncle **3**
Inferior cerebellar peduncle (restiform body) **17**
Inferior colliculus **4**
Inferior olivary nucleus **18**
Internal capsule **1**
Middle cerebellar peduncle (brachium pontis) **10**
Olivocerebellar fibers **14**
Pontine nuclei **8**
Pontocerebellar fibers **12**
Posterior funiculus **19**
Red nucleus **2**
Reticulotegmental nucleus (NRTP) **6**
Spinal trigeminal nucleus **15**
Substantia nigra **5**
Superior cerebellar peduncle (brachium conjunctivum) **7**

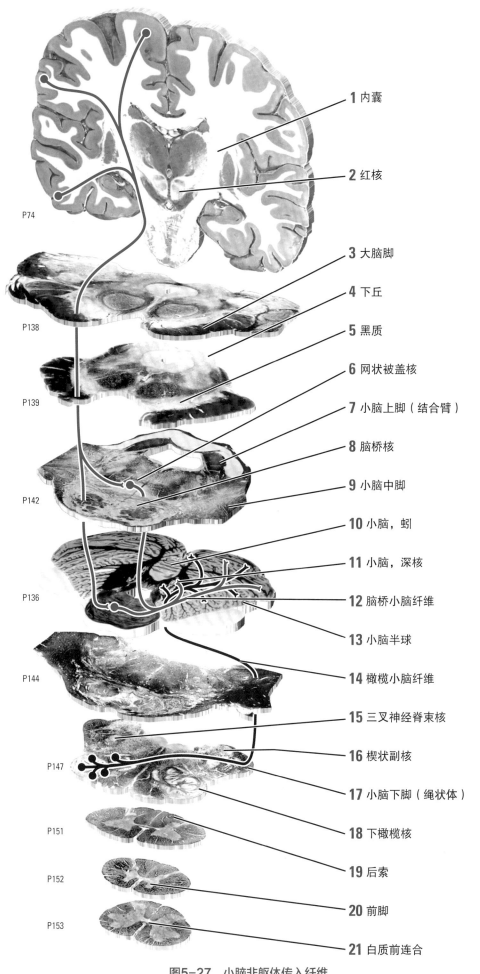

1 内囊

2 红核

P74

3 大脑脚

4 下丘

5 黑质

P138

6 网状被盖核

7 小脑上脚（结合臂）

P139

8 脑桥核

9 小脑中脚

P142

10 小脑，蚓

11 小脑，深核

12 脑桥小脑纤维

13 小脑半球

P136

14 橄榄小脑纤维

P144

15 三叉神经脊束核

16 楔状副核

P147

17 小脑下脚（绳状体）

P151

18 下橄榄核

P152

19 后索

20 前脚

P153

21 白质前连合

图5-27　小脑非躯体传入纤维

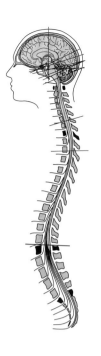

小脑通路：传出

小脑传出纤维投射到脑干和丘脑，以调节多种运动和其他功能。

小脑的输出信号源于齿状核、栓状核、球状核和顶核（小脑深核），主要经小脑上脚（结合臂）传出，但也有一些纤维经过小脑下脚（绳状体）传出。

齿状核（蓝色）经小脑上脚投射小脑半球的信号，是小脑主要输出信息，纤维在下丘水平的中脑尾侧交叉。其与红核内侧形成突触，或经红核内侧，止于丘脑腹外侧核和板内核，并向中央前回和大脑皮质发出纤维。齿状核纤维形成小脑上脚的下行支，并投射到对侧脑桥网状结构，以及延髓的主橄榄核、内侧副橄榄核和橄榄背副核。栓状和球状核（中间核）（粉色）通过小脑上脚将小脑旁正中皮质的输出信号投射到对侧红核尾侧、丘脑腹后外侧核（VPL）和板内核。小脑顶核（棕色）将输出信号从上蚓部小脑皮质传递到同侧和对侧前庭核（CN Ⅷ）。小脑顶核轴突也终止于丘脑腹外侧核（VL）、丘脑腹后外侧核（VPL）和板内核。小脑蚓部、小脑绒球和小脑小舌皮质（橙色）通过同侧小脑下脚（绳状体）直接将纤维传递到同侧前庭神经核（CN Ⅷ）（见图5-28）。

图5-28图注：

Cerebellum, flocculus **12**
Cerebellum, hemisphere **11**
Cerebellum, vermis **7**
Cerebral peduncle **5**
Dentate nucleus **10**
Fastigial nucleus **8**
Inferior cerebellar peduncle (restiform body) **14**
Interposed nuclei **9**
Lateral lemniscus **4**
Medial accessory olivary nucleus **15**
Pontine reticular formation **13**
Principal olivary nucleus **16**
Red nucleus **3**
Superior cerebellar peduncle (brachium conjunctivum) **6**
Thalamus, intralaminar nuclei **2**
Thalamus, ventral lateral nucleus (VL) **1**

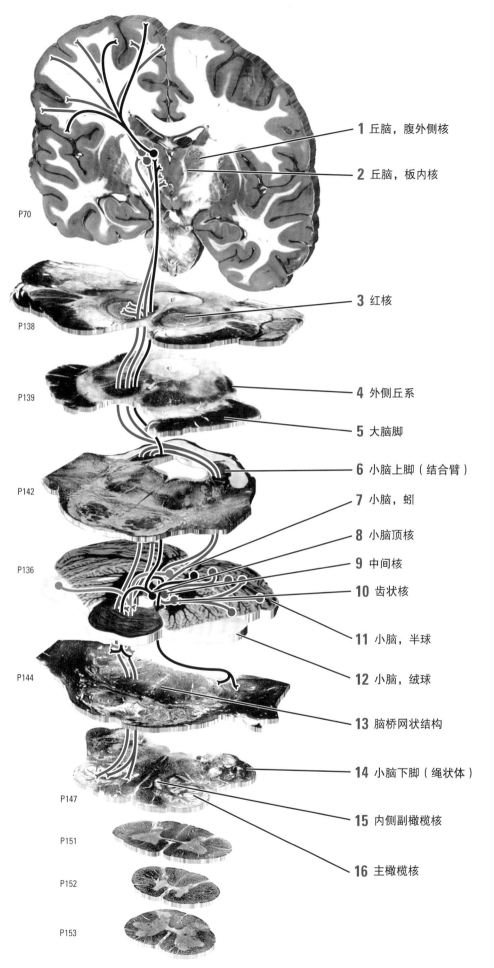

P70

P138

P139

P142

P136

P144

P147

P151

P152

P153

1 丘脑，腹外侧核

2 丘脑，板内核

3 红核

4 外侧丘系

5 大脑脚

6 小脑上脚（结合臂）

7 小脑，蚓

8 小脑顶核

9 中间核

10 齿状核

11 小脑，半球

12 小脑，绒球

13 脑桥网状结构

14 小脑下脚（绳状体）

15 内侧副橄榄核

16 主橄榄核

图5-28 小脑传出纤维

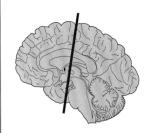

八、基底神经节
基底神经节通路

基底神经节具有调节运动的功能，抑制不必要的运动，允许需要的运动形式。此外，还可以抑制不必要的精神活动，例如不适当的话语；并允许需要的精神活动，例如适当的言语。

基底神经节是位于端脑髓质内的核团，包括尾状核和壳核（纹状体）、苍白球、黑质和丘脑底核。根据用于治疗运动和情绪障碍的深层脑刺激仪得到的信息（这些连接的一般结构描述在下页；丘脑底核的细节在下页用虚线所勾画区域的插画中进行详细阐述），目前认为这些系统的输入/输出信号中心已经从纹状体转移到丘脑底核。

从构造上来看，大脑皮质的广泛区域投射到尾状核和壳核，以及丘脑底核和黑质（蓝色）内。壳核和尾状核的纤维通过苍白球网状束（棕色）投射到苍白球外侧部和内侧部（GPe和

GPi），以及黑质网状核（网状部）。黑质致密部经纹状体束（红色）将多巴胺能纤维传入纹状体内。黑质和脚桥核投射到丘脑底核（红色）。纹状体也接收来自丘脑（黄色）板内核的输入信号。苍白球外侧部（GPe）通过底丘脑束投射到丘脑底核（紫色），接收到相应的信号，并在此期间穿过内囊。苍白球外侧部（GPe）通过豆状襻（橙色）向内侧部传递纤维，并经过由黑质网状部连接而成的内囊前侧。苍白球内侧部（GPi）通过豆核束（H2区，橙色）发出纤维并穿过内囊内侧。苍白球内侧部和外侧部在丘脑底部（H区，其位于红核之上）汇集，并在其向上、向前延伸，穿过丘脑束（H1区，橙色），进而终止于丘脑腹前（VA）核和腹外侧（VL）核内（见图5-29、图5-30）。

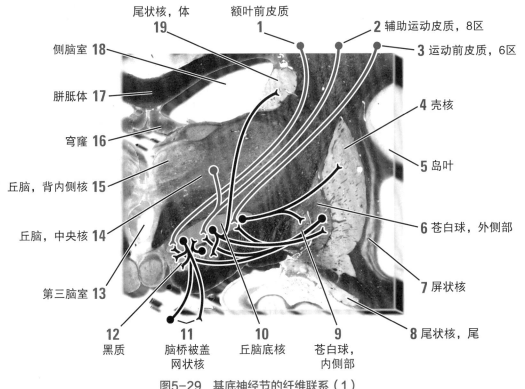

图5-29 基底神经节的纤维联系（1）

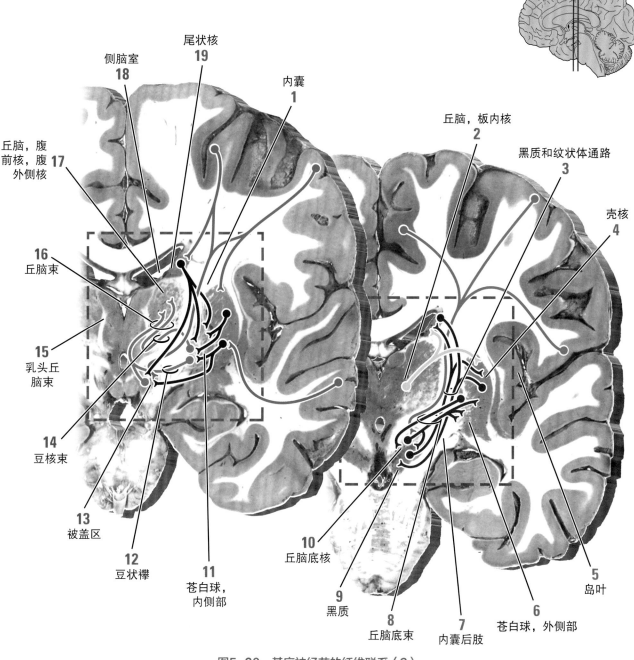

尾状核
19

侧脑室
18

内囊
1

丘脑，板内核
2

黑质和纹状体通路
3

丘脑，腹前核，腹外侧核 **17**

壳核
4

16
丘脑束

15

14
豆核束

乳头丘脑束

13
被盖区

12
豆状襻

11
苍白球，内侧部

10
丘脑底核

9
黑质

8
丘脑底束

7
内囊后肢

6
苍白球，外侧部

5
岛叶

图5-30 基底神经节的纤维联系（2）

图5-29图注：

Caudate mucleus, tail **8**
Caudate nucleus, body **19**
Claustrum **7**
Corpus callosum **17**
Fornix **16**
Globus pallidus, GPe **6**
Globus pallidus, GPi **9**
Insula **5**
Lateral ventricle **18**
Pedunculopontine tegmental nucleus **11**
Prefrontal cortex (*Brodmann's* areas 9, 10, 11, 12, 45, 46) **1**
Premotor cortex (*Brodmann's* area 6) **3**
Putamen **4**
Substantia nigra **12**
Subthalamic nucleus **10**
Supplementary motor cortex (*Brodmann's* area 6) **2**
Thalamus, CM **14**
Thalamus, DM **15**
Third ventricle (III) **13**

图5-30图注：

Ansa lenticularis **12**
Caudate nucleus **19**
Globus pallidus, external (lateral) segment (GPe) **6**
Globus pallidus, internal (medial) segment (GPi) **11**
Insula **5**
Internal capsule **1**
Internal capsule, posterior limb **7**
Lateral ventricle **18**
Lenticular fasciculus (H2 field of *Forel*) **14**
Mamillothalamic tract (fasciculus) **15**
Pallidoreticular (lenticulonigral) and nigrostriatal tracts **3**
Putamen **4**
Substantia nigra **9**
Subthalamic fasciculus **8**
Subthalamic nucleus **10**
Tegmental area H (H field of *Forel*) **13**
Thalamic fasciculus (H1 field of *Forel*) **16**
Thalamus, intralaminar nuclei **2**
Thalamus, ventral anterior (VA) and ventral lateral (VL) nuclei **17**

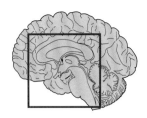

九、海马

海马通路：传入

海马具有将学习的经历加工为记忆的机能，空间位置的记忆也与海马有关。

来自额叶（12、13和25区）、枕叶（19区）和颞叶（20、22、35、36和38区）中"联络皮质"的输入信号，通过直接投射到内嗅皮质（海马旁回，28区；紫色），提供来自感觉的信息。内嗅皮质投射经由"穿通"通路（棕色）到Ammon's角（绿色）或海马CA1、CA2和CA3区的海马裂。额叶皮质（9和46区）、顶叶皮质（7区）和扣带回皮质（24和23区）投射到Ammon's角。

来自杏仁核（基底核和外侧核）的纤维通过28区（紫色）和穿通通路（棕色）将内脏信息传递给海马。丘脑前核和丘脑中线核的轴突穿过扣带到内嗅皮质（海马旁回），再经过穿通通路（棕色）投射到海马。

基底前脑（隔核和斜角带核；绿色）的投射纤维穿过穹窿（红色），其中较小的纤维区域通过弓状束（见纤维束）直接穿过颞叶干，并终止于28区和海马体（红色）。下丘脑上乳头体核的投射物从穹窿到内嗅皮质（海马旁回）和海马体（红色）（见图5-31）。

图5-31图注：

Afferent cortical fibers from cingulate gyrus (*Brodmann's* areas 23 and 24) **3**
Afferent cortical fibers from parietal cortex (*Brodmann's* area 7) **5**
Afferent cortical fibers from prefrontal cortex (*Brodmann's* areas 46 and 9) **35**
Afferent cortical fibers from the occipital lobe (*Brodmann's* area 19) **8**
Afferent cortical fibers from the superior temporal gyrus (*Brodmann's* area 22) **7**
Afferent cortical fibers via entorhinal cortex (parahippocampal gyrus) from gyrus rectus (straight gyrus) (*Brodmann's* areas 12 and13) **27**
Afferent cortical fibers via entorhinal cortex (parahippocampal gyrus) from inferior temporal gyrus (*Brodmann's* area 20) **12**
Afferent cortical fibers via entorhinal cortex (parahippocampal gyrus) from insula **26**
Afferent cortical fibers via entorhinal cortex (parahippocampal gyrus) from preterminal gyrus (*Brodmann's* area 25) **28**
Afferent cortical fibers via entorhinal cortex (parahippocampal gyrus) from temporal pole (*Brodmann's* area 38) **15**
Amygdala, basal and lateral nuclei **14**
Anterior commissure **31**
Cingulum **34**
Dentate gyrus **6, 17**
Entorhinal cortex (parahippocampal gyrus) **13, 19**
Fornix **2**
Fornix, postcommissural fibers **33**
Fornix, precommissural fibers **32**
Hippocampal sulcus **21**
Hippocampus, *Ammon's* horn **10**
Hippocampus, CA1 **25**
Hippocampus, CA2 **24**
Hippocampus, CA3 **23**
Hippocampus, fimbria **16**
Hypothalamus, supramamillary nucleus **11**
Nuclei of diagonal band (gyrus, band of *Broca*), horizontal and vertical limbs **29**
Parasubiculum **18**
Presubiculum **20**
Septal nuclei **30**
Subiculum **9, 22**
Thalamus, anterior nucleus (A) **1**
Thalamus, midline nuclei **4**

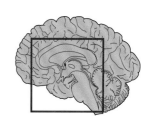

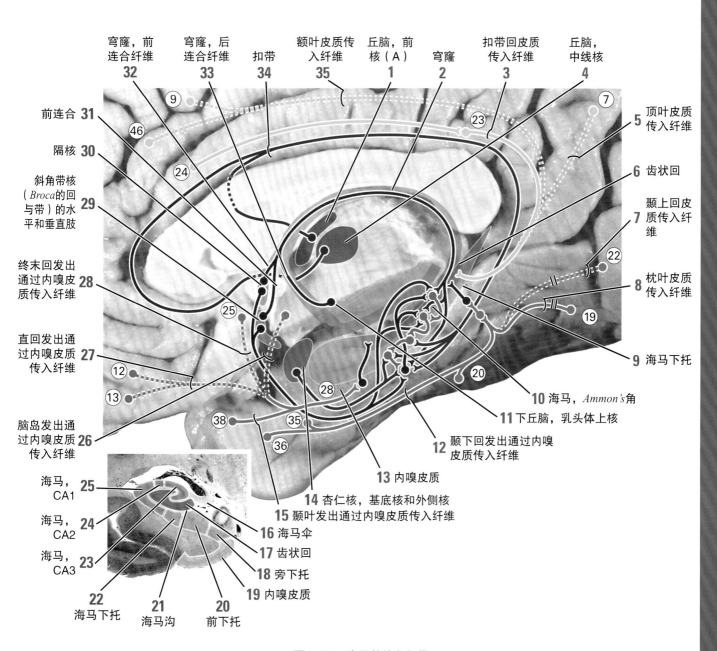

穹窿，前连合纤维 **32**　穹窿，后连合纤维 **33**　扣带 **34**　额叶皮质传入纤维 **35**　丘脑，前核（A）**1**　穹窿 **2**　扣带回皮质传入纤维 **3**　丘脑，中线核 **4**

前连合 **31**

隔核 **30**

斜角带核（*Broca*的回与带）的水平和垂直肢 **29**

终末回发出通过内嗅皮质传入纤维 **28**

直回发出通过内嗅皮质传入纤维 **27**

脑岛发出通过内嗅皮质传入纤维 **26**

5 顶叶皮质传入纤维

6 齿状回

7 颞上回皮质传入纤维

8 枕叶皮质传入纤维

9 海马下托

10 海马，*Ammon's*角

11 下丘脑，乳头体上核

12 颞下回发出通过内嗅皮质传入纤维

13 内嗅皮质

14 杏仁核，基底核和外侧核

15 颞叶发出通过内嗅皮质传入纤维

16 海马伞

17 齿状回

18 旁下托

19 内嗅皮质

海马，CA1 **25**

海马，CA2 **24**

海马，CA3 **23**

22 海马下托　　**21** 海马沟　　**20** 前下托

图5-31　海马的传入纤维

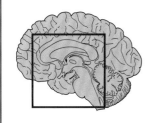

海马通路：传出

海马具有将学习的经历加工为记忆的机能，空间位置的记忆也与海马有关。

海马结构（下托、*Ammon's*角和齿状回，分别为黄色、绿色和蓝色）的输出信号主要发自下托（红色），并在较小程度上源自*Ammon's*角（CA1、CA2、CA3；绿色）。下托的神经纤维进入穹窿（红色），并在前连合处分开。穹窿前连合纤维终止于隔核、伏隔核、下丘脑视前核及嗅前核，并投射到额叶内侧皮质和直回皮质，包括11、12、13、25和32区。

穹窿后连合纤维止于终纹间质核、丘脑前核（A）、下丘脑腹内侧核和外侧乳头体核。来自下托（紫色）的其他纤维直接终止于杏仁核的基底核和外侧核、内嗅皮质（海马旁回，28区）、压后皮质（29和30区），并通过扣带和扣带回皮质（23区）。那些来自*Ammon's*角的纤维经穹窿前连合纤维止于隔核（绿色）（见图5–32）。

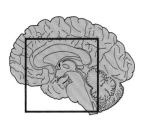

終紋，間質核 **20**

丘脑，前核
（A） **21**

穹窿 **1**

扣带回皮质 **2**

穹窿，后连
合纤维 **3**

穹窿，前
连合纤维 **19**

隔核 **18**

伏核 **17**

额叶内侧皮质 **16**

直回皮质 **15**

嗅前核 **14**

4 压后皮质

5 海马，
*Ammon's*角

6 扣带

7 海马下托

8 内嗅皮质

13
前连合

12
下丘脑，内侧
视前核和前外
侧前视区

11
杏仁核，基
底核和外侧
核

10
下丘脑，腹
内侧核

9
下丘脑，外
侧乳头体核

图5-32　海马的传出纤维

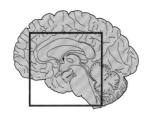

十、杏仁核

杏仁核通路：传入

根据以往研究成果，杏仁核主要机能是整合来自感官和身体内部（内脏传入）的信息

杏仁核（杏仁）分为三组，共有五个核：中央核、皮质核、内侧核、基底核和外侧核。杏仁核接收来自前脑（端脑和间脑）、中脑和脑干各种区域的联系。如图5-33所示，这些区域和杏仁核可详见图中的横截面插图，并投射在大脑的内侧。

杏仁核有五条主要通路：

源自颞叶的轴突（见图5-33右侧）从大脑皮质联系到所有杏仁核：20、21、22和38区到中央核（红色）；岛叶和20、21、22、35、36和38区（蓝色），及下托到基底核和外侧核；下托（绿色）单独到皮质核和内侧核。

额叶（见图5-33左侧）中源自12、13、14、23、24和25区的轴突与中央核（橙色）联系，而源自11、12和24区的轴突投射到基底核和外侧核（粉色）。在终纹（背侧通路；棕色）中，来自终纹间质核的轴突连接下丘脑腹内侧核和下丘脑外侧区的纤维，并投射到杏仁核（棕色）的中央核、内侧核和皮质核。

杏仁核腹侧传入通路（初级纤维，紫色），也止于杏仁核的中央核、内侧核和皮质核，并通过颞叶干传递来自下丘脑腹内侧核、下丘脑外侧区、无名质和斜角带核（布罗卡带；紫色）的纤维。

源自嗅球和嗅束（黄色）的纤维（紫色）穿过外侧嗅纹，并直接止于杏仁核内侧核和皮质核；随后在前梨状皮质中再将其投射到杏仁核外侧核和基底核（绿色）；或在内嗅皮质中（海马旁回，28区）将其投射到外侧核和基底核（蓝色）。

不同的输入信号经前脑内侧束（淡紫色）到达所有杏仁核内：纤维有的来源于丘脑的中间核、束旁核和内侧膝状体核；有的来源于中脑腹侧被盖区、中脑中央灰质、中缝背侧核、黑质、中脑脚周核；有的来源于脑桥和髓质（淡紫色）臂旁外侧核、蓝斑核和孤束核（见图5-33）。

图5-33图注：

Amygdala, basal nucleus 17
Amygdala, central nucleus 13, 18
Amygdala, cortical and medial nuclei 14
Amygdala, cortical nucleus 15
Amygdala, lateral nucleus 19
Amygdala, medial nucleus 16
Hypothalamus, ventromedial nucleus 24
Lateral hypothalamic area 25
Lateral olfactory stria 21
Lateral parabrachial nucleus 9
Locus ceruleus 10
Medial forebrain bundle 27
Nucleus of diagonal band (gyrus, band of *Broca*), horizontal limb 23
Olfactory bulb 22
Parafascicular nucleus 3
Periaqueductal (central) gray substance 7
Peripeduncular nucleus 5
Posterior (dorsal) raphé nucleus 8
Solitary nucleus 11
Stria terminalis 1
Stria terminalis, interstitial nucleus 26
Substantia innominata 20
Substantia nigra, pars compacta (compact part) 12
Thalamus, medial geniculate nucleus (MG) (medial geniculate body) 4
Thalamus, median nuclei 2
Ventral tegmental area 6

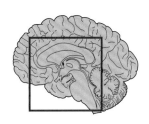

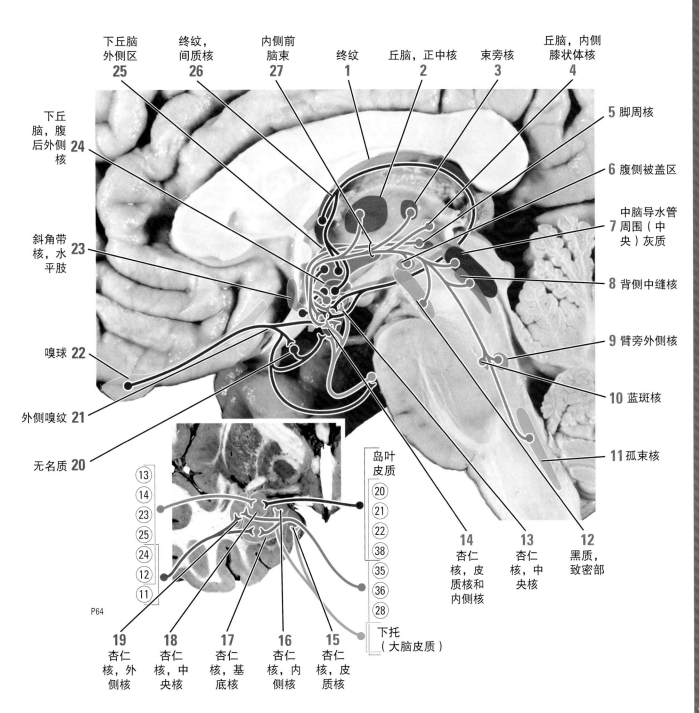

下丘脑外侧区 **25**　　终纹，间质核 **26**　　内侧前脑束 **27**　　终纹 **1**　　丘脑，正中核 **2**　　束旁核 **3**　　丘脑，内侧膝状体核 **4**

5 脚周核

6 腹侧被盖区

7 中脑导水管周围（中央）灰质

8 背侧中缝核

9 臂旁外侧核

10 蓝斑核

11 孤束核

下丘脑，腹后外侧核 **24**

斜角带核，水平肢 **23**

嗅球 **22**

外侧嗅纹 **21**

无名质 **20**

P64

⑬
⑭
㉓
㉕
㉔
⑫
⑪

岛叶皮质
⑳
㉑
㉒
㊳
㉟
㊱
㉘

下托（大脑皮质）

14 杏仁核，皮质核和内侧核

13 杏仁核，中央核

12 黑质，致密部

19 杏仁核，外侧核

18 杏仁核，中央核

17 杏仁核，基底核

16 杏仁核，内侧核

15 杏仁核，皮质核

（大脑皮质Brodmann's分区见P10图1-8）

图5-33　杏仁核的传入纤维

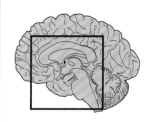

杏仁核通路：传出

　　根据以往研究成果，杏仁核主要机能是整合来自感官和身体内部（内脏传入）的信息。

　　杏仁核有五个核：中央核、皮质核、内侧核、基底核和外侧核，并广泛投射于前脑（端脑和间脑）、中脑和脑干。在图5-34中，可详见杏仁核的横截面，并与大脑中矢状面图对应。

　　由杏仁核各核发出的轴突分为四种。

　　杏仁核的中央核（淡紫色）纤维投射到前脑斜角带（Broca带，回）水平肢和垂直肢的无名质核、下丘脑外侧区、终纹间质核和隔核。中央核的轴突也经内侧前脑束（淡紫色）投射到脑干。在中脑，这些纤维止于束旁核（橙色）、腹侧被盖区、黑质致密部（致密部）、脚周核、中脑导水管周围（中央）灰质和后（背）侧中缝核；在脑桥和延髓中，它们止于中央上核、外侧臂旁核、蓝斑、颈下核、中缝大核、中缝苍白核、中缝隐核、孤束核和迷走神经背核。

　　基底核、外侧核、内侧核和皮质核（棕色）的输出信号经终纹支配终纹间质核和下丘脑室旁核、下丘脑前核、下丘脑腹内侧核和下丘脑视前内侧核。基底和外侧杏仁核（紫色）的轴突经终纹也支配端脑的尾状核、壳核（橙色）、伏隔核和嗅结节。源自基底核和外侧核的一些轴突直接从颞叶干穿行到隔核和

斜角带（未显示）的垂直肢。

　　基底核和外侧核的皮质投射物投射到4、6、9、10、12、13、14、25和32区（粉色），并在额叶（见插图左侧）将其投射到颞叶中的35和36区和岛叶（见插图右侧；蓝色）。杏仁核周围皮质投射到丘脑背内侧核和下丘脑外侧区（淡紫虚线）。

图5-34图注：

Amygdala, basal and lateral nuclei **18**
Amygdala, basal nucleus **21**
Amygdala, central nucleus **17, 22**
Amygdala, cortical and medial nuclei **26**
Amygdala, cortical nucleus **19**
Amygdala, lateral nucleus **23**
Amygdala, medial nucleus **20**
Caudate nucleus **32**
Dorsal (posterior) nucleus of vagus nerve (CN X) **15**
Hypothalamus, anterior nucleus **35**
Hypothalamus, medial preoptic nucleus **30**
Hypothalamus, paraventricular nucleus **36**
Hypothalamus, ventromedial nucleus **31**
Lateral parabrachial nucleus **10**
Locus ceruleus **11**
Medial forebrain bundle **1**
Nuclei of diagonal band (gyrus, band of Broca), horizontal and vertical limbs **28**
Nucleus accumbens **29**
Nucleus subceruleus **12**
Olfactory tubercle **27**
Parafascicular nucleus **4**
Periamygdaloid cortex **25**
Periaqueductal (central) gray substance **7**
Peripeduncular nucleus **5**
Posterior (dorsal) raphé nucleus **8**
Putamen **33**
Raphé nuclei, magnus, obscurus, and pallidus **16**
Septal nuclei **34**
Solitary nucleus **13**
Stria terminalis **2**
Stria terminalis, interstitial nucleus **37**
Substantia innominata **24**
Substantia nigra, pars compacta (compact part) **14**
Superior central nucleus **9**
Thalamus, median nuclei **3**
Ventral tegmental area **6**

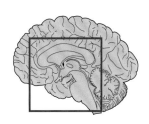

隔核 **34**　下丘脑，前核 **35**　下丘脑，室旁核 **36**　终纹，间质核 **37**　内侧前脑束 **1**　终纹 **2**　丘脑正中核 **3**　束旁核 **4**

壳核 **33**

尾状核 **32**

下丘脑，腹内侧核 **31**

下丘脑，视前内侧核 **30**

伏核 **29**

斜角带核，水平和垂直肢 **28**

嗅结节 **27**

杏仁核，皮质核和内侧核 **26**

杏仁核周围皮质 **25**

无名质 **24**

5 脚周核

6 腹侧被盖区

7 中脑导水管周围（中央）灰质

8 背侧中缝核

9 中央上核

10 外侧臂旁核

11 蓝斑

12 下丘核

13 孤束核

14 黑质致密部

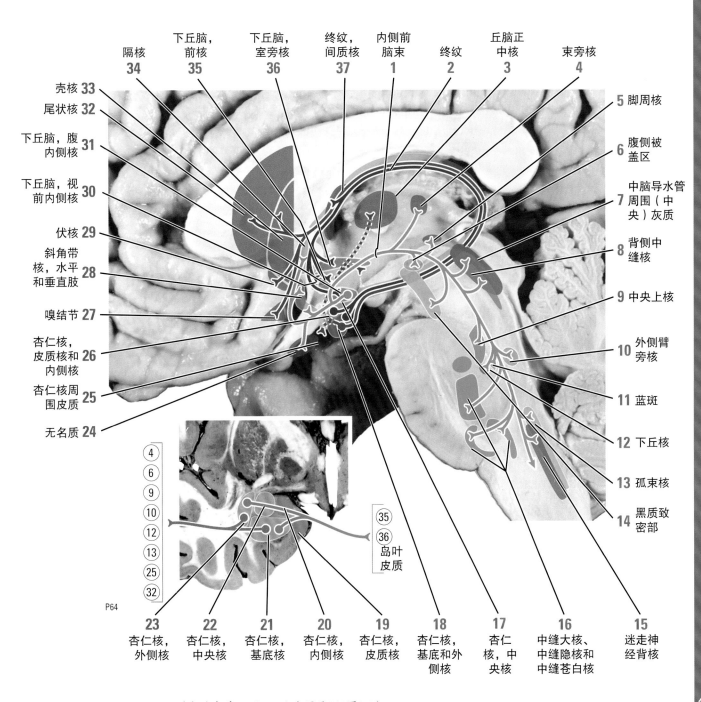

④
⑥
⑨
⑩
⑫
⑬
㉕
㉜

P64

㉟
㊱
岛叶皮质

23 杏仁核，外侧核　**22** 杏仁核，中央核　**21** 杏仁核，基底核　**20** 杏仁核，内侧核　**19** 杏仁核，皮质核　**18** 杏仁核，基底和外侧核　**17** 杏仁核，中央核　**16** 中缝大核、中缝隐核和中缝苍白核　**15** 迷走神经背核

（大脑皮质Brodmann's分区见P10图1-8）

图5-34　杏仁核的传出纤维

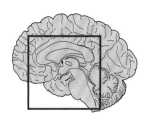

十一、下丘脑

下丘脑通路：传入

下丘脑整合外部和内部刺激，调节体内环境，如睡眠和觉醒、饮食和性活动，并通过躯体运动、内脏机能的控制和激素释放来协调全身反应。

传入神经源自脑干（通过背侧纵束、前脑内侧束和乳头脚）、丘脑（通过丘脑下脚，未显示）、海马（通过穹窿；红色）、杏仁核（通过终纹；蓝色）和大脑皮层（通过前脑内侧束；蓝色），及直接源自于眼部（橙色）纤维。

下丘脑的联系有三条不同的通路：来自中脑、脑桥和延髓中脑导水管周围灰质的背侧纵束（棕色）；来自中脑和脑桥被盖的前脑内侧束（黄色、淡紫色），包括臂旁核；来自中脑被盖和中央灰质（淡紫色）的乳头脚（绿色）。

丘脑将信息传递到丘脑下脚，而穹窿将输入信号从海马传递到乳头体（紫色）。

前脑内侧束是额叶、嗅皮质、隔核和尾状核（蓝色）的连接通道。从眼睛到视交叉上核的直接输入信号来自视束（橙色）。下丘脑中的受体能感受温度、葡萄糖、激素、pH值和热源的变化（见图5-35）。

图5-35图注：

Amygdala **17**
Caudate nucleus **20**
Corpus callosum **19**
Entorhinal cortex **13**
Fornix **1**
Hippocampus **12**
Interthalamic adhesion **22**
Mamillary peduncle **3**
Medial forebrain bundle **4, 21**
Midbrain tegmentum **11**
Parabrachial nuclei **7**
Periaqueductal and periventricular gray **6**
Pituitary gland, anterior lobe **15**
Pituitary gland, posterior lobe **14**
Pons **10**
Pontine tegmentum **9**
Posterior longitudinal fasciculus **5**
Retinohypothalamic fibers **16**
Septal nuclei **18**
Solitary nucleus **8**
Stria terminalis **2**

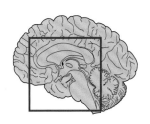

尾状核 20　　内侧前脑束 21　　丘脑间黏合 22　　穹窿 1　　终纹 2　　乳头脚 3

胼胝体 19

4 内侧前脑束

隔核 18

5 背侧纵束

杏仁核 17

6 中脑导水管周围灰质

视网膜下丘脑纤维 16

7 臂旁核

垂体，前叶 15

8 孤束核

14 垂体，后叶　　13 内嗅皮质　　12 海马　　11 中脑被盖　　10 脑桥　　9 脑桥被盖

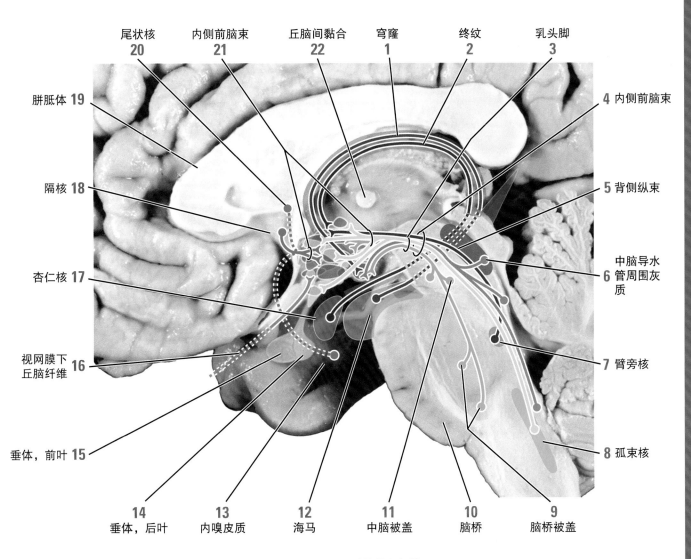

图5-35　下丘脑的传入纤维

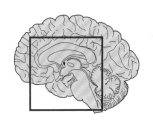

下丘脑通路：传出

下丘脑整合外部和内部刺激，调节体内环境，如睡眠和觉醒、饮食和性活动，并通过躯体运动、内脏机能的控制和激素释放来协调全身反应。

尽管下丘脑的体积很小，但可广泛投射到整个大脑。下行通路是从下丘脑脊髓束（绿色）到脑干和脊髓，从背侧纵束（棕色）到脑干，再到达自主神经系统的节前神经元。

乳头体分别经乳头被盖束和乳头丘脑束投射到被盖背核和丘脑前核。这两条束均来源于乳头脚（粉色）。外侧视前核分别经丘脑下脚和丘脑髓纹（红色）投射到丘脑背内侧核和外侧缰核。

视前区通过终纹将纤维传递到杏仁核（紫色）的中央核、皮质核和内侧核。下丘脑腹内侧核通过前脑内侧束投射到隔核（蓝色）。

下丘脑结节和下丘脑后核的细胞投射到同侧的整个皮质（未显示）。下丘脑视上核和室旁（大细胞）核将轴突（橙色）传递到脑垂体后叶，终止于血管，并在此处释放激素：催产素和血管加压素（橙色）。室周核和室旁核的神经元投射到中隆部（蓝色）。在此处，它们会释放出肽类激素释放因子并进入垂体门脉系统的血液中，从而影响垂体前叶激素的分泌（见图5-36）。

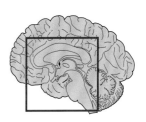

丘脑，前核 25　丘脑髓纹 26　丘脑，背内侧核 27　穹窿 1　终纹 2　下丘脑，后核 3　前脑内侧束 4

乳头丘脑束 24

下丘脑，室旁核 23

前连合 22

下丘脑，外侧区 21

下丘脑，视上核 20

视交叉 19

18 下丘脑，结节和侧结节核

17 垂体，后叶

16 杏仁核

15 动眼神经（CN Ⅲ）

14 乳头体

13 乳头脚

12 下丘脑脊髓束

5 胼胝体，压部

6 松果体

7 外侧缰核

8 下丘

9 乳头被盖束

10 背侧纵束

11 第四脑室（Ⅳ）

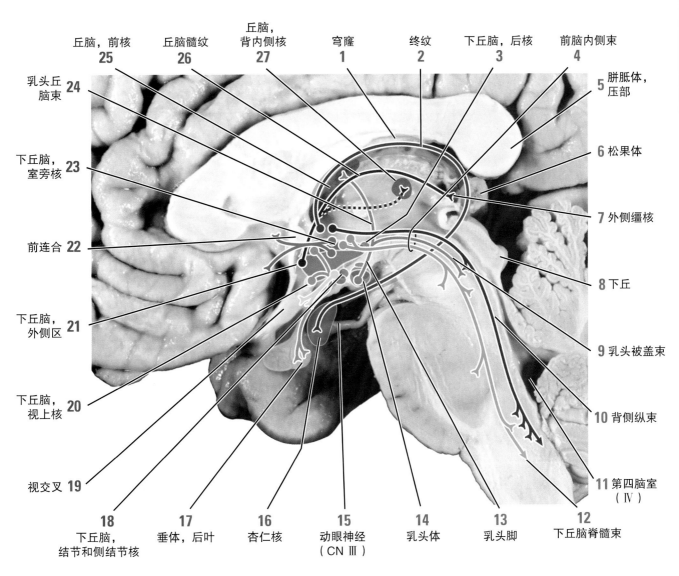

图5-36　下丘脑的传出纤维

Amygdala 16
Anterior commissure 22
Corpus callosum, splenium 5
Fornix 1
Fourth ventricle (IV) 11
Habenula, lateral nucleus 7
Hypothalamospinal tract 12
Hypothalamus, lateral area 21
Hypothalamus, ventromedial nucleus 23
Hypothalamus, posterior nucleus 3

Hypothalamus, supraoptic nucleus 20
Hypothalamus, median eminence, (ventral to dorsal) arcuate nucleus, tuberomamillary nucleus, and tuberal nucleus 18
Inferior colliculus 8
Mamillary body 14
Mamillary peduncle 13
Mamillotegemental tract 9
Mamillothalamic tract 24
Medial forebrain bundle 4

Oculomotor nerve (CN III) 15
Optic chiasm 19
Pineal gland 6
Pituitary gland, posterior lobe 17
Posterior longitudinal fasciculus 10
Stria medullaris of thalamus 26
Stria terminalis 2
Thalamus, A 25
Thalamus, DM 27

下丘脑觉醒和睡眠通路

控制不眠（觉醒）和睡眠的两个主要阶段（在梦中的非快速眼动，NREM；和快速眼动，REM）的神经中枢集中在下丘脑和脑干。根据不同的环境和内部因素，这些神经网络不同状态的互相转换主要由下丘脑介导。

觉醒（顶板对侧）由下丘脑外侧区（橙色）的增食因子（下视丘分泌素）神经细胞（绿色）介导，相关纤维广泛分布在脑干和前脑（绿线）。增食因子神经元的输入信号（未显示）呈现多样性，包括视上核（见P180）和其他下丘脑结构。主要靶点有：下丘脑结节乳头体核（紫色）中的组胺能细胞、腹侧被盖区（粉色）和黑质（绿色）中的多巴胺能神经元、脑桥脚背盖和背侧被盖（紫色）的胆碱能细胞、背侧中缝核（蓝色）的5-羟色胺能细胞和蓝斑的去甲肾上腺素能细胞及脑桥邻近结构（粉色）中的细胞。食欲素因子细胞广泛投射到前脑和基底核（紫色）的胆碱能细胞以及整个大脑皮质。

觉醒的功能状态（意识、运动、精神活动、交流等）由多个神经系统介导。这些系统来自于脑干网状结构（灰色）和由食欲素因子细胞靶向的核，用来直接支配大脑皮质。这些系统还调节特定丘脑区域，通过丘脑网状核投射到皮质运动区，以及通过弥散性投射从内侧核和板内核到皮质运动区。

两个主要睡眠状态（底板对侧）与是否存在快速眼动相关。

NREM（非快速眼动）睡眠是由下丘脑腹外侧的视前核（VLPO）（红色）的活跃度，以及下丘脑视上核和其他下丘脑成分（尤其是黑色素细胞与下丘脑外侧区的增食因子细胞共同结合的位置，未作描述）和脑干的输入信号发生变化所引起的。来自此核（红色）的轴突抑制结节乳头体核（紫色）、腹侧被盖区（粉色）、黑质（绿色）、脑桥脚被盖、脑桥后外侧和脑桥外侧被盖（全紫色）、背侧中缝核（蓝色）、周围灰质（紫色）和蓝斑（粉色）及毗邻结构（粉色的虚线轮廓）。

REM（快速眼动）睡眠（与梦有关）的发生通过抑制腹外侧的视前核活动，去抑制（用抑制剂抑制）其靶点。相关的神经元和通路用黄色进行描述。包括：丘脑结节核、脑桥脚被盖和背侧被盖、中缝后核、蓝斑（及邻近结构）和脑干网状结构。该系统通过去抑制眼球肌（未显示）的运动，控制眼球运动，同时通过从脑桥脚被盖、背侧被盖和蓝斑（和邻近结构）的投射来抑制髓质和脊髓中的运动核，进而抑制身体动作（见图5-37）。

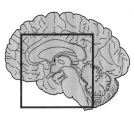

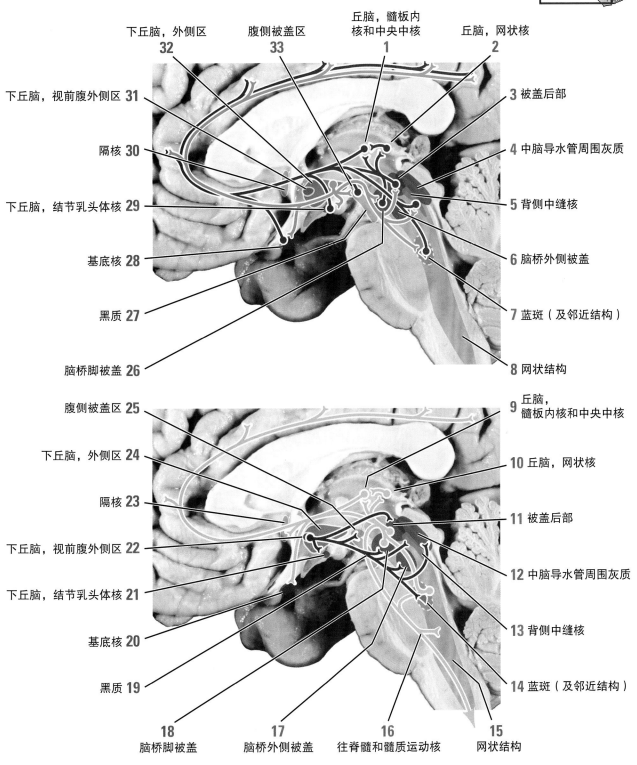

下丘脑，外侧区 **32**　　腹侧被盖区 **33**　　丘脑，髓板内核和中央中核 **1**　　丘脑，网状核 **2**

下丘脑，视前腹外侧区 **31**

隔核 **30**

下丘脑，结节乳头体核 **29**

基底核 **28**

黑质 **27**

脑桥脚被盖 **26**

3 被盖后部

4 中脑导水管周围灰质

5 背侧中缝核

6 脑桥外侧被盖

7 蓝斑（及邻近结构）

8 网状结构

腹侧被盖区 **25**

下丘脑，外侧区 **24**

隔核 **23**

下丘脑，视前腹外侧区 **22**

下丘脑，结节乳头体核 **21**

基底核 **20**

黑质 **19**

9 丘脑，髓板内核和中央中核

10 丘脑，网状核

11 被盖后部

12 中脑导水管周围灰质

13 背侧中缝核

14 蓝斑（及邻近结构）

15 网状结构

18 脑桥脚被盖　　**17** 脑桥外侧被盖　　**16** 往脊髓和髓质运动核

图5-37　下丘脑觉醒和睡眠传导通路

Hypothalamus, lateral area **24, 32**
Hypothalamus, tuberomamillary nucleus **21, 29**
Hypothalamus, ventrolateral preoptic area
　(VLPO) **22, 31**
Lateral pontine tegmentum **6, 17**
Lateroposterior tegmentum **3, 11**

Locus ceruleus (and adjacent structures) **7, 14**
Nucleus basalis **20, 28**
Pedunculopontine tegmentum **18, 26**
Periaquaductal gray **4, 12**
Posterior (dorsal) raphé nucleus **5, 13**
Reticular formation **8, 15**

Septal nuclei **23, 30**
Substantia nigra **19, 27**
Thalamus, CM and intralaminar nuclei **1, 9**
Thalamus, reticular nucleus **2, 10**
To medullary and spinal motor nuclei **16**
Ventral tegmental area **25, 33**

下丘脑饥饿和摄食通路

该通路对不同食物的摄取和营养状态、诱食或禁食行为的支配，涉及监测身体中不同营养成分的水平，注意身体中不同的营养来源和每日摄食时间。来自不同的感受器信息——主要包括将分辨物体和昼夜周期的视觉、嗅觉、味觉，和营养物质的循环水平、胃肠系统、胰腺和肝功能状态，经血液循环（见室周器官，P230）传递到下丘脑（正中隆起），并经脑干、丘脑、前脑传递到脑神经（Ⅰ、Ⅱ、Ⅴ、Ⅶ、Ⅸ、Ⅹ）。

摄食行为受到感觉输入、稳态通路（感受和纠正体内的化学/营养平衡）、反馈通路与满足激励通路（绿色）的集中整合控制。下丘脑内侧结构，包括下丘脑弓状核（ARC，黄色）、腹内侧核（VMH，紫色）、背内侧核（DMH，紫色），共同构成稳态饱食中枢。

下丘脑外侧区（LHA，橙色）是稳态摄食本能的中心。循环激素包括胰岛素、瘦素、胃促生长素、PYY（缩氨酸Y）和CCK（胆囊收缩素）并通过正中隆起进入大脑（缺少血脑屏障，见室周器，P230），来监测促黑皮质素（POMC）和ARC中神经肽Y神经元（NPY）的能量平衡和内部摄食情况。NPY神经元是饥饿的信号，而POMC神经元是通过LHA来表达饱腹感的信号。POMC神经元通过连接脑干和脊髓

的VMH、DMH和自主神经节前神经元来调节代谢速率并维持胰岛素敏感性。

其他上行通路包括迷走神经的传入纤维（传递胃扩张、肝糖脂含量），并通过脑干（孤束核和臂旁核）在下丘脑聚集。最后区（AP）感受到肠循环胰高血糖素样肽Ⅰ（GLP-1），介导因进食过量而引起的呕吐。

来自舌和鼻部的味觉（包括嗅觉）信息，分别经过丘脑腹后内侧核和丘脑背内侧核（橙色），将嗅觉/味觉信息传递到味觉皮质（紫色，见味觉通路，P190~P191）。

LHA整合下丘脑和脑干、味觉、中脑缘奖赏和觉醒输入。LHA产生神经多肽类食欲素和黑色素浓缩激素（MCH），并通过对认知系统、边缘系统、运动系统和自主神经系统的作用促进摄食。MCH神经元也激活伏隔核（紫色），并通过与多巴胺能腹侧被盖区和腹侧苍白球的奖赏通路的相互作用（未显示，见图5-20中的6，图5-38）。

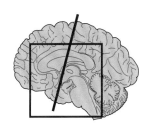

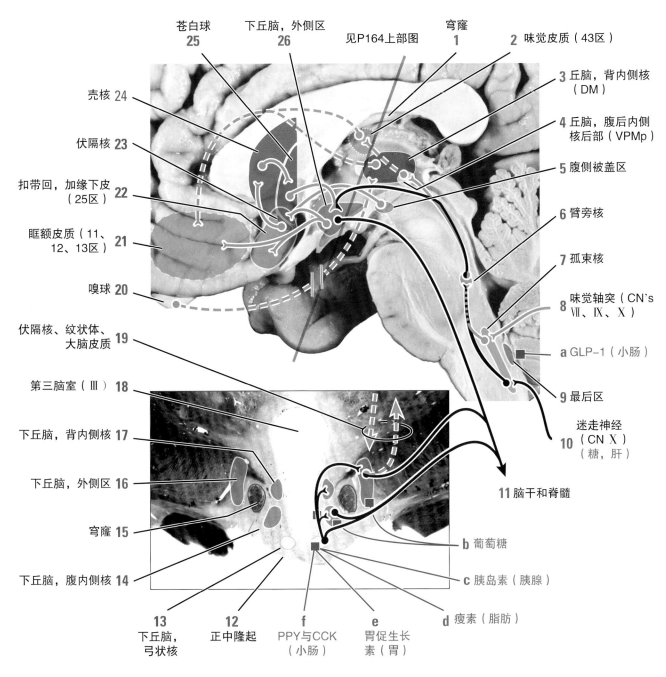

苍白球 **25**　下丘脑，外侧区 **26**　见P164上部图　穹窿 **1**　**2** 味觉皮质（43区）

壳核 24

伏隔核 23

扣带回，加缘下皮
（25区）**22**

眶额皮质（11、
12、13区）**21**

嗅球 **20**

伏隔核、纹状体、
大脑皮质 **19**

第三脑室（Ⅲ）**18**

下丘脑，背内侧核 **17**

下丘脑，外侧区 **16**

穹窿 **15**

下丘脑，腹内侧核 **14**

3 丘脑，背内侧核
（DM）

4 丘脑，腹后内侧
核后部（VPMp）

5 腹侧被盖区

6 臂旁核

7 孤束核

8 味觉轴突（CN`s
Ⅶ、Ⅸ、Ⅹ）

a GLP-1（小肠）

9 最后区

迷走神经
（CN Ⅹ）**10**
（糖，肝）

11 脑干和脊髓

b 葡萄糖

c 胰岛素（胰腺）

d 瘦素（脂肪）

13　　**12**　　**f**　　**e**
下丘脑，　正中隆起　PPY与CCK　胃促生长
弓状核　　　　　　　（小肠）　素（胃）

图5-38　下丘脑饥饿和摄食传导通路

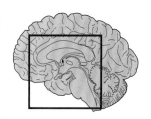

室周器

共有六个缺乏血脑屏障（BBB）的室周器（又名核），分布在第三脑室（Ⅲ）和第四脑室（Ⅳ）周围。这些区域为血液和中枢神经系统之间的部分分子/化学物质，及其他物质的交换建立了联系。血液中的许多化学物质由于血脑屏障的原因不会进入中枢神经系统，但会在室周器中到达神经元。室周器神经元监测血液中的化学物质和信号，并到达中枢神经系统中许多区域的连接处。一些室周器神经元会隐密的从中枢神经系统向血循环系统发放激素信号。

终板血管器（OVLT）位于视交叉和前连合之间的第三脑室前壁。它的神经元含有作用于中枢神经系统的血管紧张素Ⅱ，以调节体液平衡和血压。

穹窿下器（SFO）位于穹窿（临近室间孔）后的第三脑室背侧前壁。其神经元与新皮质、视前区、下丘脑和丘脑结构有着重要传入/传出联系。血管紧张素Ⅱ受体信号神经元控制着水平衡和加压素/抗利尿激素（ADH）的分泌。

松果体（PIO）位于第三脑室（上丘脑）的后/上（角）和顶盖之上，胼胝体压部之下。有广泛的来自视网膜经颈上神经节的间接交感神经传入联系。白昼、夜间和季节周期变化，通过松果体血管网络调节褪黑素分泌。

下连合器（SCO）被包裹在后连合周围。下连合器细胞在出生第一年凋亡（细胞凋亡）。作用机制还不清楚。

正中隆起（ME）（16，24）位于下丘脑的前基底上（位于第三脑室两侧）和视交叉后侧及乳头体前侧。ME通过下丘脑的"神经分泌"神经末梢将释放的信号和调节的激素释放到垂体门脉系统，再将其输送到垂体前叶。激素包括：①促肾上腺皮质激素释放激素（CRH）和室旁核加压素，调节促肾上腺皮质激素（ACTH）；②甲状腺促激素（TRH），调节促甲状腺激素（TSH）；③生长激素释放激素（GHRH），调节生长激素（GH）；④视前区的促黄体激素释放素（LHRH），调节促黄体生成激素（LH）和促卵泡激素（FSH）；⑤弓状核多巴胺（DA），调节催乳素分泌。

视上核和室旁核的垂体神经束通过ME将催产素和加压素转运到垂体后叶（神经垂体）

最后区（AP）位于第四脑室（Ⅳ）下部内侧壁中的双侧核，向髓质外侧延展。在脑干、间脑和大脑中有广泛的传入/传出联系。其被认为具有产生恶心和呕吐的作用（见图5-39）。

*脉络丛的血管供应也缺乏血脑屏障，有时列在空周器（CVO）中。

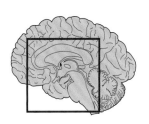

胼胝体 27

前连合 26

终板血管器 25

正中隆起 24

视交叉 23

垂体 22

1 穹窿下器

2 松果体

3 下连合器

4 中脑导水管

5 乳头体

6 第四脑室

7 最后区

穹窿下器 21

前连合 20

终板 19

终板血管器 18

视交叉 17

正中隆起 16

动眼神经 15

8 穹窿

9 松果体

10 上下丘（四叠体，顶盖）

11 下连合器

12 乳头体

13 最后区

14 脑桥

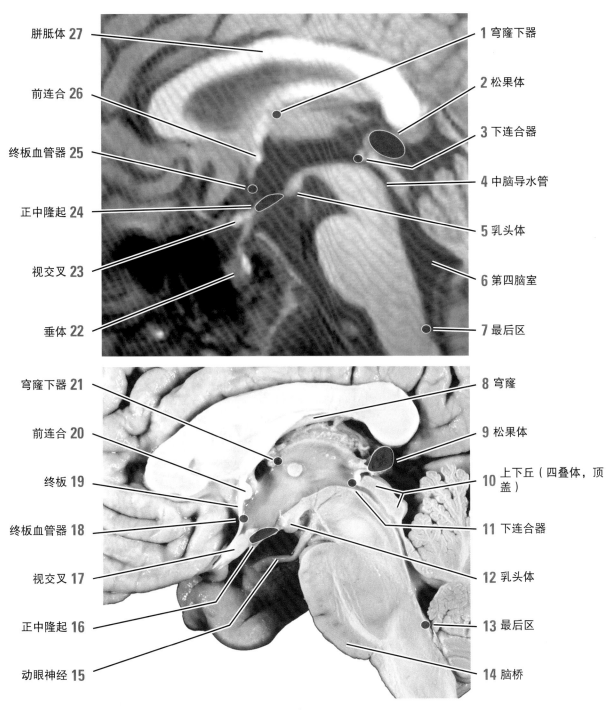

图5-39 室周器

Anterior commissure 20, 26
Area postrema 7, 13
Cerebral acquaduct 4
Corpus callosum 27
Fornix 8
Fourth ventricle 6
Lamina terminalis 19

Mammilary body 5, 12
Median eminence 16, 24
Oculomotor nerve (CN III) 15
Optic chiasm 17, 23
Pineal gland 2, 9
Pituitary gland 22
Pons 14

Subcommisural organ 3, 11
Subfornical organ 1, 21
Superior and inferior colliculi (quadrageminal plate, tectum) 10
Vascular organ of the lamina terminalis (OVLT) 18, 25

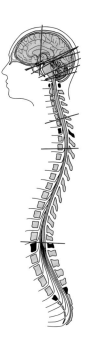

十二、自主神经系统

自主神经通路：传入

这些通路将盆腔脏器、胃肠道、肺部、心、血管，以及腹部、胸部、颈部和头部的内脏器官信息传送到大脑。

　　来自脊神经根（橙色）和迷走神经（CN X）及三叉神经（CN V；红色）的少髓和无髓纤维投射到孤束核下部。该核纤维沿脊髓丘系投射到中脑臂旁外侧核及中脑导水管周围灰质，并在其纤维通路上连接内侧前脑束，进而通往下丘脑外侧区、室旁核、中央杏仁核和终纹（蓝色）间质核。孤束核下部也广泛投射到延髓和脑桥，特别是投射到副交感神经节（P233）（见图5-40）。

图5-40图注：

Amygdala, central nucleus **3**
Ascending fibers from solitary nucleus (CN VII, IX, X), inferior part **5**
Fibers to stria terminalis, interstitial nucleus **1**
Hypothalamus, paraventricular nucleus and lateral hypothalamic area, and medial forebrain bundle **2**
Inferior salivatory nucleus (CN IX) **12**
Lateral horn, intermediolateral cell column (nucleus) **14**
Lateral parabrachial nucleus **7**
Oculomotor nucleus (CN III), autonomic nuclei (*Edinger-Westphal* nucleus) **4**
Periaqueductal (central) gray substance **6**
Solitary nucleus (CN VII, IX, X), inferior part and solitary tract **13**
Solitary nucleus (CN VII, IX, X), superior part and solitary tract **10**
Superior salivatory nucleus (CN VII) **9**
Trigeminal root and ganglion (CN V) **8**
Vagus nerve (CN X) and ganglion, inferior (nodose) **11**

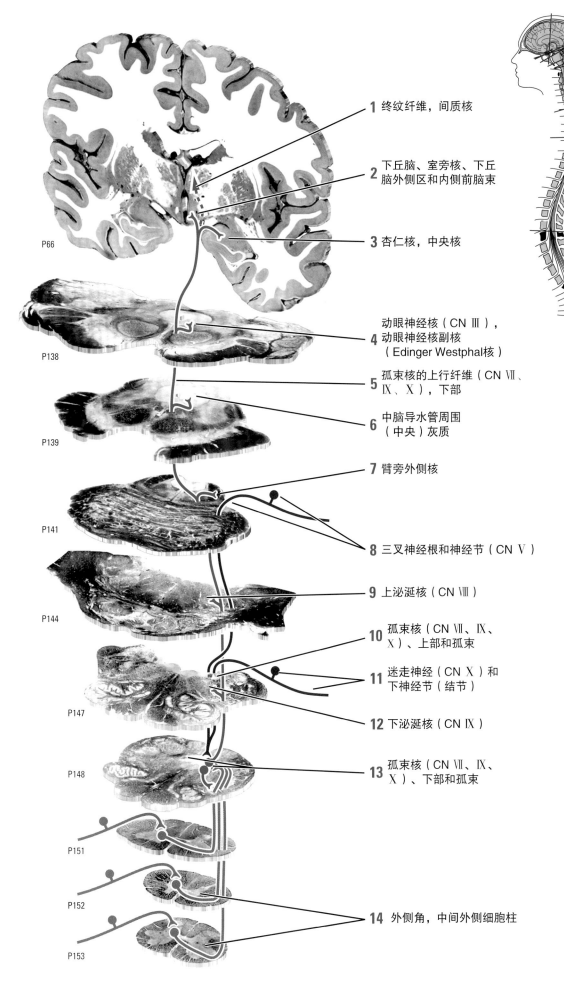

1 终纹纤维，间质核

2 下丘脑、室旁核、下丘脑外侧区和内侧前脑束

3 杏仁核，中央核

4 动眼神经核（CN Ⅲ），动眼神经核副核（Edinger Westphal核）

5 孤束核的上行纤维（CN Ⅶ、Ⅸ、Ⅹ），下部

6 中脑导水管周围（中央）灰质

7 臂旁外侧核

8 三叉神经根和神经节（CN Ⅴ）

9 上泌涎核（CN Ⅶ）

10 孤束核（CN Ⅶ、Ⅸ、Ⅹ），上部和孤束

11 迷走神经（CN Ⅹ）和下神经节（结节）

12 下泌涎核（CN Ⅸ）

13 孤束核（CN Ⅶ、Ⅸ、Ⅹ），下部和孤束

14 外侧角，中间外侧细胞柱

P66

P138

P139

P141

P144

P147

P148

P151

P152

P153

图5-40 自主神经通路的传入纤维

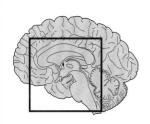

自主神经通路：交感传出

该通路调控机体对于内、外部刺激的反应，如心率和血压的增加、支气管扩张、胃肠运动和分泌、出汗和竖毛，同时对紧急情况产生的应激反应。

脑干和脊髓中的下行交感神经纤维（蓝色）起源于下丘脑室旁核和内侧视前核、下丘脑外侧区、中央杏仁核和延髓下部的多个细胞群。

下丘脑和杏仁核的纤维在中脑上层分开，以形成内侧通路和外侧通路，前者通过在第四脑室（Ⅳ）底部的背侧纵束，而后者通过前外侧被盖，最终到达下橄榄体的后外侧，并在脊髓外侧束的后部作为下丘脑脊髓束下行。

下丘脑和杏仁核的纤维连接A5细胞群的轴突、髓质网状结构的外侧部和中缝大核，并通过下丘脑脊髓束投射到胸髓侧角的中间外侧细胞柱。外侧角的节前纤维从脊髓输出并支配邻近椎旁神经节和主动脉前交感神经节。这些神经元支配血管、汗腺、竖毛肌、瞳孔、心、肺部、胃肠道和所有其他脏器（见图5-41、图5-42）。

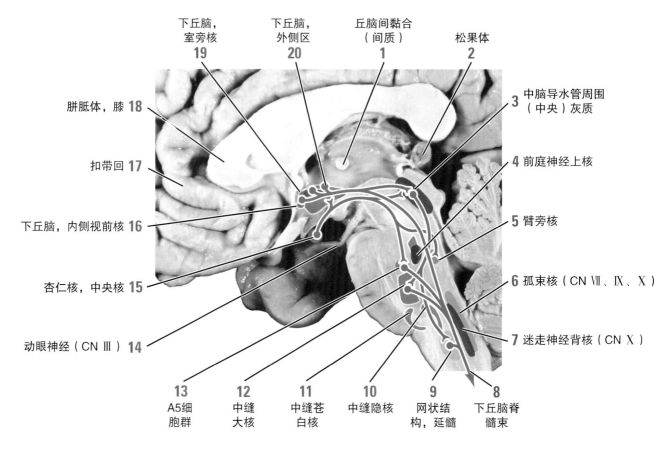

图5-41 交感神经传出纤维（1）

A5 cell group **13**
Amygdala, central nucleus **15**
Barrington's nucleus **4**
Cingulate gyrus **17**
Corpus callosum, genu **18**
Dorsal (posterior) nucleus of vagus nerve (CN X) **7**
Hypothalamospinal tract **8**

Hypothalamus, lateral area **20**
Hypothalamus, medial preoptic nucleus **16**
Hypothalamus, paraventricular nucleus **19**
Interthalamic adhesion (massa intermedia) **1**
Oculomotor nerve (CN III) **14**
Parabrachial nuclei **5**
Periaqueductal (central) gray substance **3**

Pineal gland **2**
Raphé nucleus magnus **12**
Raphé nucleus obscurus **10**
Raphé nucleus pallidus **11**
Reticular formation, medulla **9**
Solitary nucleus (CN VII, IX, X) **6**

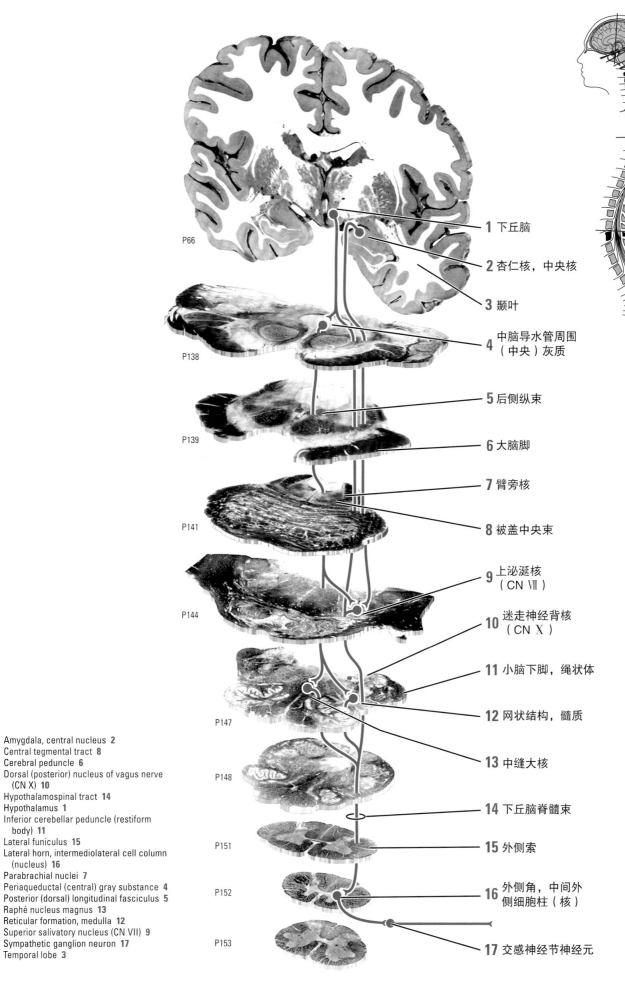

P66

P138

P139

P141

P144

P147

P148

P151

P152

P153

1 下丘脑

2 杏仁核，中央核

3 颞叶

4 中脑导水管周围（中央）灰质

5 后侧纵束

6 大脑脚

7 臂旁核

8 被盖中央束

9 上泌涎核（CN Ⅶ）

10 迷走神经背核（CN Ⅹ）

11 小脑下脚，绳状体

12 网状结构，髓质

13 中缝大核

14 下丘脑脊髓束

15 外侧索

16 外侧角，中间外侧细胞柱（核）

17 交感神经节神经元

Amygdala, central nucleus **2**
Central tegmental tract **8**
Cerebral peduncle **6**
Dorsal (posterior) nucleus of vagus nerve (CN X) **10**
Hypothalamospinal tract **14**
Hypothalamus **1**
Inferior cerebellar peduncle (restiform body) **11**
Lateral funiculus **15**
Lateral horn, intermediolateral cell column (nucleus) **16**
Parabrachial nuclei **7**
Periaqueductal (central) gray substance **4**
Posterior (dorsal) longitudinal fasciculus **5**
Raphé nucleus magnus **13**
Reticular formation, medulla **12**
Superior salivatory nucleus (CN VII) **9**
Sympathetic ganglion neuron **17**
Temporal lobe **3**

图5-42 交感神经传出纤维（2）

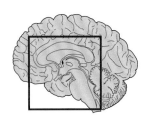

自主神经通路：副交感神经传出

这些通路调控对于内、外部刺激的反应，如瞳孔收缩、晶状体的调节、哭泣、唾液分泌、心率、胃肠运动和分泌、阴茎勃起、排便和排尿。

脑干和脊髓的下行纤维起源于大脑皮质扣带回，下丘脑室旁核、后核和背内侧核，下丘脑外侧区和脑桥及髓质中的多个核。这些轴突的主要靶点是臂旁内侧核，继而投射到副交感神经核，上泌涎核（CN Ⅶ）和下泌涎核（CN Ⅸ）、迷走神经（CN Ⅹ）背（后）核和Barrington核周围。来自Barrington核的轴突通过纤维连接中缝核（大核、隐核和苍白核），并经下丘脑脊髓束投射到骶髓的

节前副交感神经元。动眼神经副核（CN Ⅲ）的主要输入信号源自顶盖前区，并接收来自眼部的直接投射。

副交感神经系统分为脑部和骶部两部分。脑部的外围靶点是头颈部中的睫状神经节（CN Ⅲ）、翼腭神经节（CN Ⅶ）、下颌下神经节（CN Ⅶ）和耳神经节（CN Ⅸ），以及颈部、胸部、腹腔脏器（CN Ⅹ，从心到结肠脾曲以前的肠管）的副交感神经节细胞。骶部的靶点（经脊神经运动根S2~S4）是下腹部和盆腔脏器（降结肠、直肠、膀胱和性器官）中的神经节细胞（见图5-43、图5-44）。

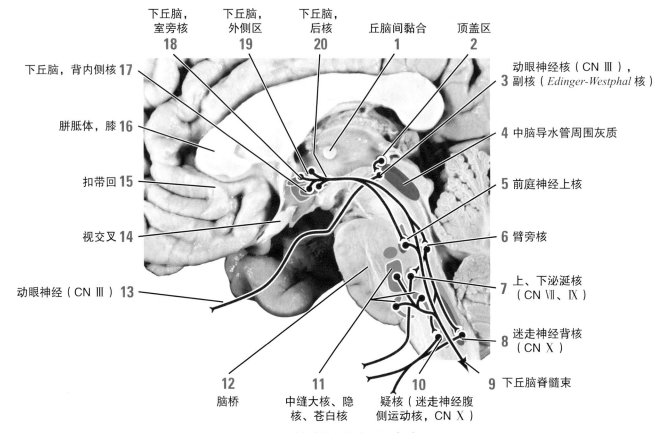

图5-43 副交感神经传出纤维（1）

Barrington's nucleus 5
Cingulate gyrus 15
Corpus callosum, genu 16
Dorsal (posterior) nucleus of vagus nerve (CN X) 8
Hypothalamospinal tract 9
Hypothalamus, dorsomedial nucleus 17
Hypothalamus, lateral area 19
Hypothalamus, paraventricular nucleus 18

Hypothalamus, posterior nucleus 20
Interthalamic adhesion 1
Nucleus ambiguus (ventral motor nucleus of vagus nerve) (CN X) 10
Oculomotor nerve (CN III) 13
Oculomotor nucleus (CN III), autonomic nuclei (Edinger-Westphal nucleus) 3
Optic chiasm 14

Parabrachial nuclei 6
Periaqueductal gray substance 4
Pons 12
Pretectal area 2
Raphé nuclei magnus, obscurus, and pallidus 11
Superior and inferior salivatory nuclei (CN VII, IX) 7

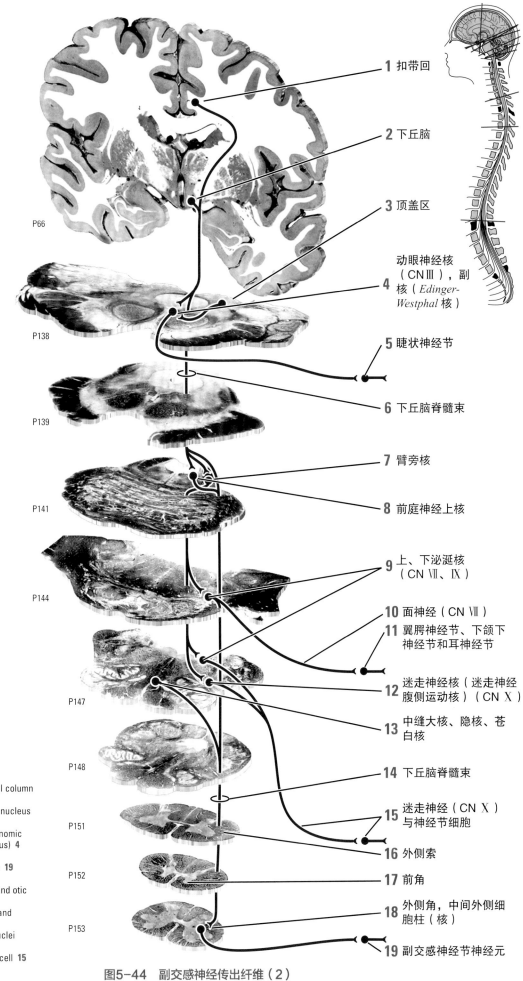

1 扣带回

2 下丘脑

3 顶盖区

4 动眼神经核（CN Ⅲ），副核（Edinger-Westphal 核）

5 睫状神经节

6 下丘脑脊髓束

7 臂旁核

8 前庭神经上核

9 上、下泌涎核（CN Ⅶ、Ⅸ）

10 面神经（CN Ⅶ）

11 翼腭神经节、下颌下神经节和耳神经节

12 迷走神经核（迷走神经腹侧运动核）（CN Ⅹ）

13 中缝大核、隐核、苍白核

14 下丘脑脊髓束

15 迷走神经（CN Ⅹ）与神经节细胞

16 外侧索

17 前角

18 外侧角，中间外侧细胞柱（核）

19 副交感神经节神经元

P66
P138
P139
P141
P144
P147
P148
P151
P152
P153

Anterior (ventral) horn **17**
Barrington's nucleus **8**
Ciliary ganglion **5**
Cingulate gyrus **1**
Facial nerve (CN VII) **10**
Hypothalamospinal tract **6, 14**
Hypothalamus **2**
Lateral funiculus **16**
Lateral horn, intermediolateral cell column (nucleus) **18**
Nucleus ambiguus (ventral motor nucleus of vagus nerve) (CN X) **12**
Oculomotor nucleus (CN III), autonomic nuclei (*Edinger-Westphal* nucleus) **4**
Parabrachial nuclei **7**
Parasympathetic ganglion neuron **19**
Pretectal area **3**
Pterygopalatine, submandibular, and otic ganglia **11**
Raphé nuclei magnus, obscurus, and pallidus **13**
Superior and inferior salivatory nuclei (CN VII, IX) **9**
Vagus nerve (CN X) and ganglion cell **15**

图5-44 副交感神经传出纤维（2）

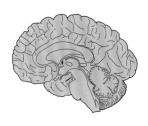

十三、调节系统

胆碱能和多巴胺能神经通路

　　基底前脑和脑干中的少量多巴胺和乙酰胆碱能神经元，广泛影响觉醒状态、注意力、情绪和脑血流。这些系统的紊乱与帕金森病、肌张力障碍和阿尔茨海默病有关。

　　基底核（*Meynert*底核）中胆碱能神经元（红色）有着广泛投射，通过扣带投射至大脑皮质内侧，通过最外囊投射到皮质外侧，通过颞叶干和终纹分别投射至杏仁核和颞叶皮质。隔核中的神经元经穹窿与海马相连，而脑桥背侧被盖区的神经元投射到丘脑。

　　黑质致密部（致密部）中的多巴胺能神经元（绿色）投射到纹状体（尾状核和壳核，P213），而腹侧被盖区的神经元则通过前脑内侧束向上投射到隔核和杏仁核，并通过扣带广泛地投射到大脑皮质（尤其是额叶）（见图5-45）。

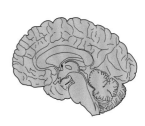

穹窿，柱
14

1 上下丘（四叠体，顶盖）

前脑内侧束 **13**

2 枕叶

扣带回 **12**

背侧
3 被盖区

隔核 **11**

4 小脑

基底核
（*Meynert*
底核） **10**

腹侧被盖区 **9**

5 脑桥

8
钩

6 延髓

7
黑质，致密部
（致密部）

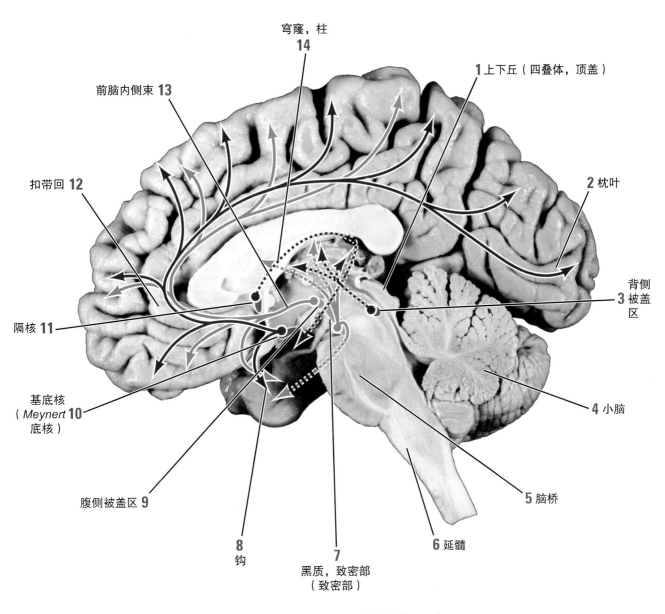

图5-45　胆碱能和多巴胺能神经传导通路

Cerebellum **4**　　　　　　　Medulla **6**　　　　　　　　　　　　　　Substantia nigra, pars compacta (compact part) **7**
Cingulate gyrus **12**　　　　 Nucleus basalis (nucleus basalis of *Meynert*) **10**　　Superior and inferior colliculi (quadrigeminal plate,
Dorsal tegmental area **3**　　Occipital lobe **2**　　　　　　　　　　　　　　tectum) **1**
Fornix, column **14**　　　　　Pons **5**　　　　　　　　　　　　　　　　Uncus **8**
Medial forebrain bundle **13**　Septal nuclei **11**　　　　　　　　　　Ventral tegmental area **9**

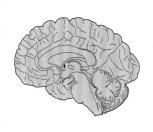

去甲肾上腺素和5-羟色胺能神经元通路

脑干中的少部分神经元会释放较多的去甲肾上腺素和5-羟色胺，一般会影响觉醒状态、注意力、情绪和脑血流。这些系统的紊乱与睡眠障碍、抑郁症、强迫症、精神分裂症、滥用药物和偏头痛等症状有关。

蓝斑中的去甲肾上腺素能神经元（橙色）支配整个大脑。该核直接支配脑干并能激发后中线通路：背侧去甲肾上腺素能束，其中的纤维束分别通过小脑上脚和内侧及外侧髓质板，支配小脑和丘脑。主束继续向前，连接前脑内侧束，支配下丘脑。在基底前脑前部，纤维直接支配基底核（*Meynert's*底核），并分别通过穹窿、颞干及终纹，支配海马、杏仁核及颞叶。整个大脑半球的皮质分别由基底前脑和胼胝体内侧通路支配，前者通过外侧纤维束穿过最外囊，而后者穿过外侧纵纹（*Lancisi's*纵纹）和扣带。邻近蓝斑下核的去甲肾上腺素能神经元支配脑桥、延髓，并通过外侧索支配脊髓。

中缝中线核具有5-羟色胺能神经元（蓝色），并且贯穿整个脑干。纤维束向上投射，经前脑内侧束的中缝后（背）核，到间脑、基底神经节和基底前脑；从基底前脑广泛分布到大脑皮质。从中缝隐核投射到小脑皮质的弥散性投射纤维经过小脑脚。中缝大核、隐核和苍白核至脊髓的投射穿过外侧索（见图5-46）。

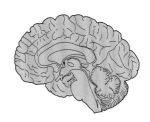

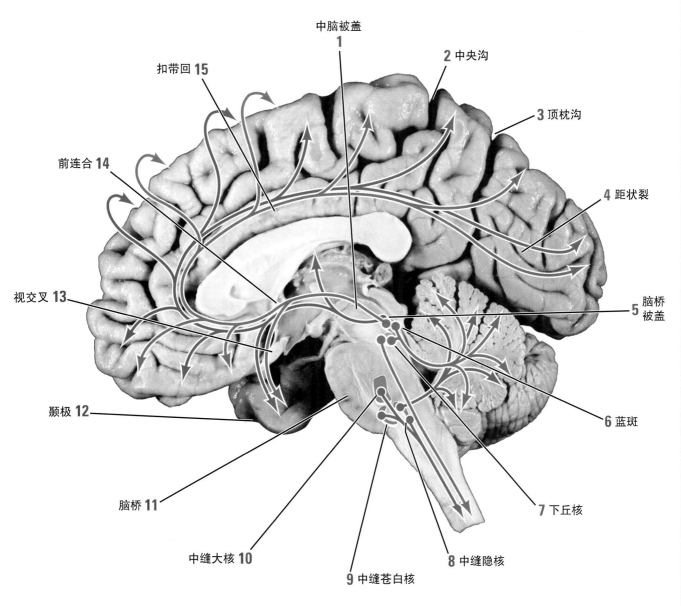

中脑被盖
1

2 中央沟

扣带回 **15**

3 顶枕沟

前连合 **14**

4 距状裂

视交叉 **13**

5 脑桥被盖

颞极 **12**

6 蓝斑

脑桥 **11**

7 下丘核

中缝大核 **10**

8 中缝隐核

9 中缝苍白核

图5-46　去甲肾上腺素和5-羟色胺能神经元通路

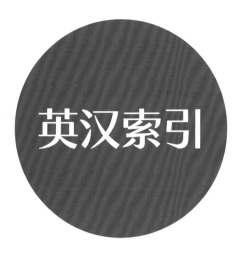

英汉索引